Einführungskurs für Typ-I- Diabetiker · Peter Hürter, Luther B. Travis

Mit freundlicher Empfehlung

Peter Hürter
Luther B. Travis

Einführungskurs für Typ-I-Diabetiker

Fünfte, überarbeitete und erweiterte Auflage 1990

Gerhards / Frankfurt

Dr. Peter Hürter
Professor für Kinderheilkunde
Medizinische Hochschule Hannover
Kinderkrankenhaus auf der Bult
3000 Hannover 1, Janusz-Korczak-Allee 12

Luther B. Travis, M. D.
Professor of Pediatrics, Director,
Division of Nephrology and Diabetes
The University of Texas Medical Branch
Galveston, Texas, USA

1. Auflage 1980
2. Auflage 1982
3. Auflage 1984
4. Auflage 1987
5. Auflage 1990

Verlag: **Gerhards Verlags- und Vertriebs-GmbH**
Baumertstraße 28–30
6000 Frankfurt a. M. 60
Telefon: 069/416031
Fax: 069/421748

ISBN 3-921098-11-4

Inhaltsverzeichnis

Inhaltsverzeichnis

Vorwort zur fünften Auflage

1980, vor 10 Jahren, erschien die 1. Auflage dieses **Einführungskurses.** Das Buch fand eine solche Verbreitung, daß alle zwei bis drei Jahre eine neue Auflage erscheinen mußte. Wie war das möglich?

Das Buch wendet sich in Sprache und Stil unmittelbar an **Kinder und Jugendliche** mit Diabetes. Dem entspricht das vertraute „Du" der Anrede. Das Buch beginnt auch sehr einfach mit kindverständlichen Fragen und Beispielen. Der Text wird dann allerdings im Laufe der Seiten und Kapitel immer schwieriger, denn die Sache, um die es geht, der **Diabetes,** ist so einfach nicht zu verstehen. Das Buch verläßt die Verständniswelt der Kinder, ohne seinen Sprachstil zu verändern. Es spricht zu den **Eltern** diabetischer Kinder. Das Ziel des Buches war es, die Eltern zu befähigen, den Diabetes ihrer Kinder zu verstehen und sachgerecht zu behandeln. So entstand, von den Autoren gewollt, ein **Schulungsbuch für Eltern.**

Von da aus war der Weg nicht mehr weit zu anderen **Erwachsenen,** die selbst Diabetes hatten. Das Buch wurde zunehmend nicht nur von Kindern und Jugendlichen und ihren Eltern gelesen, sondern auch von insulinspritzenden Erwachsenen. Darum die weite Verbreitung des Buches.

Uns aber hat es veranlaßt, die neue 5. Auflage um einige für erwachsene Diabetiker wichtige Informationen zu erweitern, ohne die Sprache und den Stil des Buches zu verändern, das wir jetzt **„Einführungskurs für Typ-I-Diabetiker"** nennen.

Wir hoffen, daß das Buch auch in dieser leicht veränderten Form hilft, den Diabetes zu verstehen, ihn zu behandeln, mit ihm zu leben und zu akzeptieren, selbst Diabetikerin oder Diabetiker zu sein oder ein diabetisches Kind zu haben.

Peter Hürter

Hannover, September 1990

Einführung für den Leser

Dir ist vielleicht gerade gesagt worden, daß Du **Diabetes mellitus** hast. Wenn es Dir so wie den meisten Leuten geht, bist Du wahrscheinlich erschrocken, verwirrt und ein bißchen geängstigt. **Das ist ganz natürlich**.

Es ist wichtig, daß Du nicht länger verwirrt und geängstigt bist. Aus diesem Grunde ist es nötig, daß Du etwas über den Zustand lernst, der als **Diabetes** bekannt ist. Das, worum es in diesem Buch geht, soll Dir helfen, dieses Ziel zu erreichen. Je mehr Du weißt, desto weniger Sorgen bereitet Dir die Behandlung Deines Diabetes.

Das Buch ist so aufgebaut, daß am Ende eines jeden Kapitels ein Test angeboten wird. Es ist ratsam, die Fragen zu beantworten, bevor Du mit dem nächsten Kapitel beginnst.

Du solltest nicht versuchen, an einem Tage mehr als ein Kapitel durchzunehmen. Erst wenn Du sicher bist, die Seite verstanden zu haben, geh zur nächsten Seite über.

Nimm Bleistift und Papier zur Hand, damit Du aufkommende Fragen aufschreiben kannst. **Für Deine persönlichen Notizen ist viel freier Platz vorhanden.**

Dieses Buch wird nicht alle Deine speziellen Fragen und Probleme beantworten. **Es wird nötig sein, daß Du eng mit Deinem Arzt zusammen arbeitest,** um mit ihm gemeinsam Probleme zu lösen.

1. Kapitel

Diabetes mellitus
Ein paar Fragen

1. Was ist das? Diabetes?
Diabetes ist eine **Stoffwechselstörung**, die den Körper hindert, **Zucker** normal zu verwerten. Zucker ist die Substanz, die unser Körper als Hauptquelle der Energie benutzt. Ein **Hormon (Insulin)**, das Dein Körper selbst herstellt, fehlt bei Dir oder liegt in ungenügender Menge vor. Der Zucker kann nicht mehr ausreichend verwertet werden. Die Zellen des Körpers fangen an zu „hungern." **Der Blutzucker steigt auf hohe Werte an. Wegen des Insulinmangels kann der Zucker nicht in die Zellen eindringen. Die Zellen verarmen an Zucker.**

2. Warum habe ich Diabetes bekommen?
In den meisten Fällen ist der Diabetes vererbt. Das bedeutet, daß Du die **diabetische Erbanlage** von einem oder beiden Elternteilen mitbekommen hast. Das geschieht in derselben Weise wie die Vererbung der Augen- oder Haarfarbe.

3. Wie kann mein Diabetes vererbt worden sein, wenn meine Eltern keinen Diabetes haben?
Das ist meistens so. Deine Eltern sind nur Träger der **diabetischen Erbanlage** ohne selbst zu erkranken. Es ist allerdings möglich, daß es in Deiner Verwandtschaft Diabetiker gibt.

4. Wie ist das mit den Viren?
Ich habe gehört, daß sie mitbeteiligt sind.
Das ist richtig! Es gibt mehrere Virus-Arten, von denen man vermutet, daß sie bei der Entstehung des insulinpflichtigen Diabetes eine Rolle spielen. Das Coxsackie-Virus wird z. B. verdächtigt.
Wir wissen, daß der Diabetes manchmal im Anschluß an solche Virusinfektionen auftritt; darum vielleicht auch die Häufung von Diabetes während der kühlen Jahreszeiten. Wir hoffen, daß die Wissenschaft einmal die endgültige Antwort auf die Frage nach der Ursache des Diabetes gibt.

5. In welchem Zusammenhang stehen die Viren zur Vererbung?
Das ist noch nicht sicher bekannt, aber es scheint so, als seien mehrere Faktoren erforderlich, um Diabetes zu entwickeln.
Es ist wahrscheinlich, daß Du die **„Anlage"** geerbt hast, Diabetes zu bekommen und daß die Virusinfektion einen **autoimmunologischen Prozeß** in Gang gesetzt hat, der die Zellen zerstört, die das Insulin produzieren.

6. Hätte etwas getan werden können, um den Ausbruch des Diabetes zu verhindern?
Nein! Bestimmte Viren scheinen den immunologischen Zerstörungsprozeß auslösen zu können, aber auch nur in den Familien, in denen eine **„Anlage"** für Diabetes vorliegt. Oft ist es eine bestimmte Art von Streß wie z. B. eine Infektion, die den Diabetes endgültig auslösen kann. Aber auch nur dann, wenn der immunologische Zerstörungsprozeß schon läuft. Die Ursache des Diabetes ist daher in einem komplizierten Miteinander von **Erbanlage, Virusinfektion** und **immunologischem Prozeß** zu sehen.

7. Ist es wahr, daß man Diabetes bekommt, wenn man viel Süßigkeiten ißt?
Es gibt nicht den geringsten Hinweis dafür, daß das stimmt! Für Dich ist es wichtig zu wissen, daß Du **nichts „getan"** und **nichts „nicht getan"** hast, was dazu beigetragen hat, daß Du Diabetes bekommen hast. Vielleicht hast Du ja Süßigkeiten in der Zeit des Ausbruchs Deines Diabetes gegessen. **Aber dadurch ist Dein Diabetes nicht aufgetreten.**

8. Geht mein Diabetes wieder weg?
Wie werde ich mich fühlen?

Nein, wenn Du wirklich Diabetes hast, wird er nicht wieder weggehen. Meistens verläuft der Diabetes in den ersten Monaten nach Ausbruch so milde, daß man meinen könnte, er verschwinde wieder. Man hat diese Zeit die „Honigmond"- oder Remissionsphase des Diabetes genannt. Der tägliche Insulinbedarf geht zurück, im Urin wird kein Zucker ausgeschieden. Man glaubt wirklich, der Diabetes verschwindet. Man muß aber wissen, daß der Diabetes leider nicht weggeht.

Auf der anderen Seite mußt Du wissen, daß Du Dich trotz des Diabetes eigentlich immer wohl fühlen wirst, so wohl, daß Du oft gar nicht verstehen kannst, daß Diabetes eine Krankheit ist.

9. Das mit dem „scheinbaren Verschwinden" des Diabetes möchte ich etwas genauer wissen.

Beim Ausbruch des Diabetes stellt der Körper fast kein Insulin her. Daher ist die Insulinmenge, die gespritzt werden muß, zu Anfang meist groß. Einige Tage später erholt sich der Körper und produziert wieder mehr Insulin. Die Insulinmenge, die täglich gespritzt werden muß, wird kleiner und kleiner. Oft werden nur noch ein paar Einheiten Insulin pro Tag benötigt. Diese Zeit des niedrigen Insulinbedarfs dauert unterschiedlich lange, manchmal nur einige Monate, manchmal sogar ein, zwei Jahre. Diese Erholungsphase wird, wie Du schon weißt, auch „Honigmondphase" oder Remissionsphase genannt!

10. Werde ich später größere Mengen Insulin spritzen müssen?

Gewöhnlich **Ja!** An anderer Stelle werden wir mehr darüber hören. Aber um es schon vorwegzunehmen, nach der Erholungsphase geht der Insulinbedarf immer in die Höhe.

Würdest Du bitte ein paar Fragen beantworten?

1. Kennst Du jemand, der auch Diabetes hat? Schreib doch mal die Namen auf.

2. Kannst Du Dich daran erinnern, wie Du Dich gefühlt hast, als man Dir sagte, daß Du Diabetes hast? Schreib mal auf, wie Du Dich gefühlt hast.

3. Kannst Du Dich daran erinnern, wie Deine Eltern sich gefühlt haben?

4. Schreib doch mal auf, was der Diabetes für Dich bedeutet.

5. Hast Du Deinen Freunden erzählt, daß Du Diabetes hast?

6. Wenn ja, wie haben sie sich Dir gegenüber verhalten? Wenn nicht, wie meinst Du, würden sie sich Dir gegenüber verhalten, wenn Du es ihnen sagen würdest?

Wir wollen einmal versuchen, ob wir für einige dieser Fragen Antworten finden.

Mögliche Antworten

1. Andere Leute mit Diabetes

Vielleicht kennst Du niemand mit Diabetes. Es wäre sicher gut, wenn Du andere Diabetiker kennenlernen würdest. Darum versuch doch über Deinen Arzt, Namen und Adressen von anderen Diabetikern zu erfahren.

Ganz wichtig ist es zu wissen, daß Du nicht allein bist, daß es auch andere Menschen mit Diabetes gibt.

2. Nun, und wie hast Du Dich gefühlt, als man Dir sagte, daß Du Diabetes hast?

Warst Du traurig? Oder niedergeschlagen? Oder war Dir zum Heulen zumute?

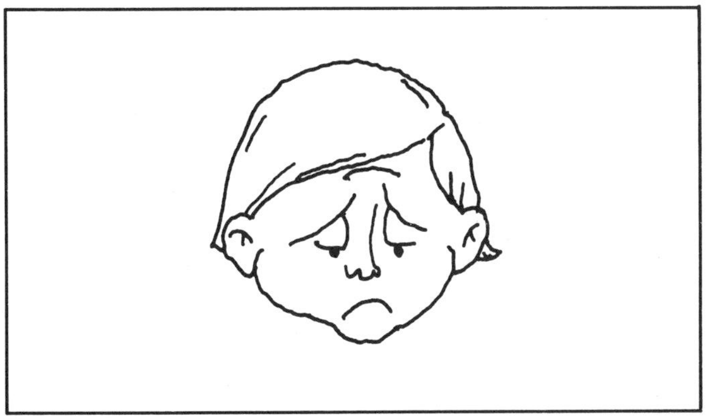

Wenn ja, dann kann man das nur zu gut verstehen, denn so, genau so fühlen sich die meisten.

Aber waren da nicht auch noch andere Gefühle?

Einige fühlen sich überrollt, verwirrt, sind ganz verdattert — sie können das alles gar nicht verstehen.

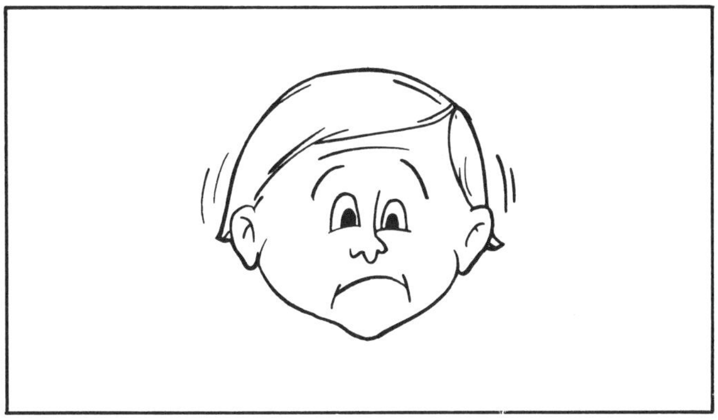

Und wie war es mit Gefühlen wie **Ärger, Wut und Auflehnung?**

Ja, die meisten Menschen mit Diabetes haben diese **Gefühle.**

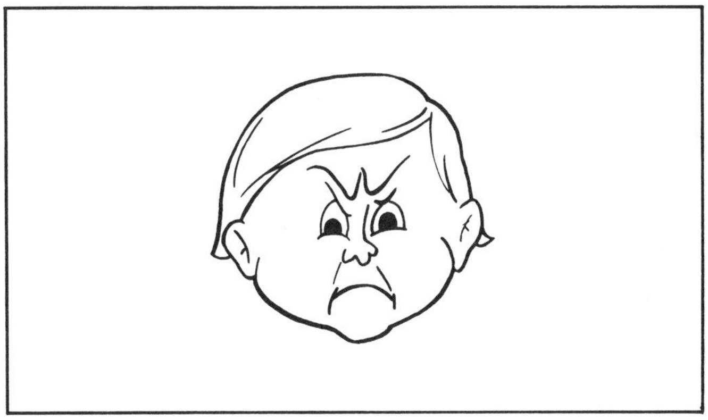

Irgendwann hat jeder einmal die Nase voll vom Diabetes und fragt sich: „Warum gerade ich?" „Warum muß das ausgerechnet mir passieren?"

Alle diese Gefühle sind normale Gefühle -wichtig ist nur, daß Du sie auch wahrnimmst und versuchst, sie zu überwinden, mit ihnen fertig zu werden.

Weitere Antworten

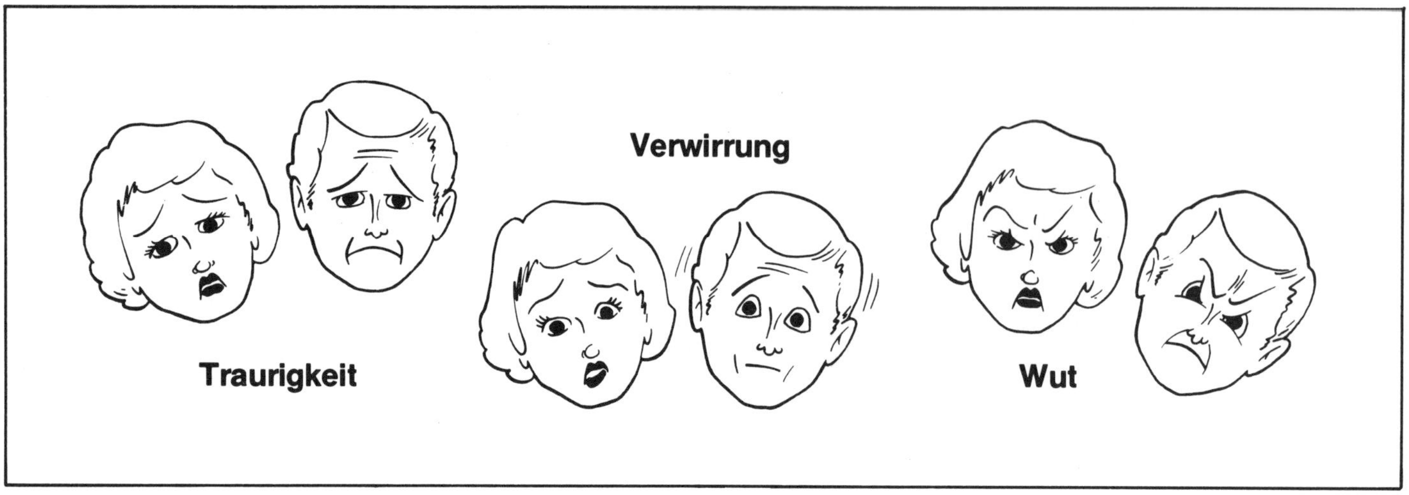

3. Und Deine Eltern, was haben sie für Gefühle gehabt?

Haben sie nicht genau dieselben Gefühle wie Du gehabt?

Aber bleiben wir bei Deinen
Eltern:

Es kommt noch etwas dazu. Deine Eltern haben noch etwas empfunden, was Du nicht gefühlt hast:

Schuld.

Sie haben das gefühlt, weil sie wissen, daß Diabetes, zumindest teilweise, vererbt wird.

Dabei ist es ganz unsinnig, sich schuldig zu fühlen. Denn was sie Dir vererbt haben, z.B. die diabetische Erbanlage, haben sie selbst von ihren Eltern und Großeltern geerbt.

Darum kann es doch gar nicht ihre Schuld sein, daß Du Diabetes hast!
Vielleicht solltest Du ihnen das irgendwann einmal sagen.

4. Und Deine Freunde?

Wenn Du es Deinen Freunden noch nicht erzählt hast, solltest Du es einmal tun. Denn Freunde sind doch dazu da, Freude und Leid mit einem zu teilen, und sie können Dir sicher helfen, mit dieser neuen „Sache" in Deinem Leben fertig zu werden.

Vielleicht sind Deine Freunde zuerst etwas verwirrt, genauso wie Du es warst, sie geraten vielleicht sogar etwas durcheinander und können es zunächst gar nicht verstehen. Dann muß man ganz geduldig mit ihnen sein und ihnen alles erklären. **Dann sind sie eigentlich immer wie vorher - eben gute Freunde.**

Wie wirst Du dadurch beeinträchtigt, daß Du Diabetes hast?

Natürlich kannst Du den Diabetes nicht verleugnen, aber die Vielfältigkeit Deines Lebens wird kaum durch den Diabetes beeinträchtigt, wenn Du etwas mehr als andere Leute für Deine Gesundheit tust.

Wenn Du die drei wichtigsten Notwendigkeiten der Diabetesbehandlung – **Insulin, Diät, Stoffwechselkontrolle** – beachtest, kannst Du im Grunde alles tun, was Deine Freunde auch tun, und – das wichtigste – **Du fühlst Dich wohl dabei.**

Die letzten Jahre haben auch auf dem Gebiet des Diabetes enorme Fortschritte gebracht, und die medizinische Forschung wird weiter Neues entdecken. Vielleicht wird man den Diabetes eines Tages einmal **„heilen“** können.

Aber es ist sicher besser, wenn Du nicht auf eine „Heilung“ wartest, die irgendwann in Zukunft einmal möglich sein wird.

Diabetes ist sicher eine echte Belastung - versuche, daß es für Dich nur eine „kleine Belastung“ ist. Wichtig ist doch, daß Du durch die Behandlungsmöglichkeiten, die es heute gibt, ein langes, sinnvolles und glückliches Leben führen kannst.

Welche Aufgaben sollen die Abbildungen und Texte in diesem Buch für Dich erfüllen?

Wir hoffen, daß sie Dir eine Vorstellung von dem vermitteln, was Diabetes ist. Nur wenn Du möglichst viel über den Diabetes lernst, wirst Du in der Lage sein, mit ihm fertig zu werden. **Es ist wichtig, daß Du Deinen Diabetes unter Kontrolle hast, und nicht er Dich.**

Dein Arzt wird viele Fragen, die Dir beim Lesen des Buches einfallen, beantworten können. Er ist es, der Dir bei der Behandlung Deines Diabetes hilft. **Aber das meiste hängt bei der Behandlung von Dir selbst ab.**

Jeder Diabetiker hat in der Regel zwei Ärzte.

Der eine Arzt ist der in Deinem Stadtviertel oder in Deinem Dorf. Er ist sehr wichtig, denn Du arbeitest sehr eng mit ihm zusammen. Er ist da, wenn Du plötzlich und schnell Hilfe brauchst. **Es ist Dein Hausarzt.**

Schreibe die Adresse und Telefonnummer Deines Hausarztes auf:

Der andere Arzt, den Du brauchst, ist meist weiter entfernt; er arbeitet in einer **Diabetesambulanz**.

Die Mitarbeiter einer Diabetesambulanz sind in anderer Weise für Dich da als Dein Hausarzt. **Sie sind Diabetesspezialisten und für Deine Unterweisung und Ausbildung auf dem Gebiet des Diabetes zuständig.**

Schreibe die Namen und Adressen der Mitarbeiter Deiner Diabetesambulanz auf:

die Ärzte:

die Diabetesberaterin:

die Ambulanzschwestern:

Wenn Du einmal stationär in eine Klinik aufgenommen werden mußt, sollte es die sein, der Deine Diabetesambulanz angeschlossen ist. **Dort kennt man Dich und Du kennst die Ärzte und Schwestern.**

Darum schreibe auch den Namen und die Adresse Deiner Klinik auf:

Schließlich noch ein Hinweis. Nicht alle Ärzte, die Diabetiker betreuen, haben dieselbe Behandlungsmethode. Das bedeutet nicht, daß der eine Recht hat und der andere Unrecht. Sie nähern sich dem gleichen Ziel von verschiedenen Seiten.

Daher ist es möglich, daß **Dein Arzt** in diesem Buch einige Feststellungen findet, mit denen er **nicht** einverstanden ist.

Bitte ihn, Dir zu erklären, warum er anderer Meinung ist, und wenn die Erklärung einleuchtend ist, **folge dem Rat Deines Arztes**.

Der Zuckerstoffwechsel

Wenn Du etwas über **DIABETES** lernen willst, mußt Du zuerst erfahren, was im Körper mit dem **ZUCKER** geschieht.

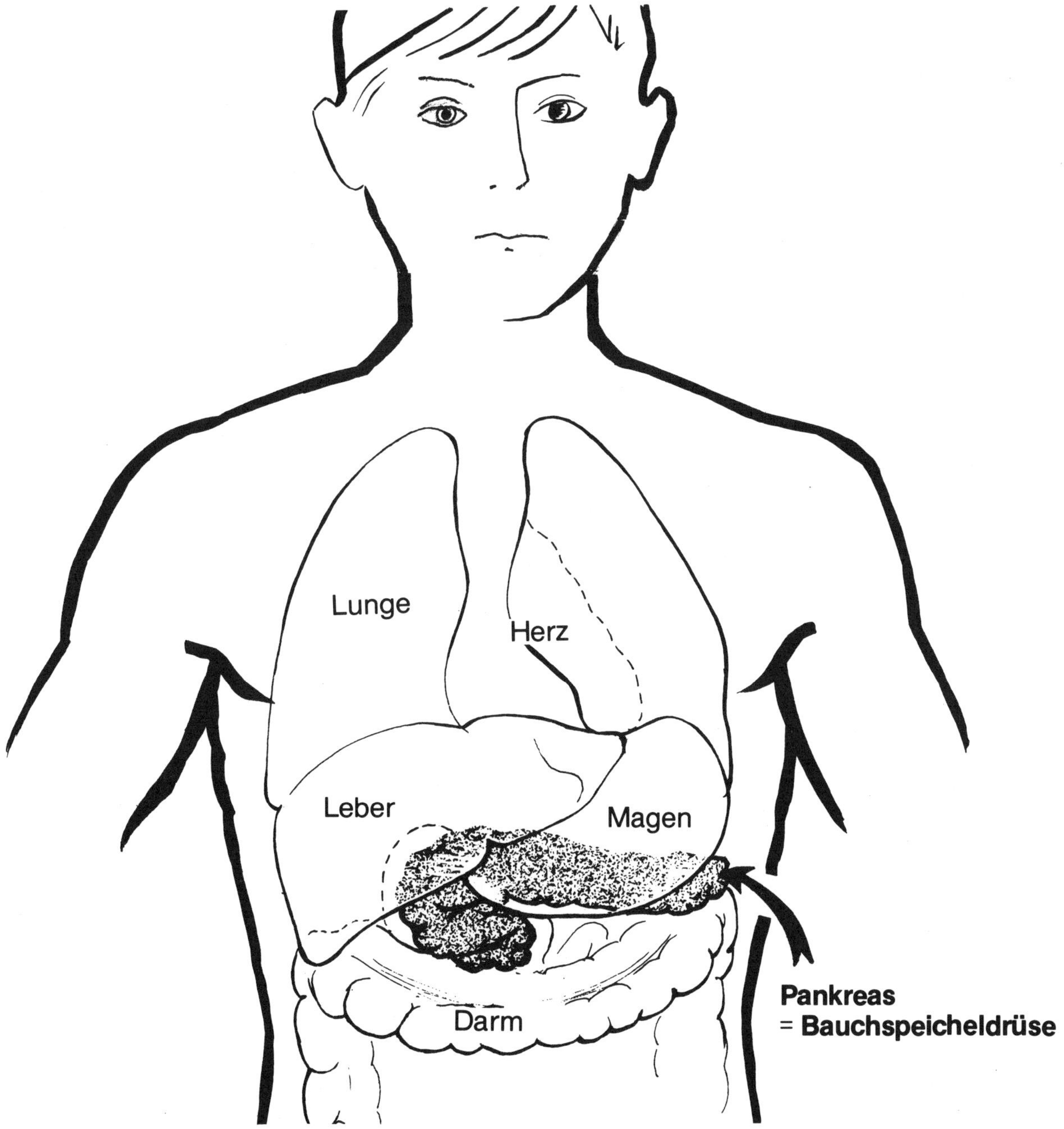

Am besten beginnst Du mit dem Organ des Körpers, das normalerweise **Insulin** herstellt und freisetzt, dem **Pankreas,** der **Bauchspeicheldrüse.**

Das Pankreas ist eine Verdauungsdrüse und eine Hormondrüse

Es produziert den **Pankreassaft,** der über den Pankreasgang in den Darm fließt und dort gemeinsam mit dem Magensaft und dem Darmsaft die **Nahrungsmittel verdaut** und dafür sorgt, daß sie im Darm aufgenommen werden können.

Pankreassaft zur Verdauung in den Darm

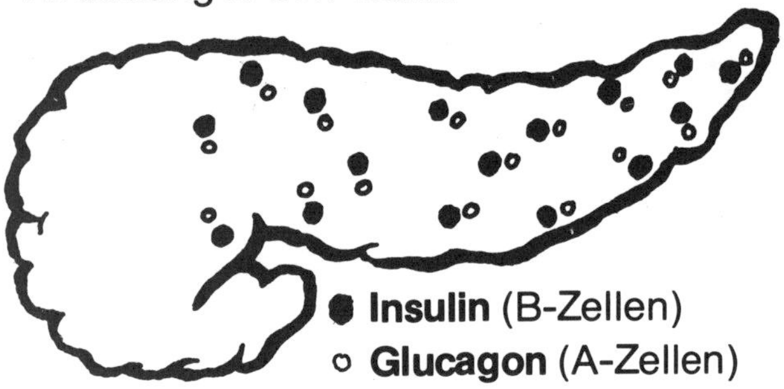

Das **Pankreas** produziert zwei **Hormone**:

Insulin und Glucagon.

Sie werden direkt in den Blutstrom abgegeben. Insulin wird in den B-Zellen, Glucagon in den A-Zellen hergestellt.

Beim Diabetes vom Typ II sind einige, aber nicht alle B-Zellen erschöpft und produzieren zu wenig Insulin.

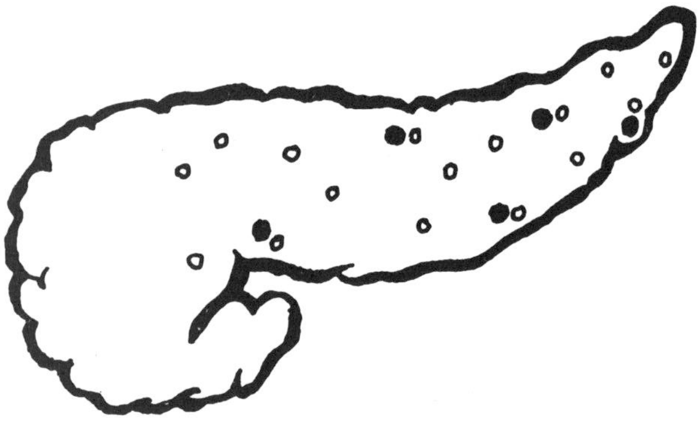

Beim Diabetes vom Typ I verschwinden nach und nach alle B-Zellen, bis kein Insulin mehr produziert wird.

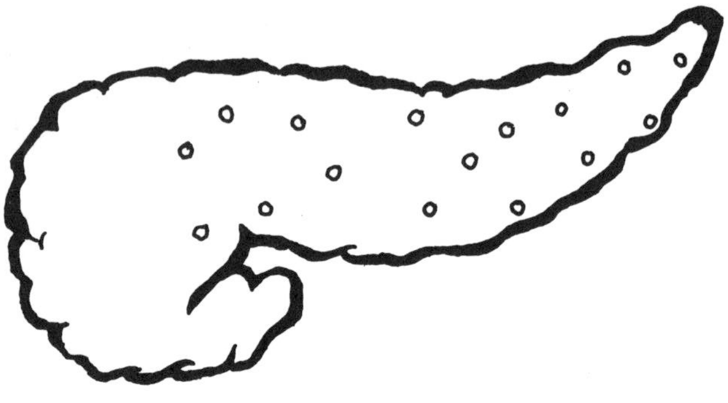

Zwei wichtige Hormone:

Insulin senkt den Blutzuckerspiegel. Es ist bei Diabetes in verminderter Menge vorhanden. Daher müssen wir uns auf den folgenden Seiten intensiv mit dem Insulin auseinandersetzen.

Glucagon läßt den Blutzuckerspiegel ansteigen. Die Wirkung des Glucagons ist daher der Wirkung des Insulins entgegengesetzt.

Insulin und Glucagon sind Hormone

Motor - Energie - Benzin

Der **Motor** produziert die **Energie**, die notwendig ist, um das Auto zu bewegen. **Benzin** ist notwendig, um den Motor arbeiten zu lassen.

Ohne Benzin springt der **Motor** nicht an und arbeitet nicht.

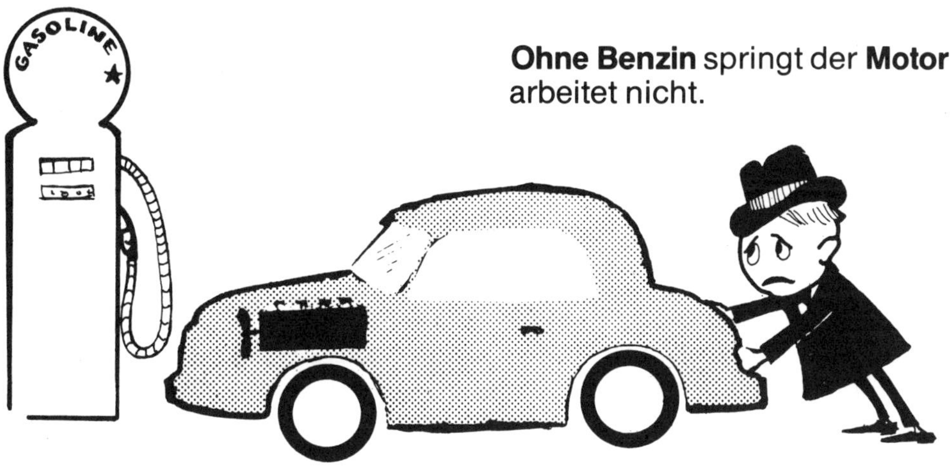

Wenn **Benzin** eingefüllt wird, kann der **Motor** die **Energie** produzieren, die nötig ist, um das **Auto** zu bewegen.

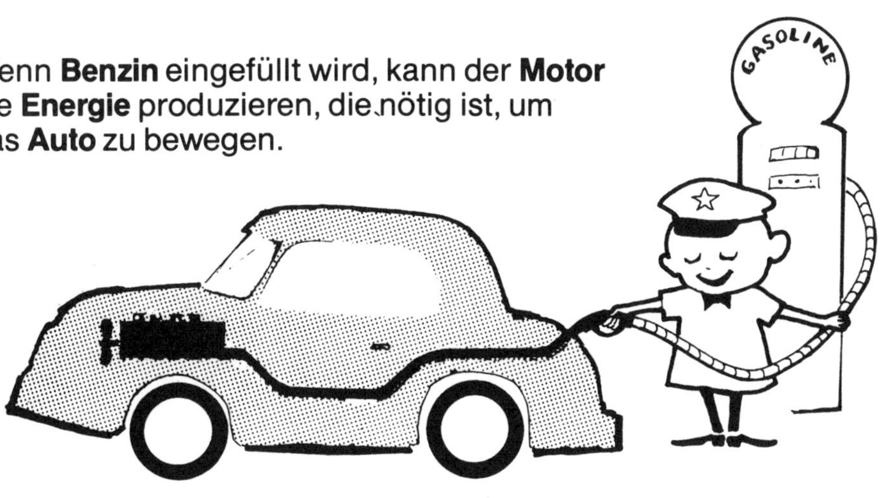

Zellen - Energie - Zucker

Im menschlichen Körper sind die **Zellen** die Motoren, die **Energie** produzieren.

Alle Organe des Körpers sind aus Millionen kleinster Zellen zusammengesetzt.
Alle Funktionen des Körpers (Gehen, Sprechen, Denken usw.) finden nur statt, solange die **Zellen** die notwendige **Energie** produzieren.

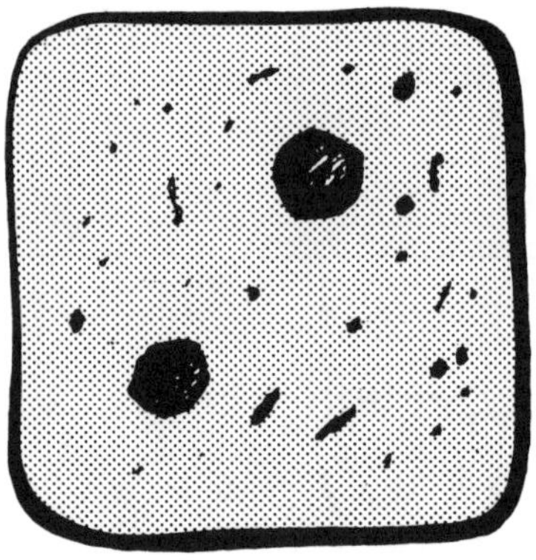

Die Zelle ist der Motor des menschlichen Körpers.

Das Benzin für den Motor des Körpers ist in erster Linie **Zucker** und zwar die **Glucose**, der **Traubenzucker.**

Ohne Glucose können die meisten Zellen nicht funktionieren, sie hungern. Hunger der Zellen führt zu ihrem Untergang.

Glucose = **Traubenzucker**

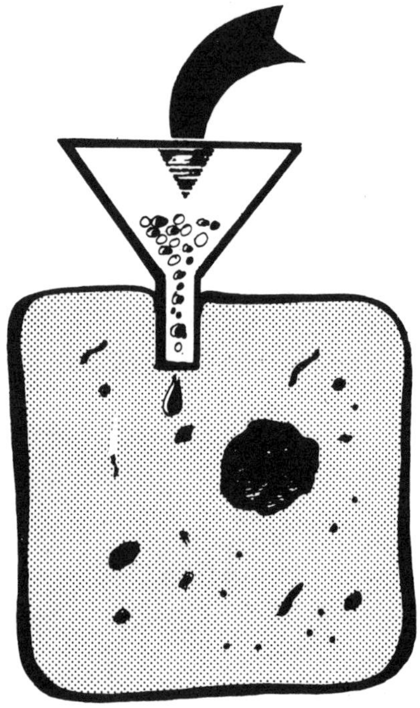

Tank-Benzinleitung-Motor Herz-Blutstrom-Zellen

Wir wollen den Vergleich zwischen dem **Automotor** und den menschlichen **Zellen** fortführen:

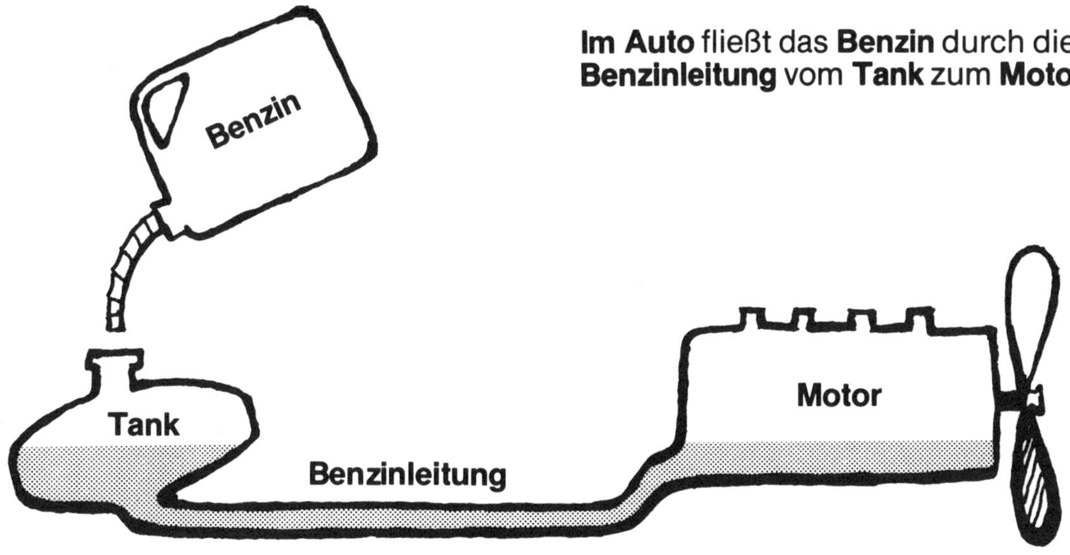

Im Auto fließt das **Benzin** durch die **Benzinleitung** vom **Tank** zum **Motor.**

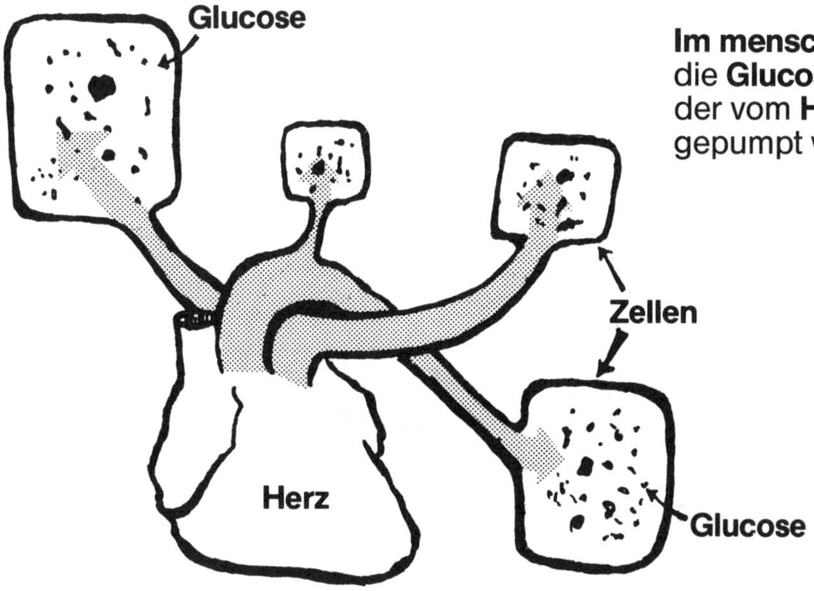

Im menschlichen Körper fließt die **Glucose** über den **Blutstrom,** der vom **Herzen** zu den **Zellen** gepumpt wird.

Der Zündschlüssel

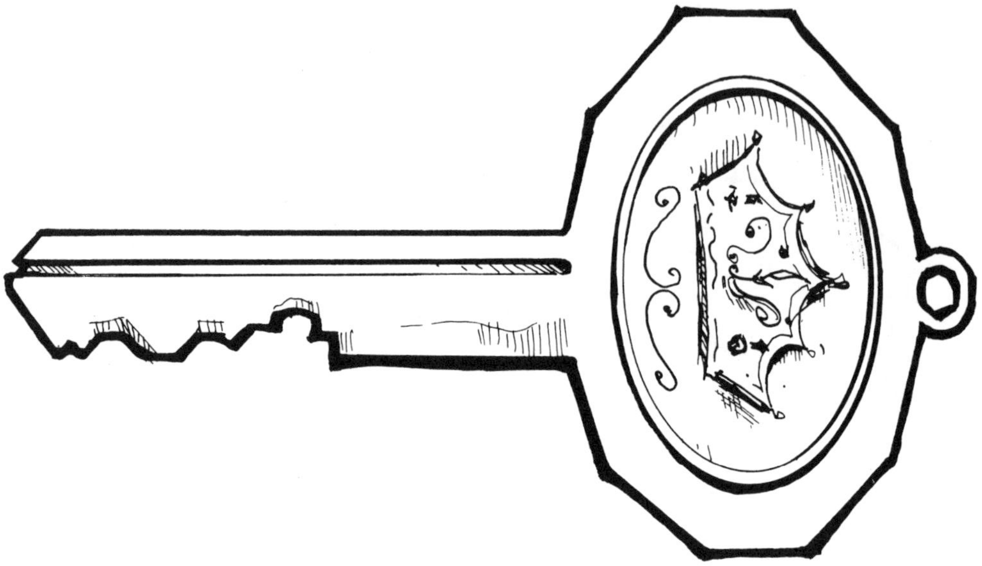

Im Auto muß ein **Schlüssel** gedreht werden, damit das **Benzin** sich entzündet und der **Motor Energie** produzieren kann.

Wenn der Schlüssel nicht gedreht wird, kann das Benzin vom Motor nicht verwertet werden.

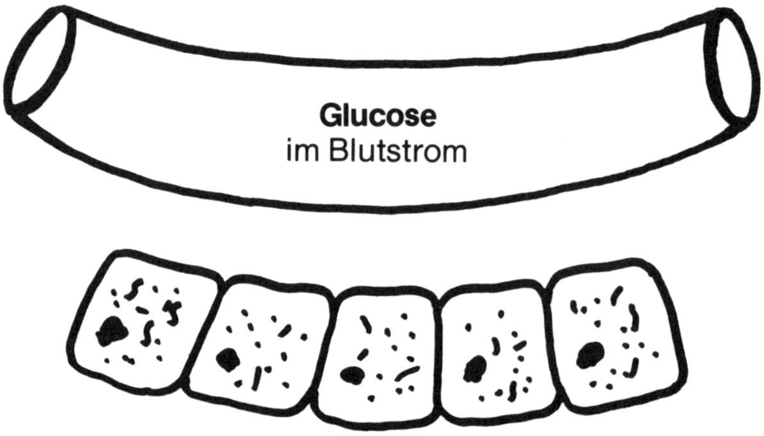

Im **menschlichen Körper** muß ebenfalls ein **Schlüssel** gedreht werden, damit die **Glucose** vom **Blutstrom** in die **Zellen** eintreten kann.

Das Insulin

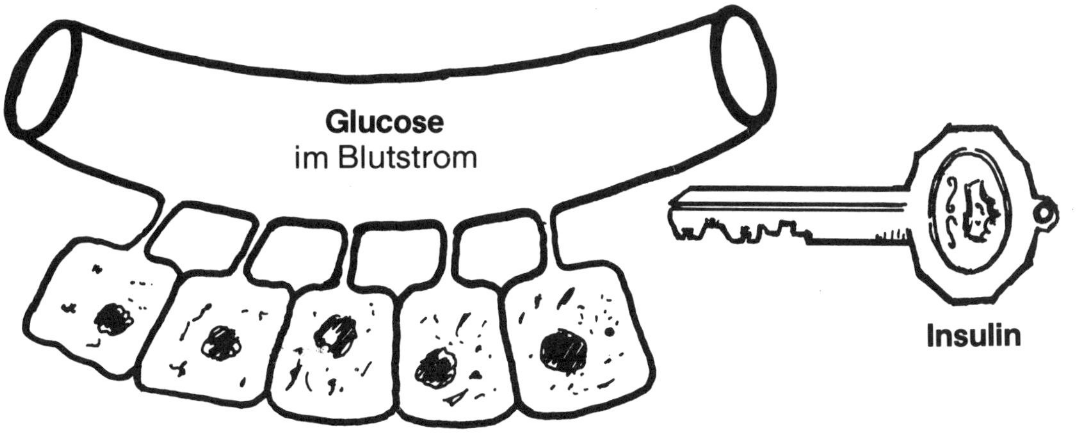

Insulin ist der **Schlüssel**, der es der **Glucose** ermöglicht, in die **Zellen** einzuströmen.

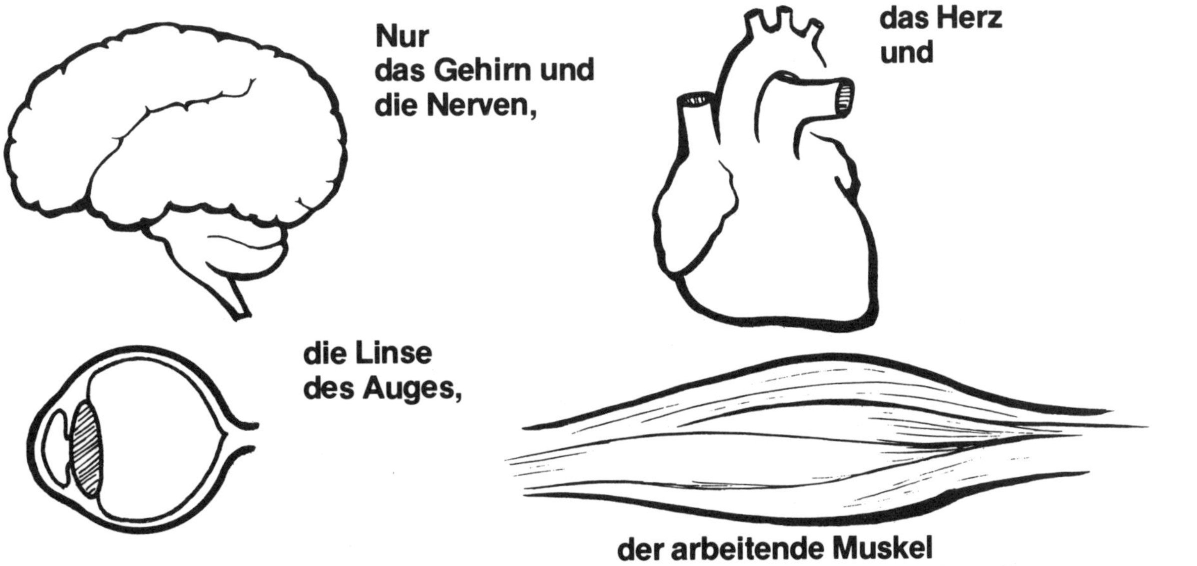

Ohne Glucose kann der Körper nicht leben. Ohne Insulin können die meisten Organe keine Glucose aufnehmen.

Blutzucker - Blutglucose

Weil **Zucker (Glucose)** so lebenswichtig für die Körperfunktionen ist, versucht der Körper, den **Blutzuckerspiegel (Blutglucosespiegel)** innerhalb enger Grenzen zu halten.

80 mg % bedeutet:
80 mg Glucose in 100 ccm Blut.

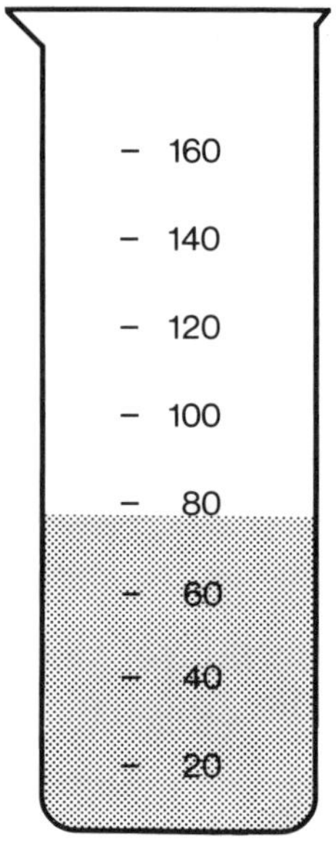

Normalerweise pendelt der **Blutglucosespiegel** um **80 mg %**.

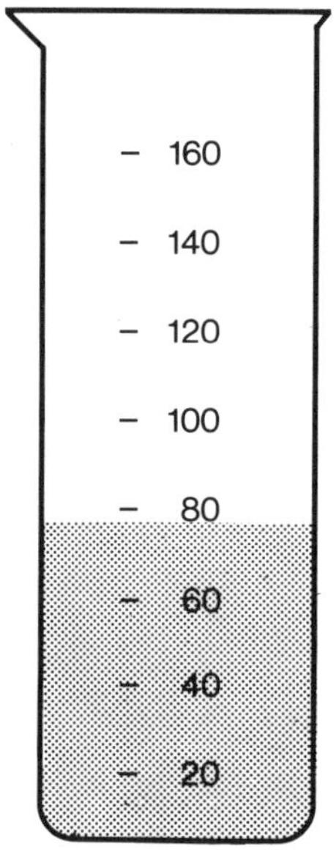

Nachdem die Nahrungsmittel verdaut worden sind, werden die **Kohlenhydrate** im Darm zu **Glucose** gespalten und vom Blutstrom aufgenommen.

Der Blutglucosespiegel steigt an,

von 80 auf 120 mg %

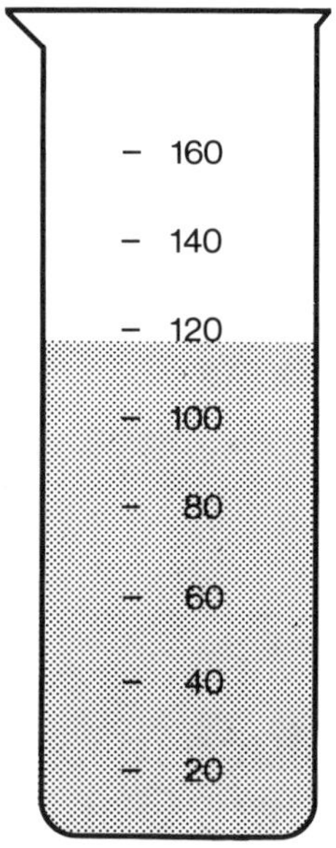

Blutzucker - Blutglucose

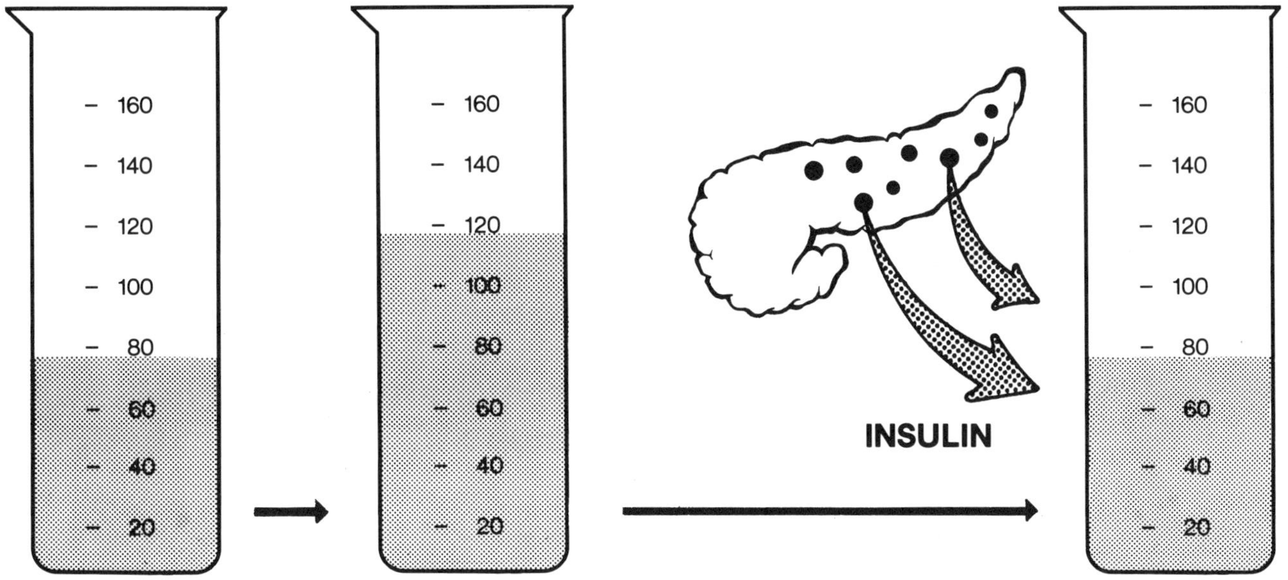

Der **erhöhte Blutglucosespiegel** veranlaßt das Pankreas, **Insulin auszuschütten**, damit es den Blutzuckerspiegel auf normale Werte senkt.

Die Glucose verläßt den Blutstrom und dringt in die Zellen ein, wo sie für die Energiegewinnung verbrannt oder für zukünftigen Gebrauch gespeichert wird.

Glykogenspeicher

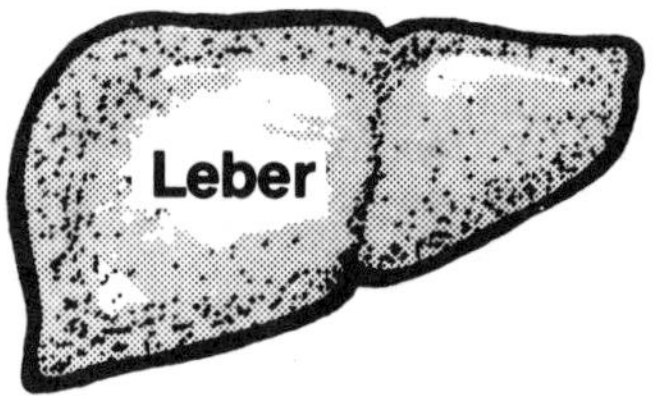

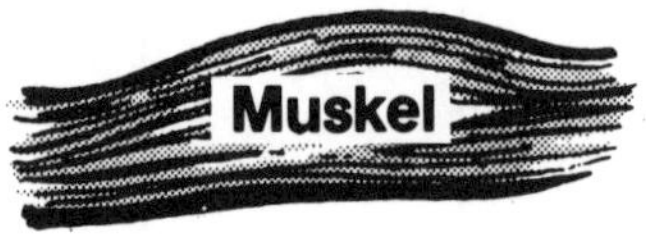

Glucose, die nicht sofort für die Energiegewinnung verbrannt wird, kann in **Leber** und **Muskel** gespeichert werden.

Gespeicherter Zucker heißt Glykogen.

Glucose - Gehirn

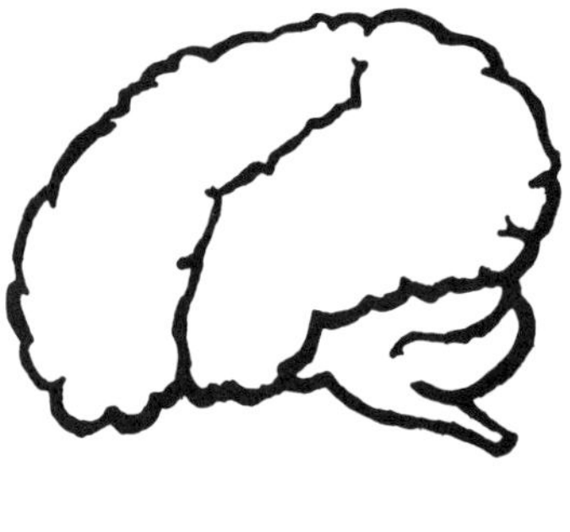

Das **Gehirn** und andere Teile des Nervensystems benötigen **Glucose**, um zu funktionieren.

Ohne Glucose leidet das **Gehirn** wie unter Sauerstoffmangel.

Daher muß der Körper das Gehirn schützen, indem er verhindert, daß der Blutglucosespiegel zu tief sinkt.

Er tut dies, indem der gespeicherte Zucker, das **Glykogen**, freigesetzt und zu **Glucose** gespalten wird, wenn der Blutglucosespiegel droht, zu tief abzusinken.

Insulin und andere Hormone

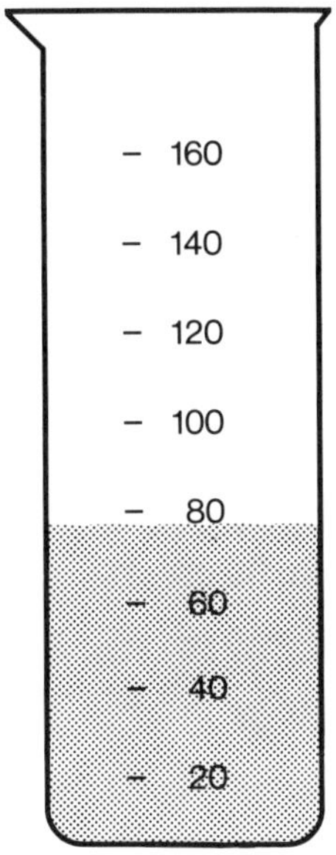

Wenn der Blutzuckerspiegel zu stark absinkt (z.B. auf 40 mg %), sendet das Gehirn Signale zu anderen Teilen des Körpers, die dann Substanzen ausschütten, die **Hormone** genannt werden (Adrenalin, Cortison, Glucagon, Wachstumshormon, Schilddrüsenhormon). Diese Hormone werden in den **Hormondrüsen** gebildet und haben alle dieselbe Wirkung: **Sie heben den Blutzuckerspiegel an.**

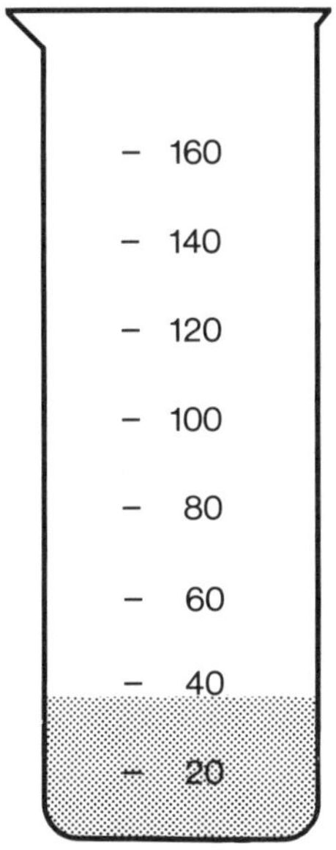

Die nächste Abbildung muß sehr sorgfältig studiert werden, denn sie ist nicht leicht zu verstehen.

Am besten ist es, wenn Dir jemand die Beschreibung vorliest und Du betrachtest dabei die Abbildung.

Gegenregulation

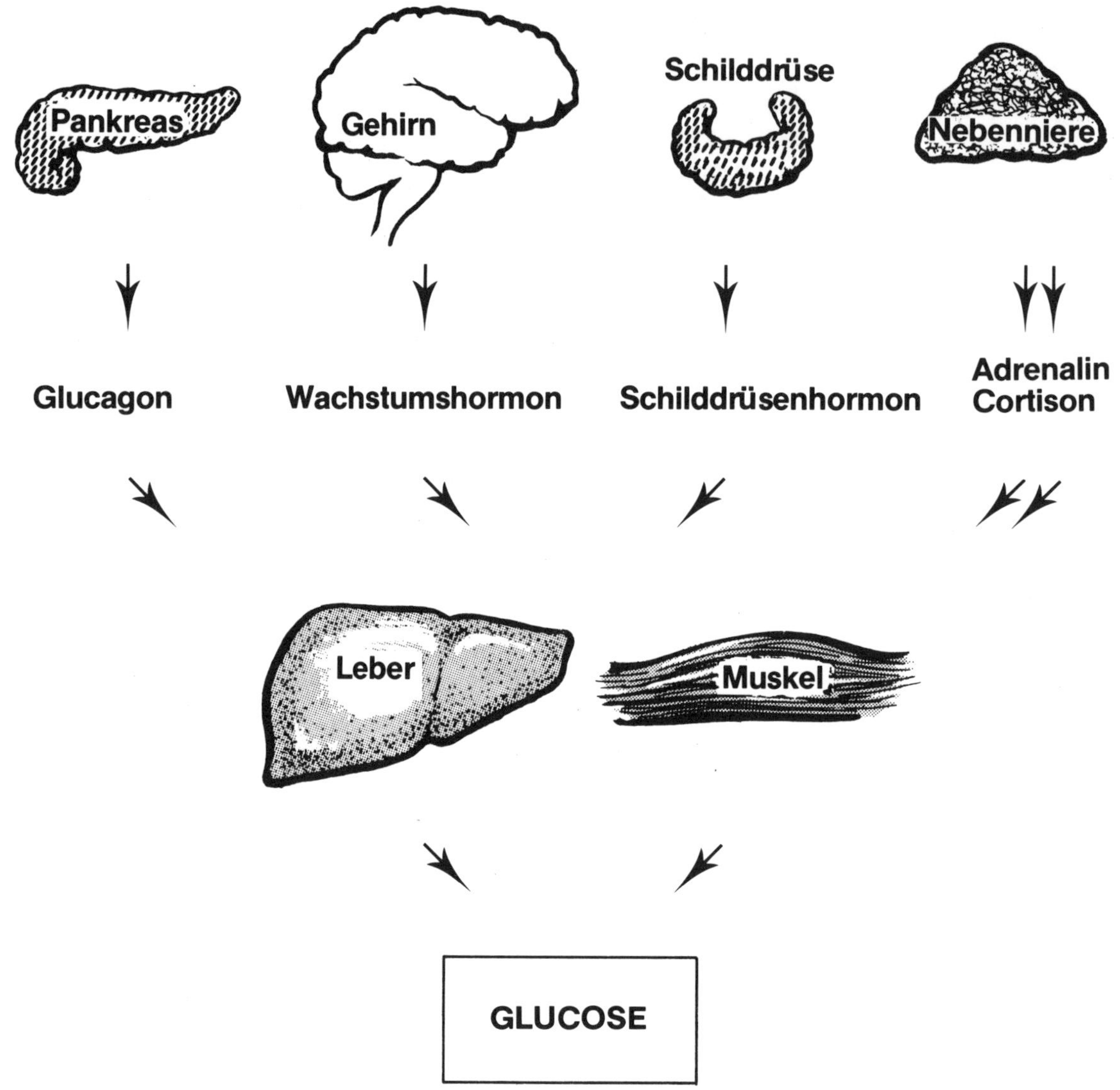

Weil bei „niedrigem Blutzuckerspiegel" (= Hypoglykämie) gleich mehrere Hormone ausgeschüttet werden, tritt manchmal eine überschießende Wirkung auf. Der Blutzuckerspiegel erreicht höhere Werte als normal. Eine Überzuckerung (= Hyperglykämie) ist die Folge.

Den Übergang von Hypoglykämie (Unterzuckerung) zu Hyperglykämie (Überzuckerung) durch Ausschüttung von Hormonen nennt man Gegenregulation.

Normale Blutglucoseregulation

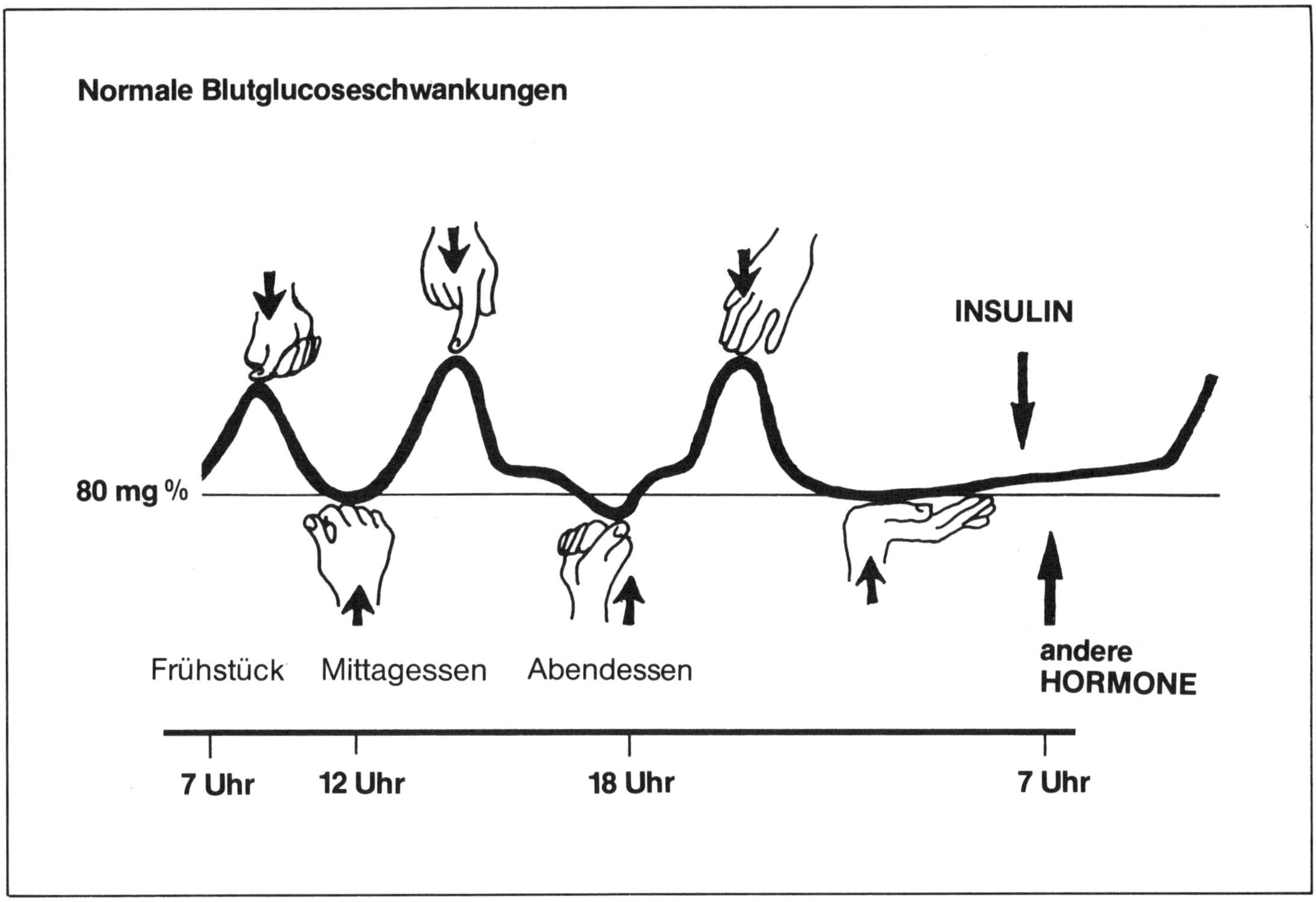

Normalerweise **steigt und sinkt der Blutglucosespiegel** wie auf der Abbildung dargestellt. Nach **Mahlzeiten** steigt er an. Das **Pankreas** schüttet **Insulin** aus. Der **Blutglucosespiegel** sinkt. Dann werden wieder die anderen Hormone ausgeschüttet, damit der Blutzuckerspiegel nicht zu stark absinkt.

Durch dieses Wechselspiel bewegt sich der normale Blutzuckerspiegel innerhalb enger Grenzen.

Jetzt wird es noch etwas schwieriger. Laß Dir Zeit! Lies es mehrere Male.

Glucose und Fett

1

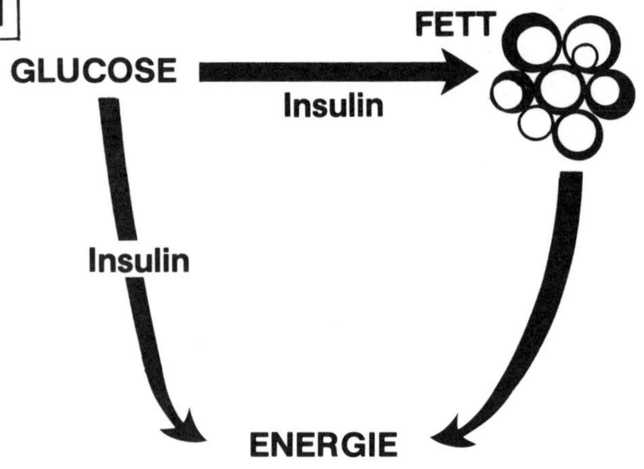

Wir haben erfahren, daß aus **Glucose Energie** entsteht. Dafür ist Insulin notwendig. Aber **Glucose** kann auch in **Fett** umgewandelt werden. Wieder ist Insulin notwendig.
Fett ist auch eine **Energiequelle.**
Um in Energie umgewandelt zu werden, benötigt Fett jedoch kein Insulin!

2

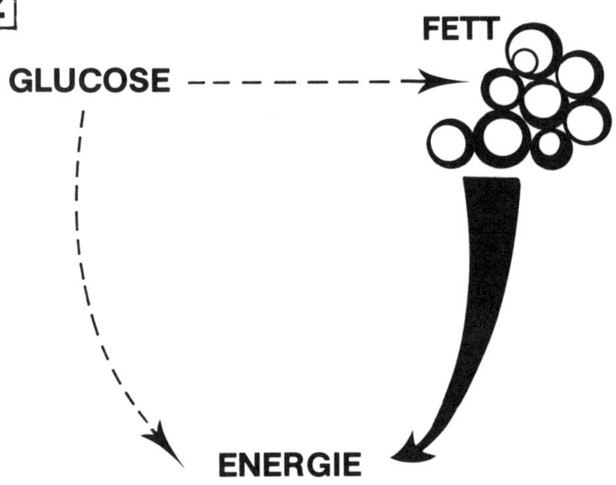

Bei **Glucosemangel** entsteht **Energie** durch den **Abbau von Fett**.
Darum verlieren wir durch Hungern an Gewicht.

3

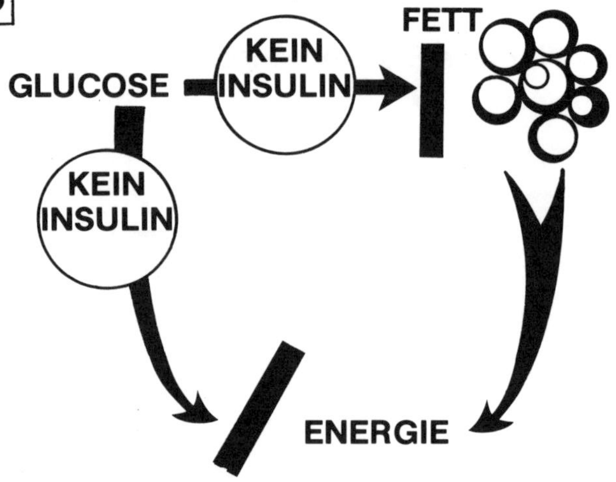

Selbst wenn die Glucosekonzentration im Blut sehr hoch ist, kann der Körper bei **Insulinmangel** keine Glucose verwerten! Der Körper muß Fett verbrennen. **Fett ist beim Insulinmangel die Hauptenergiequelle.**

4

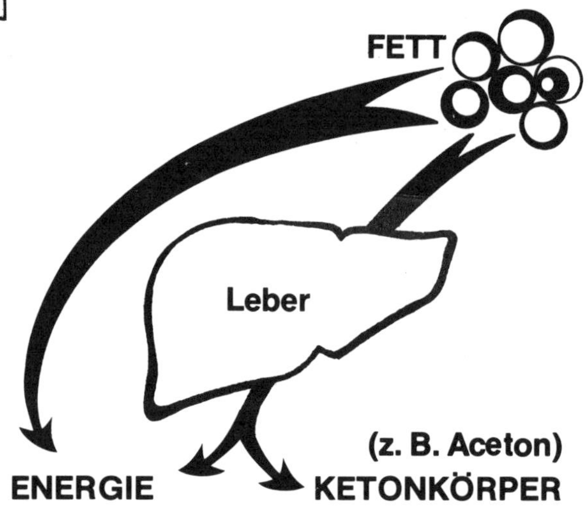

Während aus **Fett** Energie entsteht, verwandelt die Leber einen Teil des Fettes in **Ketonkörper** (einer davon ist **Aceton**). **Die Ketonkörper können im Blut so stark ansteigen, daß sie im Urin ausgeschieden werden.**

Glucose und Niere

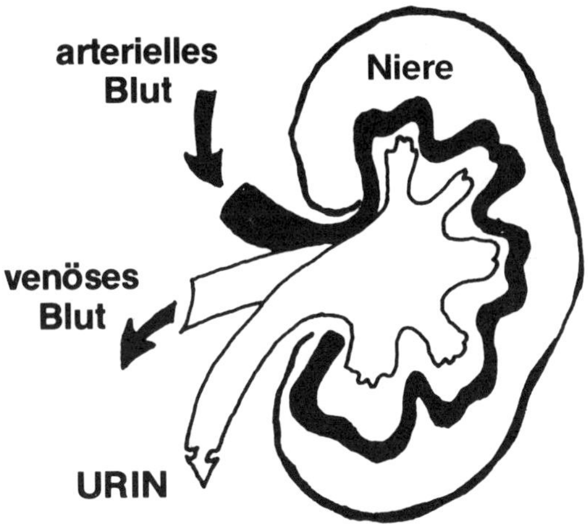

Für die **Regulation des Blutglucosespiegels** ist die **Niere** von großer Bedeutung.

Aus allen Organen des Körpers fließt Blut in die Niere. Wenn eine Substanz in zu hoher Konzentration im Blut vorliegt, wird sie durch die Niere in den Urin ausgeschieden.

So ergeht es auch der Glucose. Wenn sie im Blut in zu hoher Konzentration vorliegt, wird sie von der Niere in den Urin ausgeschieden.

Daher spiegelt die **Zuckermenge im Urin** die **Höhe des Blutglucosespiegels** wider.

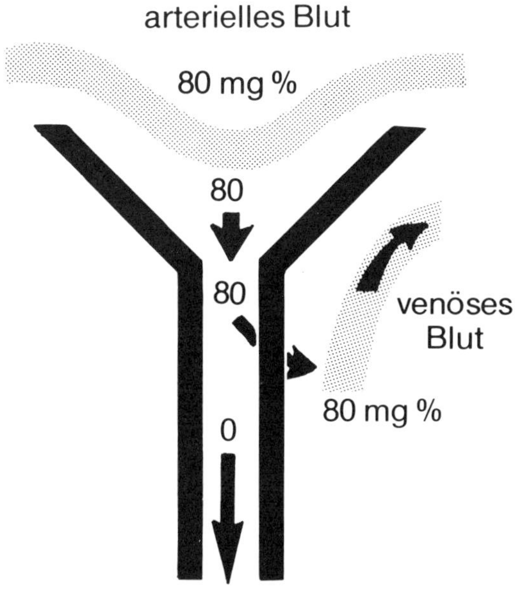

Keine Glucose im Urin

Wenn das Blut durch die Niere fließt, wird die Glucose in den Erstharn gefiltert. Bei normalem Blutzuckerspiegel wird die gesamte Glucose ins Blut zurückgeführt, so daß der Endharn keine Glucose enthält.

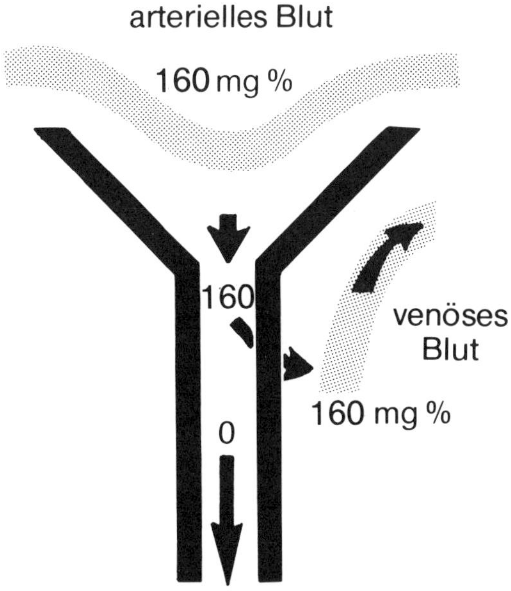

Keine Glucose im Urin

Selbst bei einem Blutglucosespiegel von 160 mg % kann die Niere die gesamte Glucose zurücknehmen, so daß keine Glucose im Urin erscheint.

Nierenschwelle für Glucose

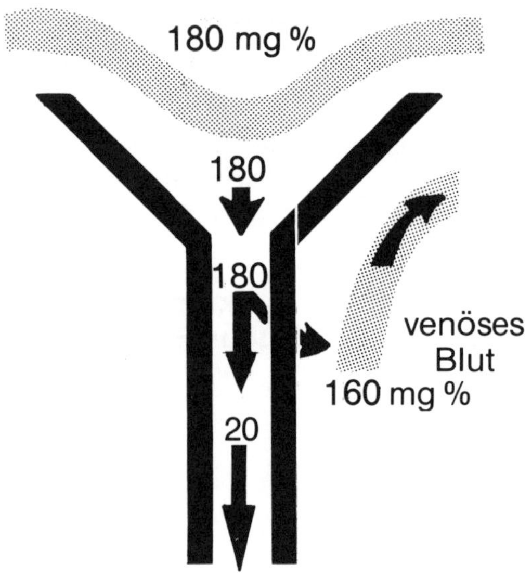

20 mg Glucose im Urin

Wenn aber die Blutglucose einen Wert von etwa 160 mg % überschreitet (=die Nierenschwelle), kann die Niere nicht alle Glucose zurücknehmen.

Ergebnis: Glucose wird im Urin ausgeschieden!

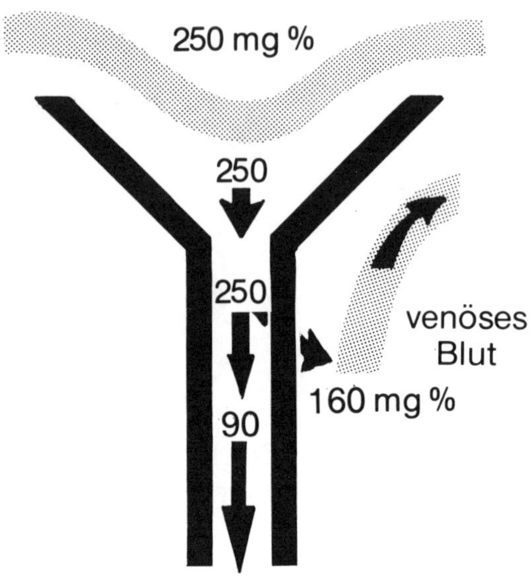

90 mg Glucose im Urin

Wenn der Blutglucosespiegel immer mehr ansteigt, wird immer mehr Glucose im Urin ausgeschieden. Etwa 160 mg % werden rückresorbiert. Was darüber ist, geht durch den Urin verloren.

Das war sicher nicht so einfach zu verstehen.

Nierenschwelle = Damm für Glucose

Hast Du die Beziehung zwischen Niere und Blutzuckerspiegel verstanden?
Für manche Leute ist es schwierig zu verstehen. Weil es aber so wichtig ist, wollen wir es noch einmal in anderer Weise erklären.

Wir stellen uns einen großen Fluß vor, an dessen Ende ein Damm erbaut ist.
Der Damm hält das Wasser im Fluß zurück.
Erst wenn das Wasser im Fluß stark ansteigt, kann es über den Damm fließen.

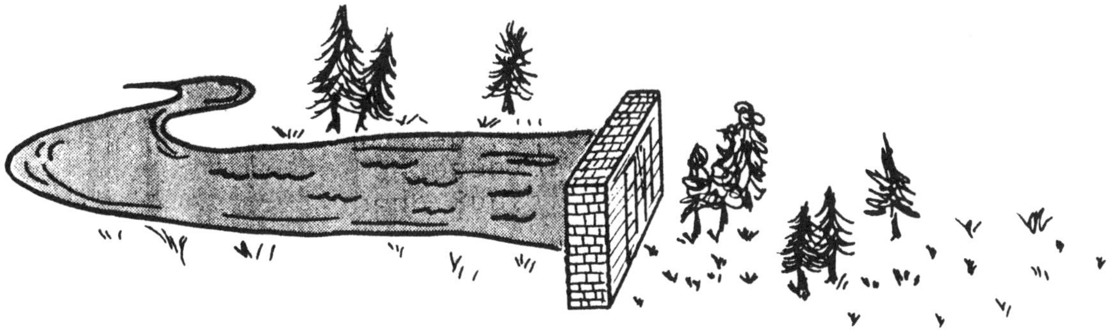

Die Niere gleicht dem Damm

Der „Nierendamm“, die „Nierenschwelle“, ist etwa 160 mg % hoch.

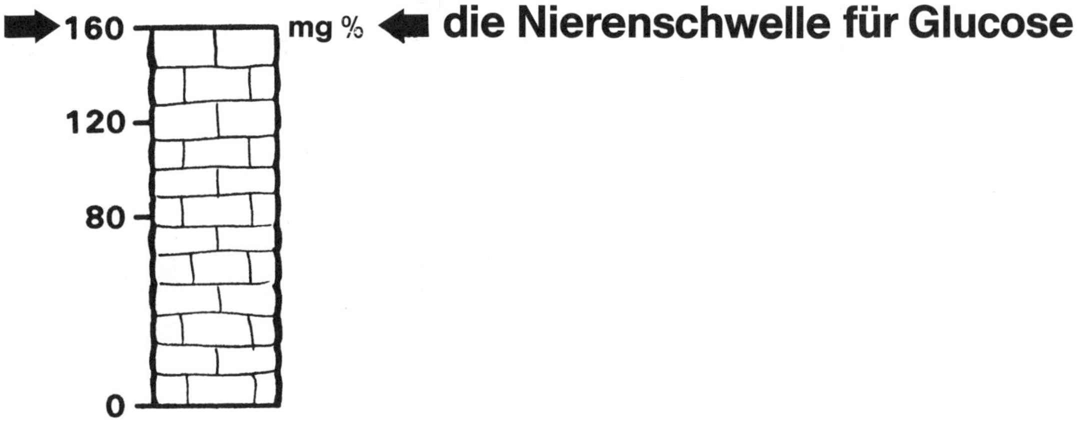

Wann erscheint Zucker im Urin?

Wenn der Blutglucosespiegel normal ist (um 80 mg %), hält der „Nierendamm" den Zucker zurück. Im Urin ist kein Zucker nachzuweisen.

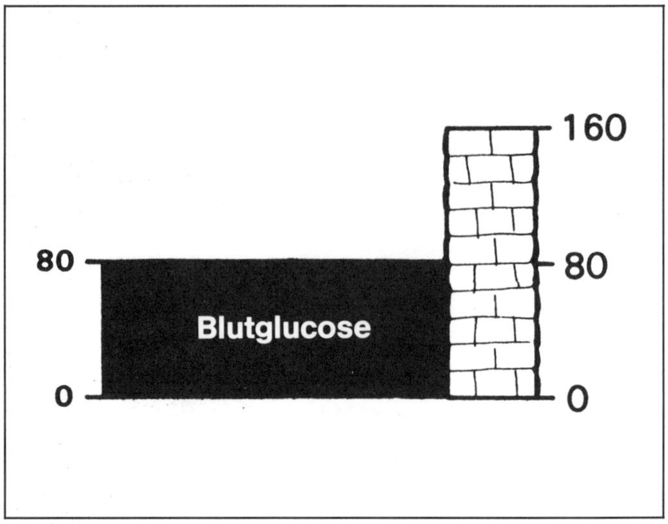

Selbst wenn der Blutglucosespiegel auf 160 mg % ansteigt, das ist das Doppelte des normalen Wertes, findest Du keinen Zucker im Urin.

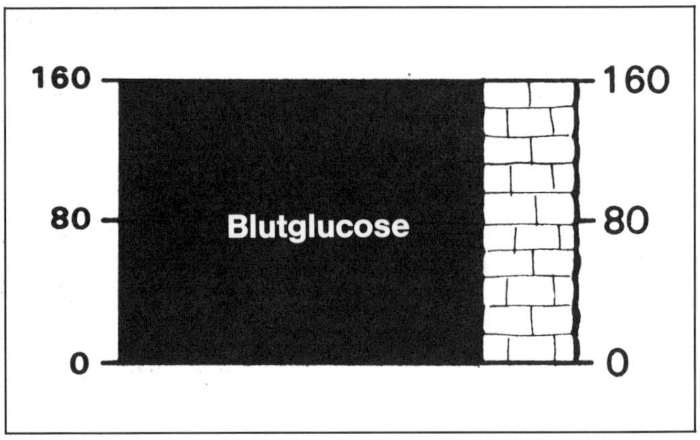

Erst wenn der Blutglucosespiegel 160 mg % übersteigt und z. B. 180 mg % erreicht, wird Zucker im Urin ausgeschieden.

Menschen ohne Diabetes erreichen nie so hohe Blutzuckerspiegel.

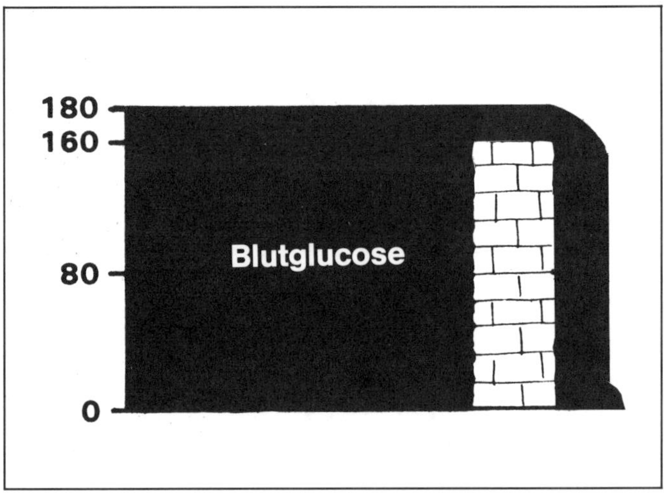

Blutzucker und Urinzucker

Ja, und je höher der Blutzuckerspiegel ansteigt, desto mehr Zucker läuft über den „Nierendamm", desto mehr Zucker wird im Urin nachgewiesen.

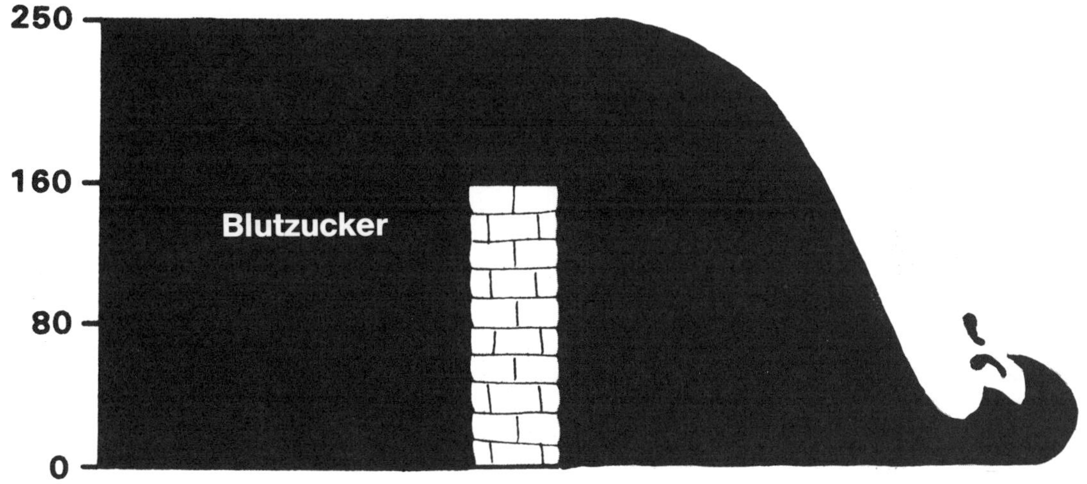

Verstehst Du jetzt, warum die Urinzuckermenge Dir etwas über den Blutzuckerspiegel sagt?

Später werden wir noch ausführlich darüber diskutieren, wie Du die Urinzuckermenge messen kannst und wie Du mit Hilfe der Urinzuckermenge die Stoffwechseleinstellung Deines Diabetes beurteilen kannst.

Blutzucker und Urinzucker

Wir haben den Begriff Nierenschwelle benutzt, um die Höhe des Blutzuckerspiegels zu beschreiben, bei der Glucose im Urin erscheint.

**Hat jeder Mensch die gleiche Nierenschwelle?
Scheidet jeder bei derselben Höhe des Blutzuckerspiegels Glucose im Urin aus?**

Nein! Der exakte Wert des Blutzuckerspiegels, bei dem Glucose im Urin ausgeschieden wird, wechselt von einem Menschen zum anderen.

Manche Leute scheiden schon Zucker im Urin bei Blutglucosewerten ab 110 mg % aus. Man sagt, sie haben eine **niedrige Nierenschwelle für Glucose.**

Andere Menschen haben eine **hohe Nierenschwelle** für Glucose und scheiden erst ab 200 mg % Zucker im Urin aus.

Bei Kindern liegt die Nierenschwelle um 140 mg %, bei Jugendlichen um 160 mg %, bei Erwachsenen um 180 mg %. Darum kann man bei Diabetikern die Menge an Zucker, die im Urin ausgeschieden wird, als Maß für die Höhe des Blutzuckerspiegels annehmen.

Wird kein Zucker im Urin ausgeschieden, so lag der Blutzucker immer unter der Nierenschwelle.

Wird wenig Zucker ausgeschieden, so lag der Blutzucker manchmal über der Nierenschwelle.

Wird viel Zucker ausgeschieden, so lag der Blutzucker meist über der Nierenschwelle.

Wenn bei erhöhtem Blutzuckerspiegel Glucose im Urin ausgeschieden wird, verliert der Körper gleichzeitig durch den Urin auch andere wichtige Substanzen:

**vor allem
Wasser und Salze**
(Natrium, Chlorid, Kalium usw.)

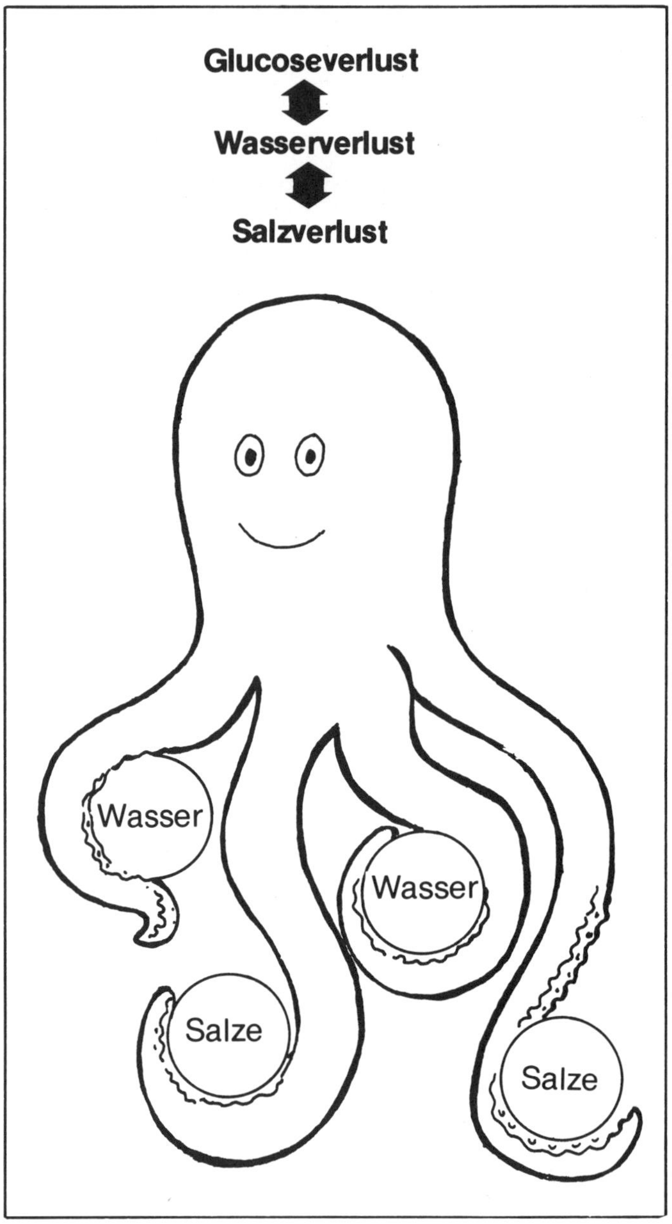

Zuckerausscheidung im Urin

Wenn Du die **Zuckerausscheidung** im Urin mißt, so bestimmst Du stets die **Zuckerkonzentration,** nicht die Zuckermenge.

Ob eine Urinprobe
5 g % Zucker oder
1 g % Zucker enthält,
hängt davon ab,
wieviel Zucker vorhanden ist, und
in wieviel Urin der Zucker gelöst ist.

Wenn z.B. ein Teelöffel Zucker in einer Tasse Tee gelöst ist, so ist der Tee süßer als wenn ein Teelöffel Zucker in einer Kanne Tee gelöst ist.

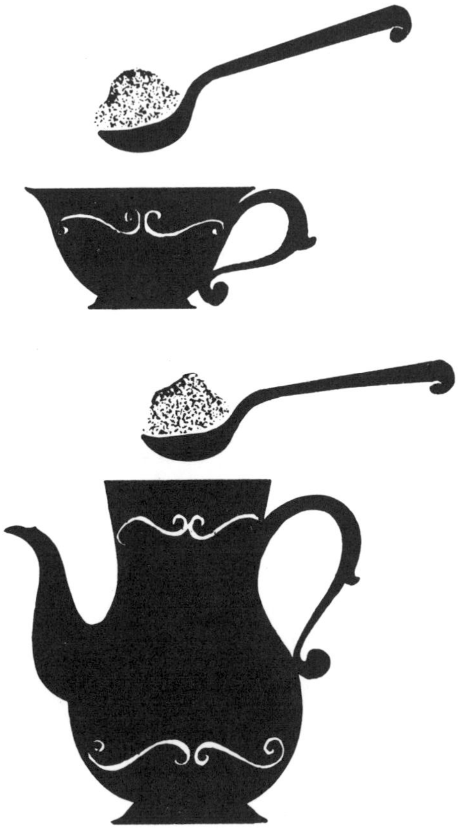

Genauso ist es mit dem Zucker im Urin: Wenn z. B. **5 g Zucker in 100 ml Urin** ausgeschieden werden, so zeigt der Zuckertest **5 g** % an, werden **5 g Zucker in 500 ml Urin** ausgeschieden, so zeigt der Zuckertest nur **1 g** % an.

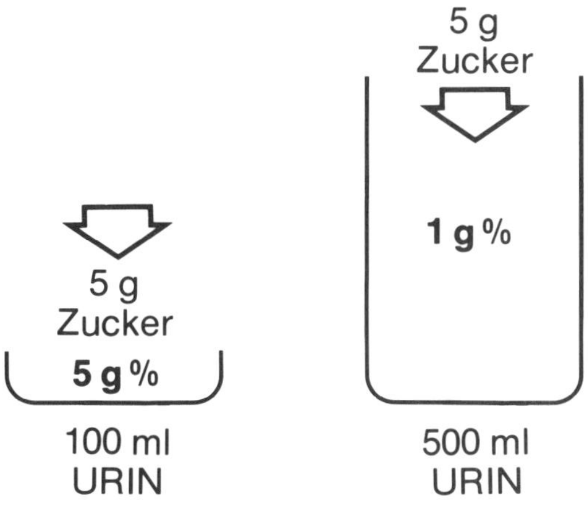

5 g % in großer Urinmenge bedeutet daher einen viel größeren **Zuckerverlust** als **5 g % in kleiner Urinmenge.**

Daraus folgt:

Für die Groborientierung genügt die Bestimmung der **Zuckerkonzentration.**
Für die Feinorientierung muß auch die **Urinmenge** gemessen (mit einem Standmeßzylinder) und anschließend aus **Zuckerkonzentration** und **Urinmenge** die **Zuckermenge** berechnet werden.

Berechnung der Urinzuckermenge

Aus Zuckerkonzentration und Urinmenge kann die ausgeschiedene Zuckermenge berechnet werden:

Die Berechnungsformel lautet:

$$\frac{\text{Urinmenge (in ml)} \times \text{Zuckerkonzentration (in g \%)}}{100} = \text{Zuckermenge (in g)}$$

Beispiel:

$$\frac{500\ (\text{ml}) \times 2\ (\text{g\%})}{100} = \mathbf{10\ (g)}$$

In Worten:
Die **Urinzuckermenge** (in Gramm) entspricht der **Urinmenge** (in Millilitern) mal der **Zuckerkonzentration** (in Grammprozent) geteilt durch Hundert.

Wichtig!

Da heute die Urinzuckermessung hinter der Blutzuckerbestimmung zurückgetreten ist, können wir auf diese schwierigen Rechnereien verzichten.

Die Groborientierung mit Bestimmung der Zuckerkonzentration im Urin reicht vollständig.

Die Leber – eine Zuckerfabrik

Die Leber ist ein anderes wichtiges Organ zur Regulation des Blutglucosespiegels. Die Leber arbeitet wie eine Zuckerfabrik.

Die Leber wandelt einige Nährstoffe, z. B. Aminosäuren (A) in Glucose (G) um. Auch Glykogen (Gly), den Speicherstoff, kann sie in Glucose umwandeln.

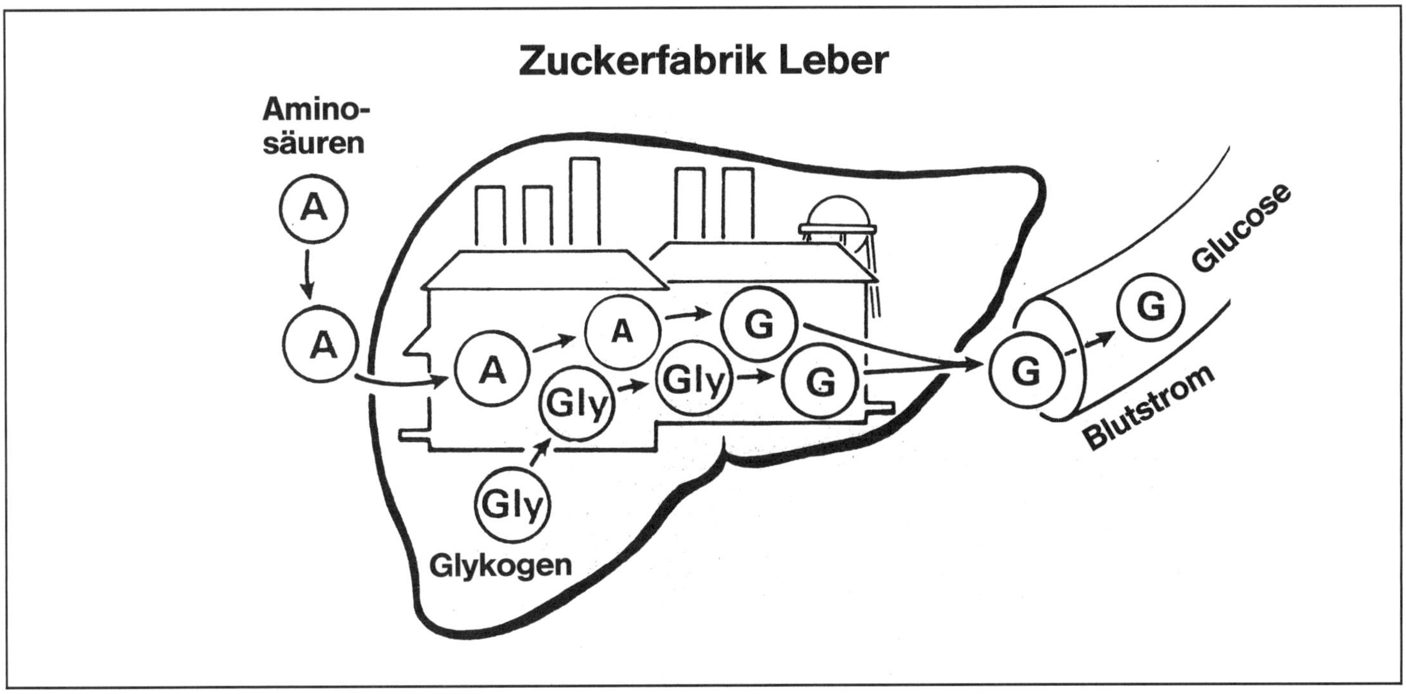

Die Zuckerfabrik Leber sorgt also dafür, daß der Blutglucosespiegel oben bleibt, auch wenn wenig oder keine Nahrung aufgenommen wird.

Streik in der Zuckerfabrik

Frage:

Wer sorgt dafür, daß die Leber nicht zu viel Zucker produziert, damit der Blutglucosespiegel nicht zu hoch steigt?

Antwort:

Insulin!

Insulin läßt die Zuckerfabrik streiken, damit nicht zu viel Zucker hergestellt wird.

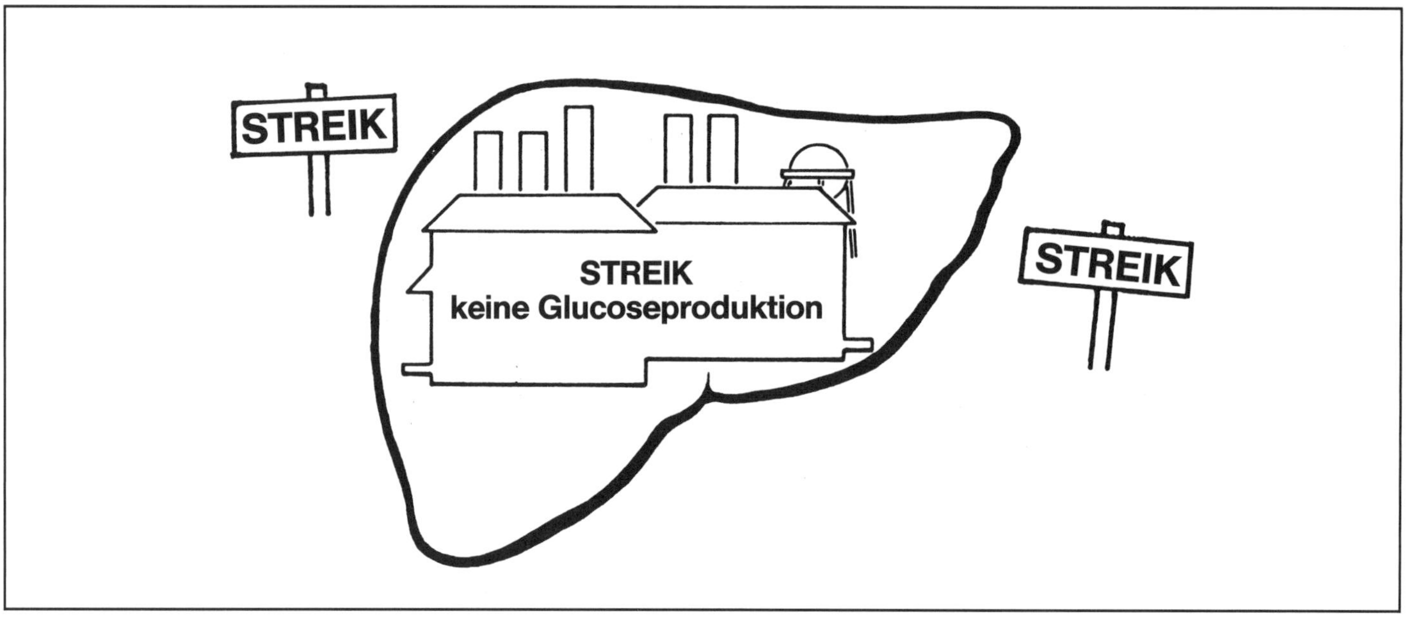

Insulin stoppt die Zuckerproduktion in der Leber, verhindert die Lieferung von Zucker und sorgt dafür, daß der vorhandene Zucker in der Leber gespeichert wird.

Bei viel Nahrung und darum auch viel Insulin wird kein Zucker von der Leber ausgeschüttet, sondern nur gespeichert. Bei wenig Nahrung und wenig Insulin wird Zucker von der Leber produziert und ausgeschüttet.

So reguliert die Leber den Blutzuckerspiegel.

Bei Streß steigt der Blutglucosespiegel

Verschiedene Einflüsse können die Leber dazu bringen, mehr Glucose zu produzieren.

Ein wichtiger Einfluß ist

Streß.

Was ist Streß?

Streß für den Körper bedeutet

- eine Krankheit
- eine Infektion
- ein Unfall
- Ärger
- Wut
- Angst
- Aufregung
- Liebeskummer

usw.

Bei Streß schüttet der Körper

Streß-Hormone

aus, z. B. Cortison, Adrenalin, Glucagon, Wachstumshormon.

Du erinnerst Dich!
Das sind dieselben Hormone, die ausgeschüttet werden, wenn der Blutzuckerspiegel zu stark abgesunken ist.

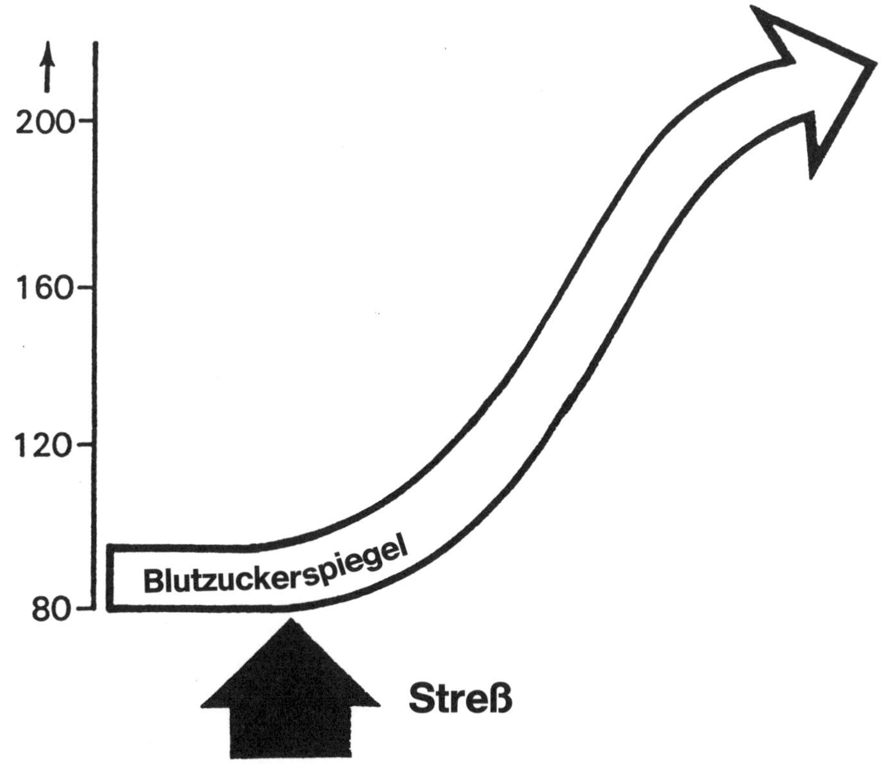

Streß läßt den Blutzuckerspiegel ansteigen

Bevor Du mit dem 2. Kapitel beginnst, solltest Du die folgenden Fragen beantworten.

A. Welche der folgenden Sätze sind „richtig“, welche „falsch“?

1. Der Zucker, den der Körper für die Energiegewinnung benötigt, heißt „Glucose“.

2. Diabetes wird wahrscheinlich dadurch verursacht, daß man zuviel Süßigkeiten ißt!

3. Alle Nahrungsmittel, die ich esse, werden im Darm in Zucker verwandelt, bevor sie in den Blutstrom gelangen.

4. Insulin ist notwendig, damit Glucose vom Blut in die Zellen eindringen kann.

5. Glykogen ist ein Hormon, das im Pankreas gebildet wird.

6. Wenn man nicht genug Zucker aufnimmt, fangen die Körperzellen an zu „hungern“.

7. Wenn man viel Zucker aufnimmt, aber Insulin fehlt, fangen die Körperzellen ebenfalls an zu „hungern“.

8. Muskelzellen benötigen entweder Zucker oder Fett als Energiequelle.

9. Hirnzellen benötigen ebenfalls entweder Glucose oder Fett als Energiequelle.

10. Adrenalin, Cortison und Wachstumshormon senken den Blutzuckerspiegel.

B. Kreuze die richtige Antwort an.

11. Wie hoch lag der Blutzucker, wenn viel Zucker im Urin nachweisbar ist?
a. unter 160 mg %
b. zwischen 160 und 180 mg %
c. über 200 mg %

12. Wie hoch lag der Blutzucker, wenn kein Zucker im Urin nachweisbar ist?
a. unter 160 mg %
b. zwischen 160 und 180 mg %
c. über 220 mg %

13. Was liegt bei Diabetes vor?
a. ein Mangel an Zucker
b. ein Mangel an Insulin
c. ein Mangel an Glucagon
d. ein Mangel an Ketonkörpern.

14. Was für eine Krankheit ist Diabetes?
a. eine ansteckende Krankheit
b. eine Krankheit, bei der das Pankreas fehlt
c. eine vererbbare Krankheit
d. eine Infektionskrankheit des Darms.

15. Was bewirkt Insulin?
a. daß die Glucose aus dem Blut in die Zellen gelangt
b. daß die Glucose aus den Zellen ins Blut gelangt.

16. An der Regulation des Blutglucosespiegels sind
a. Insulin
b. die Niere
c. die Leber
d. Glucagon, Adrenalin, Cortison und Wachstumshormon beteiligt.

Und nun vergleiche Deine Antworten mit denen auf der nächsten Seite.

Antworten (1. Kapitel)

1. Richtig
2. Falsch
3. Falsch: Kohlenhydrate sind Zucker; bevor sie durch die Darmwand ins Blut gelangen, werden sie zu einfachen Zuckern (z. B. Glucose) gespalten. Die anderen beiden Grundnährstoffe (Fett und Eiweiß) können im Darm nicht in Zucker umgewandelt werden.
4. Richtig
5. Falsch: Glykogen ist die Speicherform der Zucker im Körper.
6. Richtig
7. Richtig
8. Richtig
9. Falsch: Die Hirnzellen können nur Glucose für die Energiegewinnung verwerten.
10. Falsch: Diese Hormone heben den Blutglucosespiegel an.
11. (c)
12. (a)
13. (b)
14. (c)
15. (a)
16. (a, b, c, d)

HALT! Jetzt hast Du erst einmal genug gelernt. Bevor Du mit dem 2. Kapitel beginnst, mach eine Pause!

2. Kapitel

Zum Erinnern. Wir haben gelernt:

1. **Glucose** ist der Zucker, den der Körper für die **Energiegewinnung** benötigt.

2. Glucose kann nur genutzt werden, wenn ausreichend **Insulin** vorhanden ist.

3. Wenn Glucose nicht verwertet wird, steigt der **Blutglucosespiegel** an.

4. Wenn der Blutglucosespiegel die Nierenschwelle überschreitet. die um 160 mg % liegt, wird **Glucose im Urin** ausgeschieden.

Wir haben noch andere Dinge erfahren:

1. **Fett** kann auch für die **Energiegewinnung** herangezogen werden.

2. **Fett** benötigt für die Energiegewinnung **kein Insulin.**

3. Wenn Fett die Hauptquelle der Energiegewinnung ist, wird ein Teil des Fettes in **Ketonkörper** umgewandelt. **Aceton** ist einer der Ketonkörper.

4. Wenn der Ketonkörperspiegel im Blut stark ansteigt, wird **Aceton im Urin** ausgeschieden.

Noch mehr Dinge haben wir gelernt:

1. Insulin wird in den B-Zellen des **Pankreas** gebildet.

2. Menschen mit **Diabetes** bilden **zuwenig oder überhaupt kein Insulin.**

3. **Insulin senkt den Blutzuckerspiegel.**

4. Andere **Hormone** lassen den Blutzuckerspiegel ansteigen.

5. Die **Niere** und die **Leber** sind an der **Regulation des Blutglucosespiegels** beteiligt. Die Niere kann Zucker über den Urin ausscheiden, die Leber kann Zucker bei Bedarf bereitstellen.

Was passiert bei Insulinmangel?

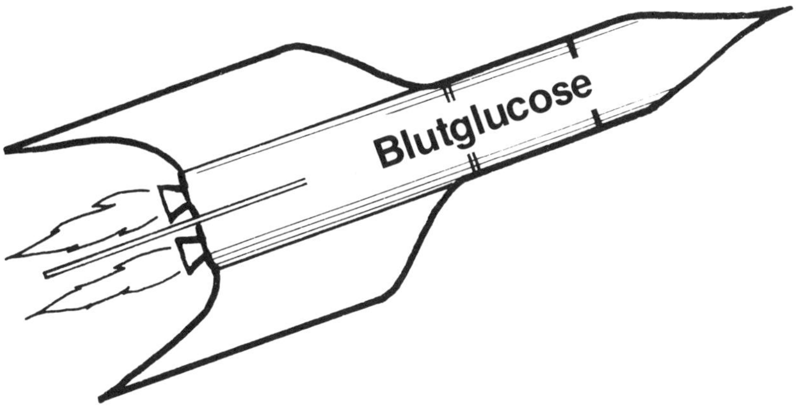

1. Der Blutzuckerspiegel steigt an.
2. Im Urin wird Zucker ausgeschieden.
3. Wenn Zucker im Urin ausgeschieden wird, steigt die Urinmenge an.

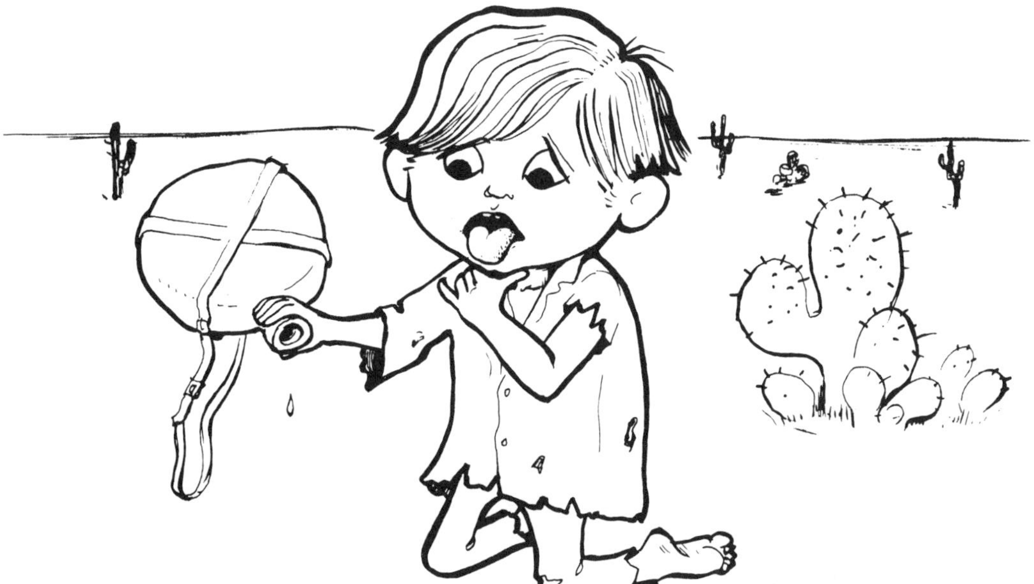

Starker Durst ist die Folge des vermehrten Wasserverlustes durch den Urin.

Ein starker Gewichtsverlust tritt auf

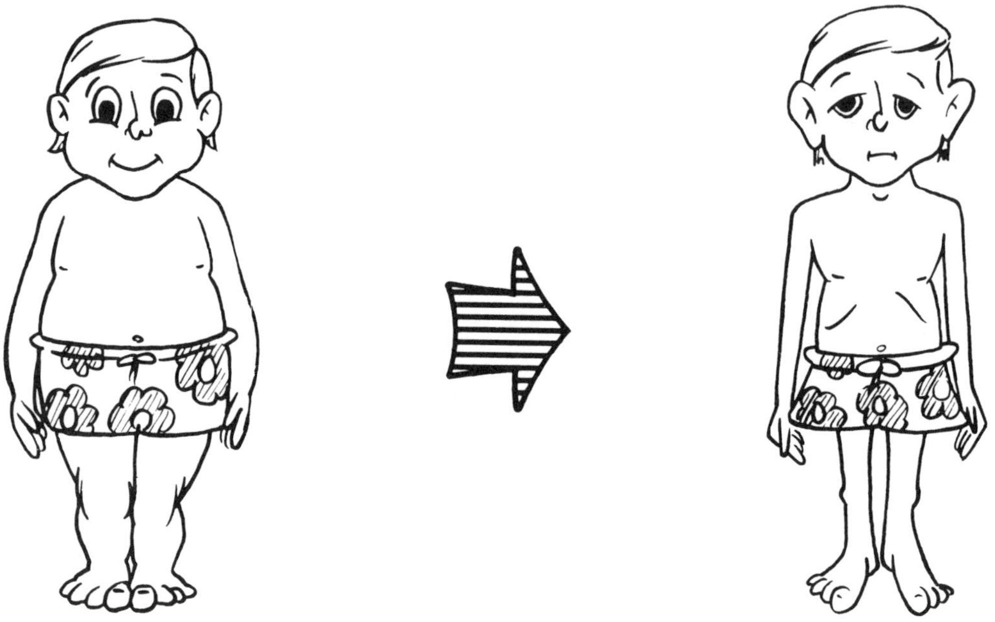

Warum?

1. durch den Wasserverlust,

2. durch den Zuckerverlust,

3. durch den Fettabbau für die Energiegewinnung.

Wenn der **Insulinmangel** weiterbesteht, steigen durch den vermehrten Fettabbau die

Ketonkörper

im Blut an und es entwickelt sich eine **diabetische Ketoacidose.** Wenn sogar **Bewußtlosigkeit** auftritt, nennt man es

Coma diabeticum.

Klinikaufnahme

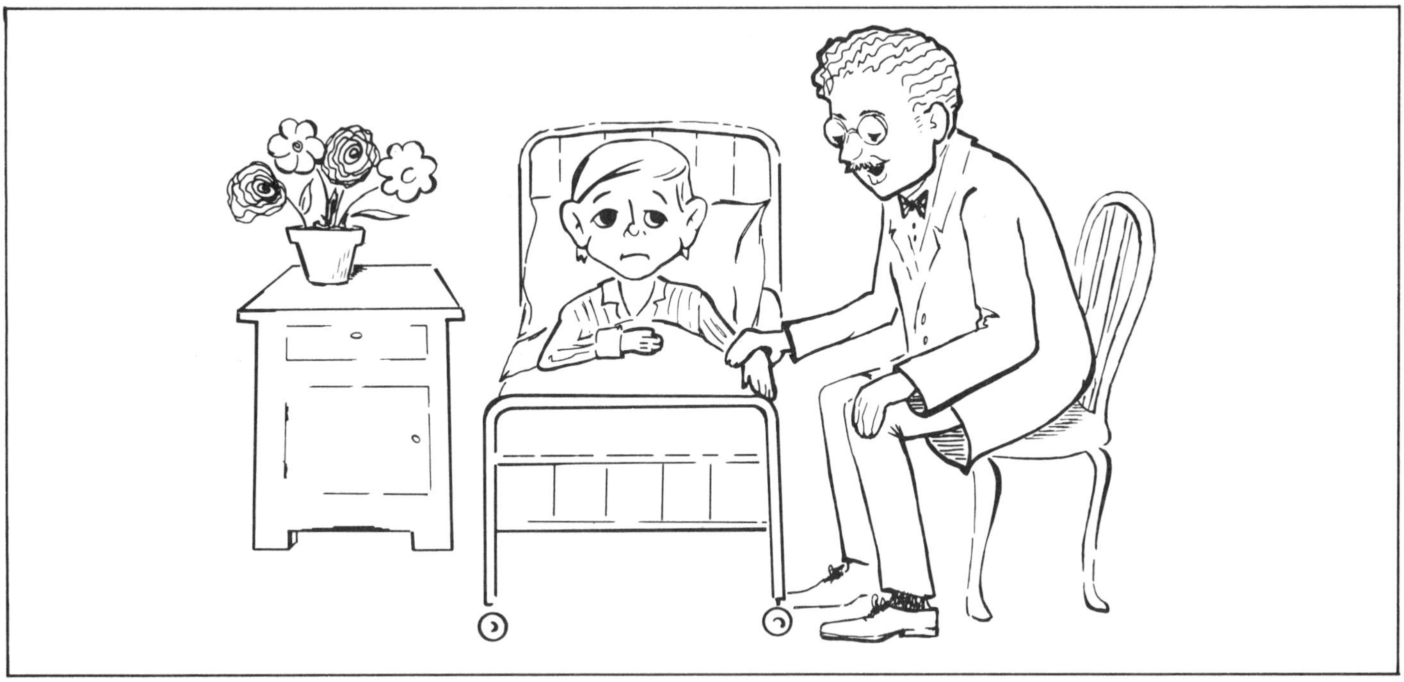

Die **Klinikaufnahme** wird jetzt dringend notwendig, denn die **diabetische Ketoacidose** ist eine schwere **Stoffwechselentgleisung;** der Patient ist **sehr krank.**

Er muß ins Bett, eine **Tropfinfusion** wird angelegt. Über den „Tropf" werden **Flüssigkeit, Salze, Glucose** und **Insulin** zugeführt.

War es bei Dir so? Vielleicht hat sich damals bei Dir die **Abneigung gegen das Krankenhaus** entwickelt.

Vielleicht gehörtest Du aber auch zu den Glücklichen, bei denen der **Diabetes entdeckt wurde, bevor sich eine Ketoacidose entwickelte.**

Denn glücklicherweise tritt der Diabetes nur bei etwa 1 von 5 Patienten mit dem Krankheitsbild der „Diabetischen Ketoacidose" auf.

Bei 4 von 5 Patienten beginnt der Diabetes milde, da die Diagnose gestellt wird, bevor sich eine „Ketoacidose" entwickeln kann.

Allerdings muß zunächst jeder Mensch, bei dem Diabetes auftritt, für kurze Zeit in die Klinik. Denn nachdem der Diabetes diagnostiziert worden ist und mit der

Ersteinstellung

begonnen wurde, mußt Du lernen, wie der Diabetes behandelt wird, damit

Du nicht so oft in die Klinik mußt,

Du Dich wohlfühlst und ein normales Leben führen kannst,

Du alles machen kannst, was andere auch tun,

Du ein langes erfolgreiches und glückliches Leben führen kannst,

Du Dich ganz normal entwickelst wie andere auch.

Die **Diabetikerschulung** beginnt.

Was muß ich haben? Handwerkszeug

Nicht nur der **Tischler,**

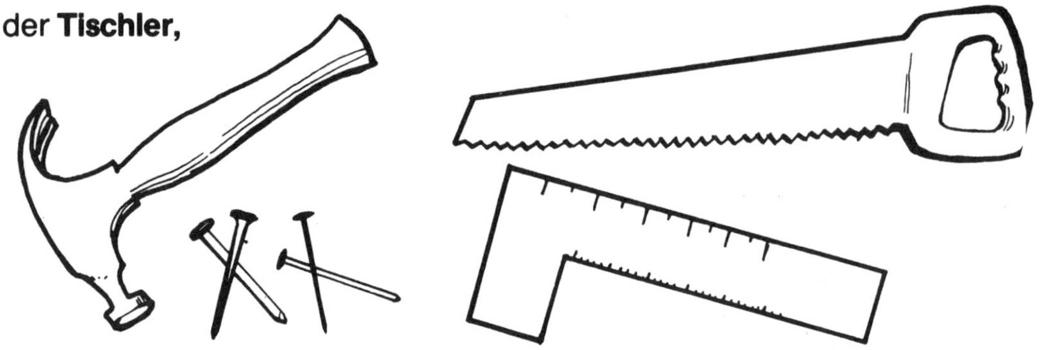

sondern auch **Du** benötigst das richtige **Handwerkszeug.**

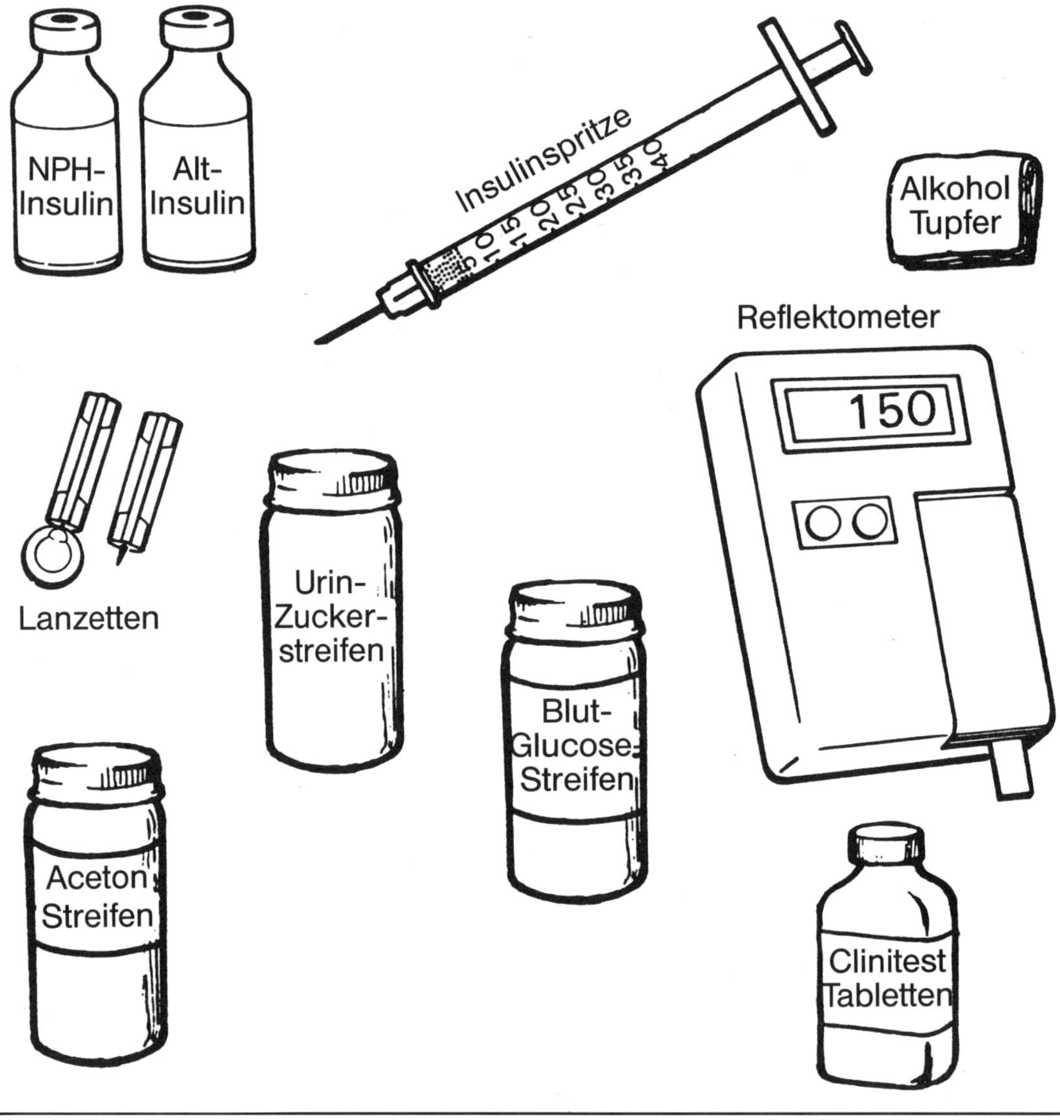

Was muß ich lernen?
Blutglucosebestimmung

Für die

Blutglucosebestimmung

wird Blut aus der Fingerbeere oder dem Ohrläppchen entnommen.

Am besten kann der Blutstropfen entnommen werden, wenn der Stich in die **Fingerbeere** mit einer Einweg-Lanzette mit Kappe durchgeführt wird.

Diese Lanzetten verursachen nur kleine Stiche, keine Verletzungen.

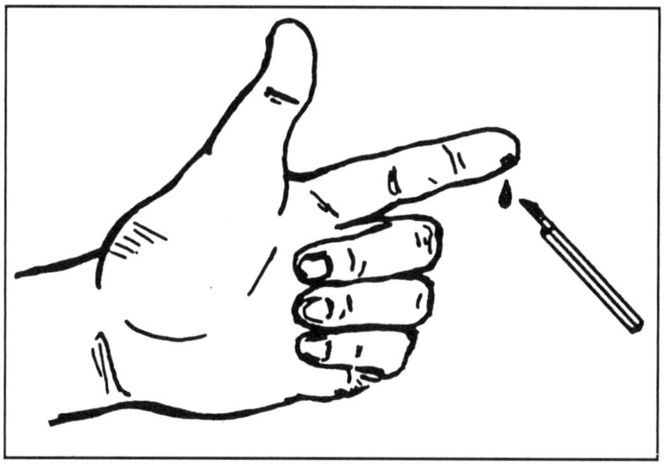

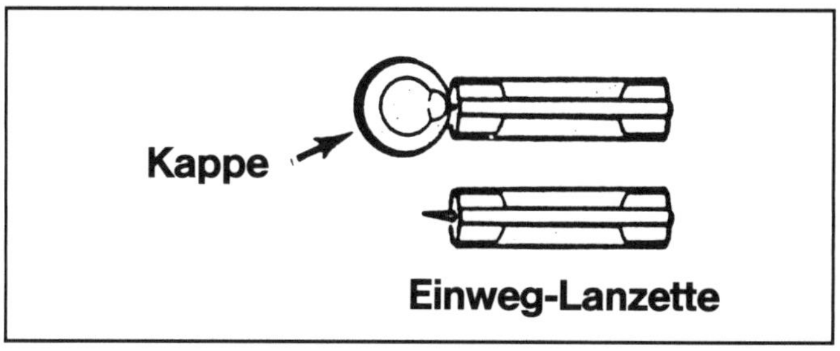

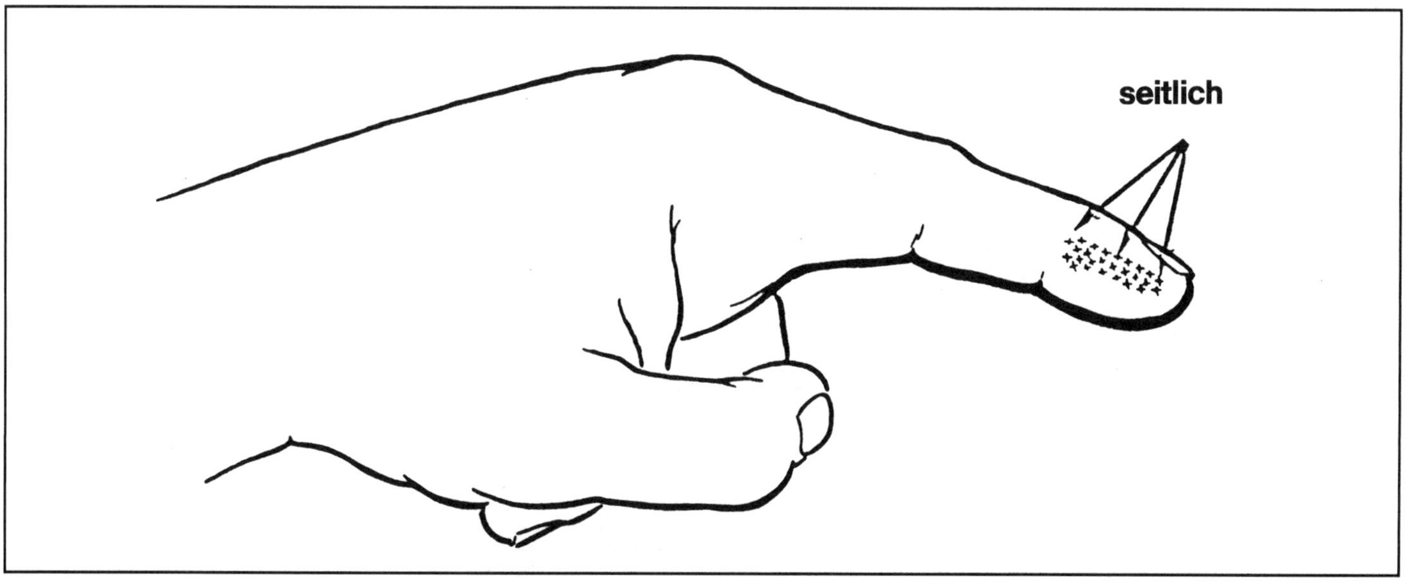

Wichtig ist, daß der Stich **seitlich** am Finger erfolgt, nicht in der Mitte.

An der Seite sind weniger Nerven. Darum tut es dort nicht so weh.

Einstichgerätchen

Die Einweg-Lanzette kann allein benutzt werden oder man kann sie in ein

- **Einstichgerätchen**

einsetzen.

Es gibt mehrere Einstichgerätchen:

Autoclix Boehringer Mannheim
Autolet, **Glucolet** } Bayer Diagnostic
Auto-Lancet MediSense

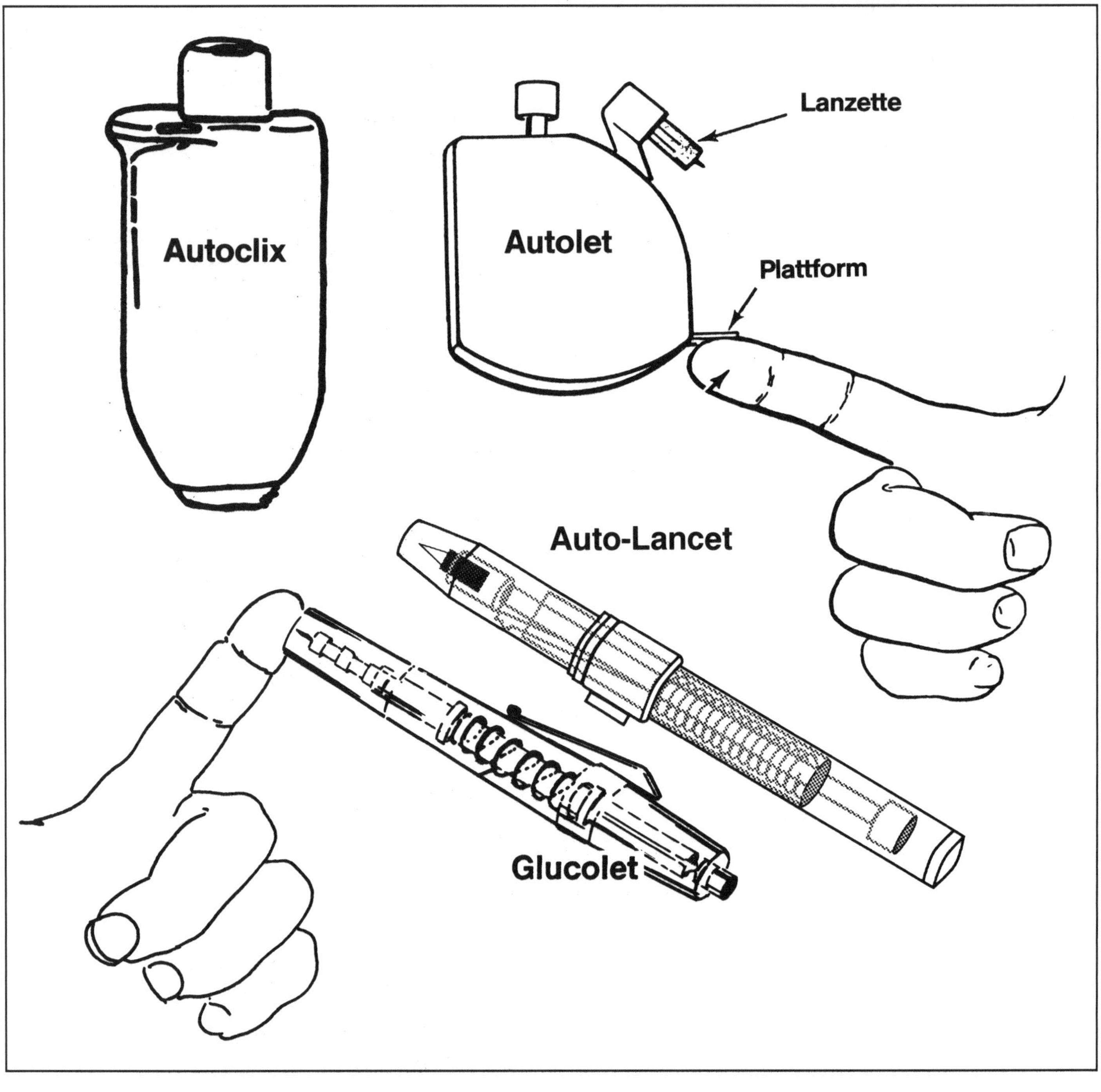

Blutglucoseteststreifen

Blutglucose wird mit

Teststreifen

bestimmt

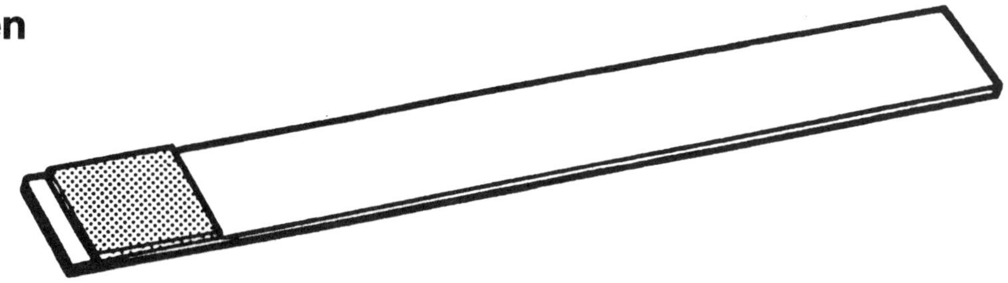

Ein Blutstropfen wird auf den

Testbezirk

des Teststreifens gebracht

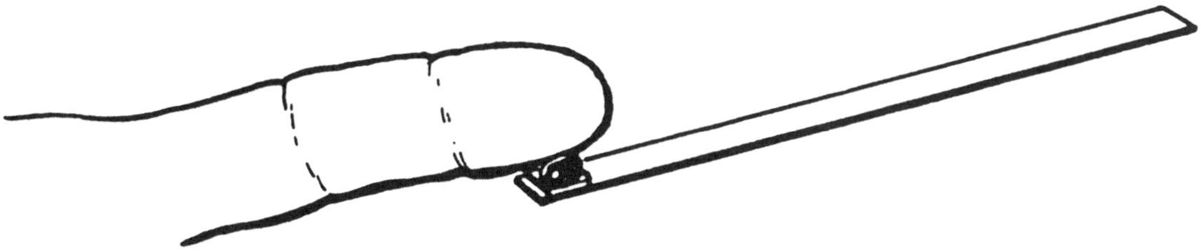

Der Blutstropfen darf nur eine ganz bestimmte Zeit auf dem Testbezirk des Teststreifens bleiben.

Bei manchen Streifen

1 Minute,

bei anderen

2 Minuten.

Darum mußt Du genau die Gebrauchsanweisung lesen und einhalten.

Bei manchen Teststreifen wird das Blut

abgewischt,

bei anderen

abgewaschen.

Richte Dich genau nach der Gebrauchsanweisung!

Blutglucosetestmethoden

In Abhängigkeit von der Blutglucosekonzentration entstehen auf dem Testbezirk des Teststäbchens unterschiedliche

Farben.

Die Farbtöne des Testbezirks vergleicht man mit einer

Farbskala

und erhält den

Blutglucosewert.

Blutglucosebestimmung

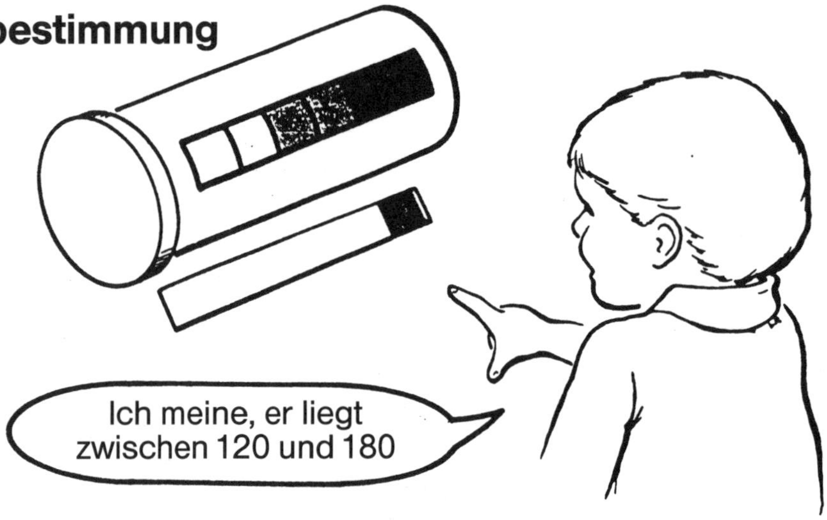

Genauere Werte erhält man, wenn das Teststäbchen von einem

Reflektometer

ausgewertet wird.

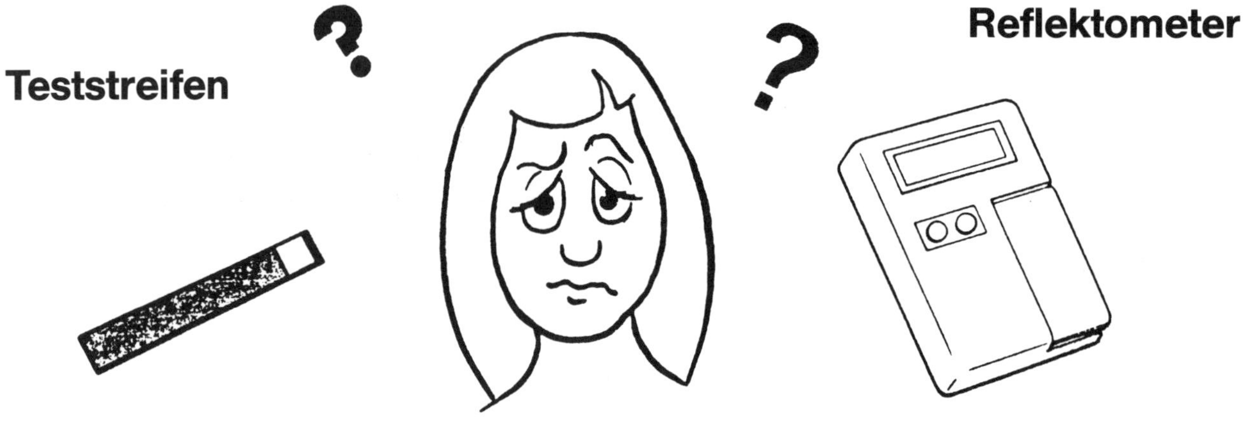

Welche Methode?

Frage:

Soll ich die einfachen

Teststreifen

benutzen oder ein

Reflektometer

anschaffen?

Antwort:

Billiger ist die

Teststreifenmethode.

Du kommst ohne Gerät aus und kannst obendrein die Teststäbchen zweimal benutzen, wenn Du sie durchschneidest.

Genauer ist die

Reflektometermethode.

Wenn Dein Arzt eine gute Begründung schreibt, übernehmen häufig die Krankenkassen die Kosten für ein Reflektometer.

Wie heißen die

Teststreifen

und wie die

Reflektometer

für die Blutglucosebestimmung?

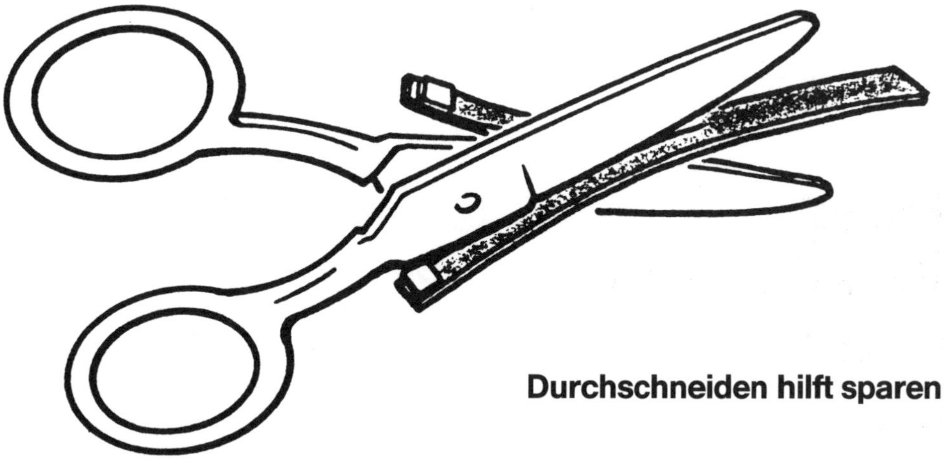

Durchschneiden hilft sparen!

Teststreifen und Reflektometer

Wie heißen die **Teststreifen** für die Blutglucosebestimmung?

Haemo-Glukotest 20–800	Boehringer Mannheim
Dextrostix	Bayer Diagnostic

Mit den Teststreifen kannst Du den Blutglucosewert nur schätzen.

Aber Du kannst sie überall benutzen, in der Schule, beim Sport, auf dem Ausflug, überall.

Jeder Diabetiker muß Blutglucose bestimmen können.

Wie heißen die **Reflektometer** für die Blutglucosebestimmung?

Reflolux S **Diatek**	Boehringer Mannheim
Glucometer GX **Glucometer II**	Bayer Diagnostic

Mit dem Reflektometer kannst du **genauere Blutglucosewerte** bestimmen.

Du kannst das Gerät jedoch nicht überall mit herumschleppen.

Darum ist es am besten, wenn Du mit beiden Methoden arbeitest.

Wie sehen die Reflektometer aus?

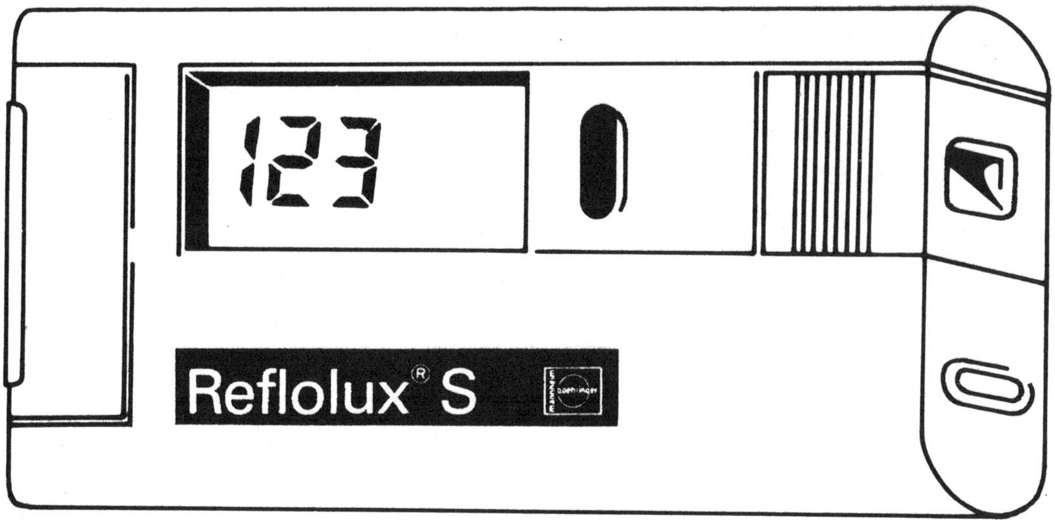

Das ist das
Reflolux® S-Gerät
der Firma Boehringer Mannheim
in Originalgröße

Die Teststreifen für das
Reflolux® S-Gerät
heißen
Haemo-Glukotest 20-800 R

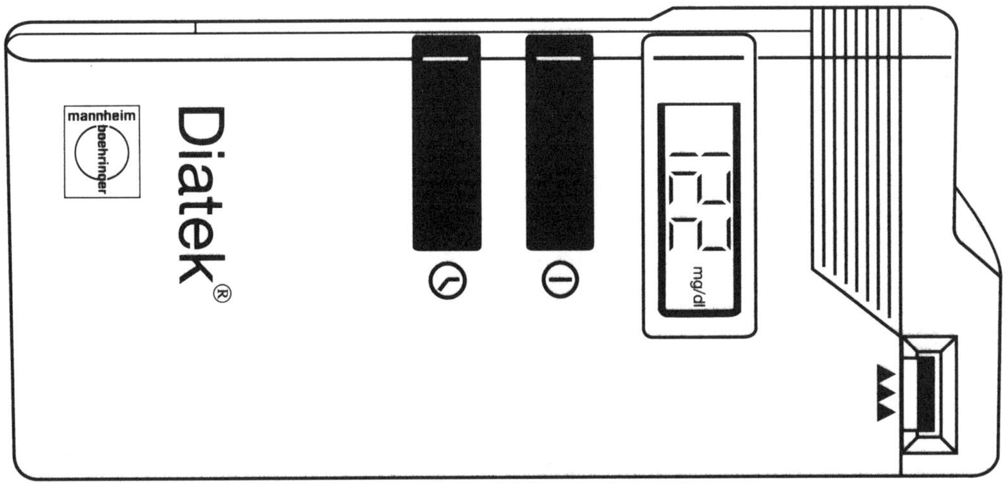

Das ist das
Diatek-Gerät
der Firma Boehringer Mannheim
in Originalgröße

Die Teststreifen für das
Diatek-Gerät
heißen
Diatek-Glukose

Noch ein Blutglucosemeßsystem

Der **Companion 2** und der **Pen 2** der Firma **MediSense** funktionieren nach einem anderen System, dem elektrochemischen System.
Die Glucose im Blut verbindet sich mit chemischen Stoffen auf dem Reaktionsfeld des **Teststreifens.** Dadurch entstehen geringe Strommengen, die gemessen werden und aus denen die Geräte den Blutglucosespiegel berechnen und anzeigen.

Drei wichtige Punkte sind zu beachten:

1. Der Teststreifen wird in den Sensor eingeführt, bevor das Blut auf dem Testbezirk aufgetragen wird.

2. Das Blut wird an dem Ende des Teststreifens aufgetragen, das nicht im Companion 2 oder Pen 2 eingeführt wird. Alles andere geschieht automatisch.
Schon nach 20 Sekunden erscheint der Blutzuckerwert auf der Anzeige.

3. Das Blut wird nicht vom Teststreifen abgewischt oder abgespült und kommt mit dem Gerät nicht in Berührung.

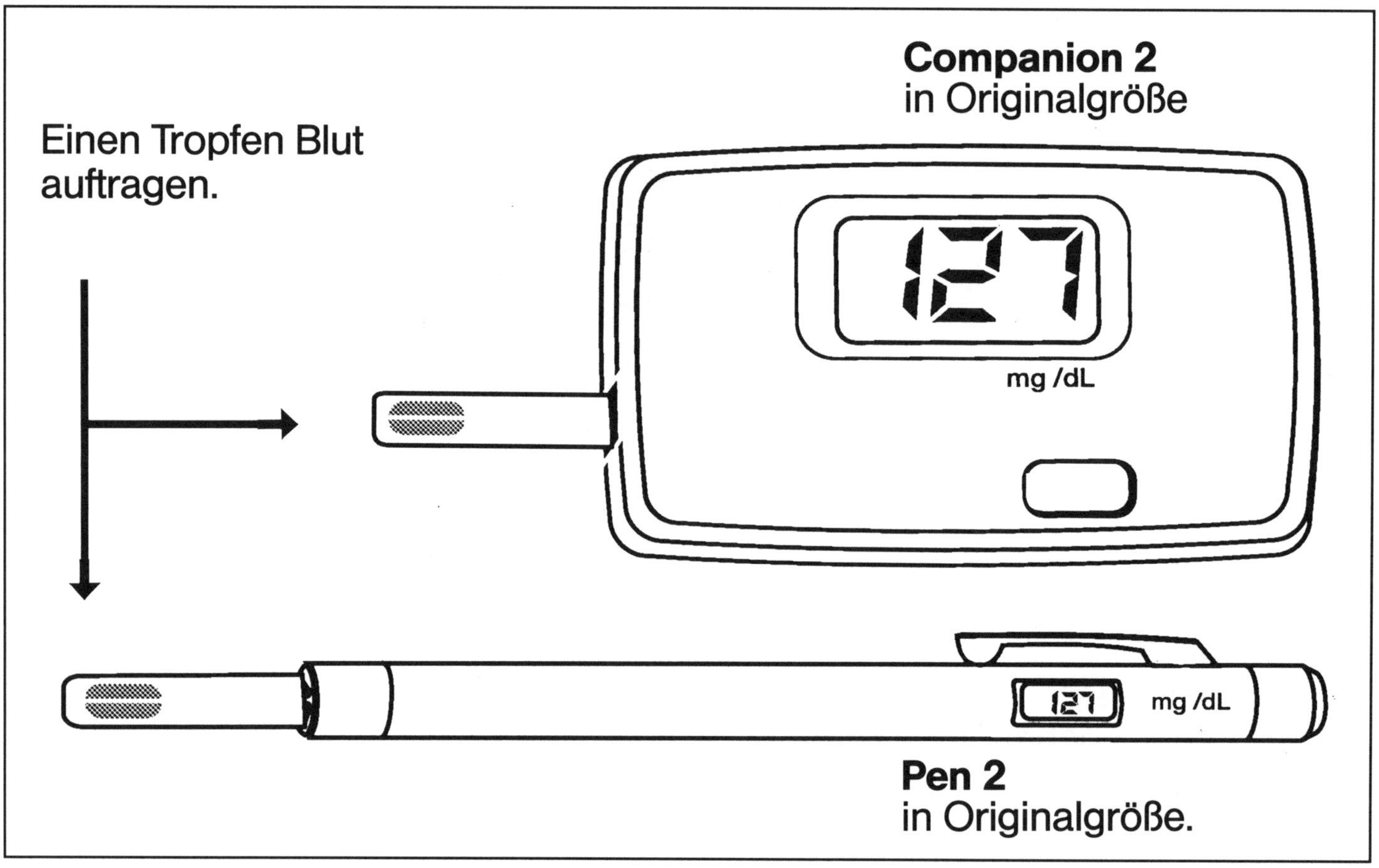

Was muß ich noch lernen? Urinzuckermessung

Am weitesten verbreitet sind heute zwei Methoden für die Messung von Zucker im Urin:

1. die Clinitest-Methode, Bayer Diagnostic,
2. die Diabur-Test 5000-Methode, Boehringer Mannheim.

1. Clinitest-Methode

Es gibt zwei Arten:

die
Clinitest-2-Tropfen-Methode,

die
Clinitest-5-Tropfen-Methode.

Wir wollen beide Clinitest-Methoden kennenlernen:
zuerst die Clinitest-5-Tropfen-Methode.

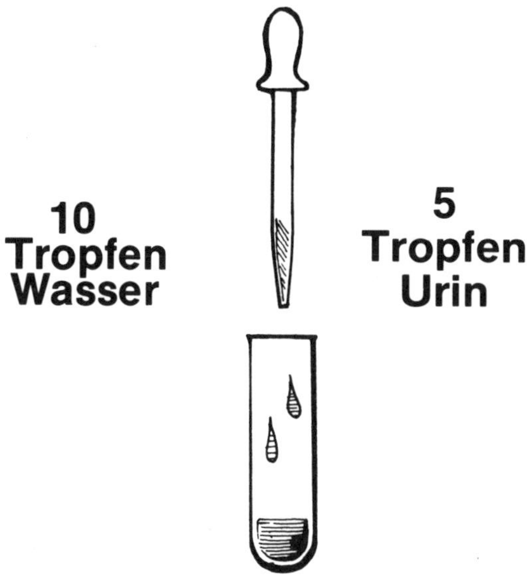

10 Tropfen Wasser
+ 5 Tropfen Urin
+ 1 Tablette

Warten!

Farbe mit der speziellen Clinitest-5-Tropfen-Farbskala vergleichen.

Mit der **5-Tropfen-Methode** kann man nur **Zuckerkonzentrationen bis 2 g%** messen. Da auch höhere Zuckerkonzentrationen auftreten können, empfehlen wir die

Clinitest-2-Tropfen-Methode.

Clinitest-2-Tropfen-Methode

10 Tropfen Wasser

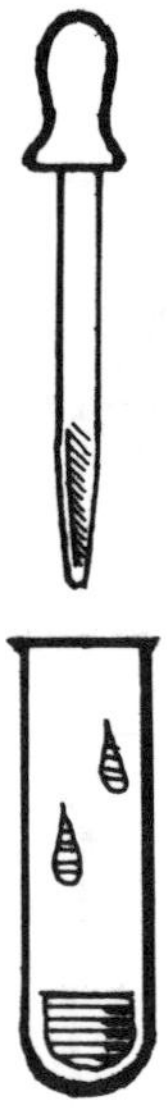

2 Tropfen Urin

10 Tropfen Wasser
+2 Tropfen Urin
+1 Tablette

Warten!

Farbe mit der speziellen Clinitest-2-Tropfen-Farbskala vergleichen.

Die **Clinitest-2-Tropfen-Methode** hat den Vorteil, daß man mit ihr **Zuckerkonzentrationen bis 5 g** % messen kann.

Die Tabletten sind für beide Clinitest-Methoden gleich, nur die Farbskalen sind verschieden.

Beachte weiterhin: Die Clinitest-Tabletten sind sehr gefährlich, wenn sie in den Mund geraten. Darum muß man sie von kleinen Kindern fernhalten.

Auch das ist wichtig: Die Clinitest-Flasche muß fest verschlossen sein, da die Tabletten sonst Feuchtigkeit anziehen, verderben und falsche Meßergebnisse liefern. Wenn die blauen Fleckchen auf den Tabletten dunkel werden, muß man die Tabletten wegwerfen.

Diabur-Test 5000-Methode

2. Diabur-Test 5000-Methode

Auch mit der **Diabur-Test 5000-Methode** kann man **Zuckerkonzentrationen bis 5 g %** messen.

Im Gegensatz zur Clinitest-Methode ist die Diabur-Test 5000-Methode spezifisch für Glucose (d. h. sie mißt Glucose im Urin, andere Zucker nicht).

Die Messung ist sehr einfach durchzuführen. **Man taucht das Teststäbchen mit den beiden Reaktionszonen kurz in den Urin, streift das Stäbchen am Rande des Urin-gläschens ab und wartet genau 2 Minuten lang ab.**

Beachte genau die Gebrauchsanweisung.

Dann vergleicht man die auf den beiden Reaktionszonen entstandenen Farben mit der Doppelreihe der speziellen Diabur-Test 5000-Farbskala und liest ab, wieviel g % Glucose im Urin enthalten sind.

Urinzuckermessung

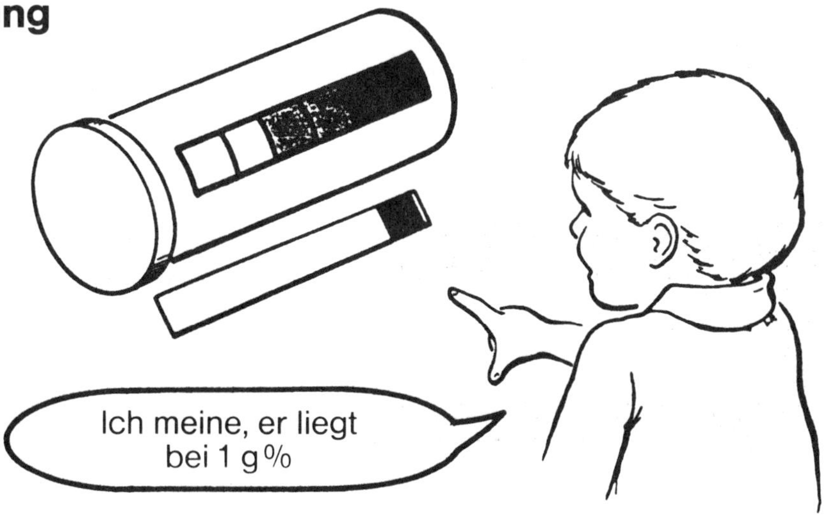

In den letzten Jahren hat sich die

Diabur-Test 5000-Methode

immer mehr durchgesetzt. Sie ist genauer und einfacher durchzuführen als die Tabletten-Methode.

Protokollierung der Meßergebnisse der Clinitest-2-Tropfen-Methode und Diabur-Test 5000-Methode

Wir verwenden für die Eintragung der Meßergebnisse der **Clinitest-2-Tropfen-Methode**

Stabilo-Farbstifte

der Firma Schwanhäußer & Co.

Hier erfährst Du die **Bestellnummern** der **Stabilo-Farbstifte:**

Nr. 8741 =**0**= blau

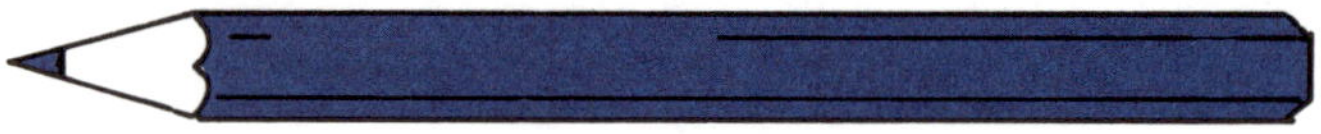

Nr. 8753 =**Spur**= dunkel-grün

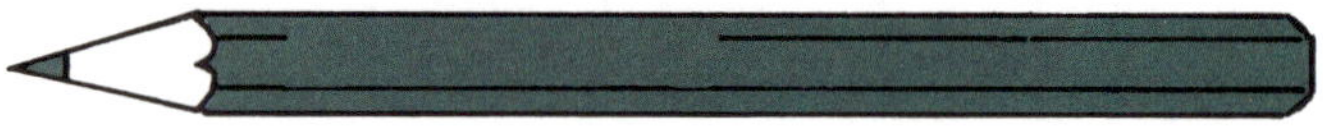

Nr. 8743 =**1/2g%**= mittel-grün

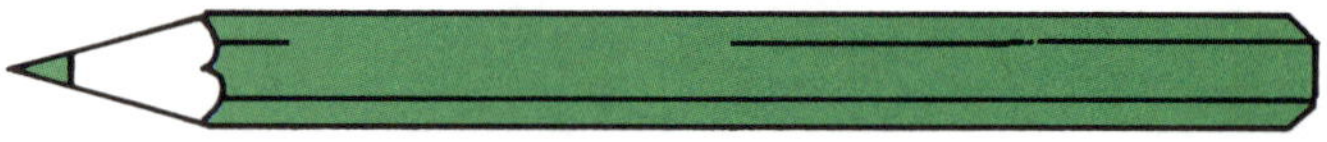

Nr. 8723 =**1g%**= hell-grün

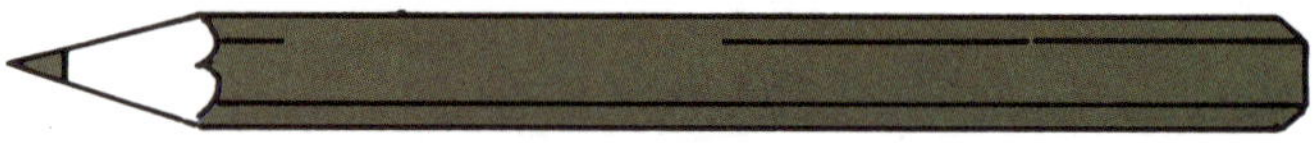

Nr. 8735 =**2g%**= dunkel-braun

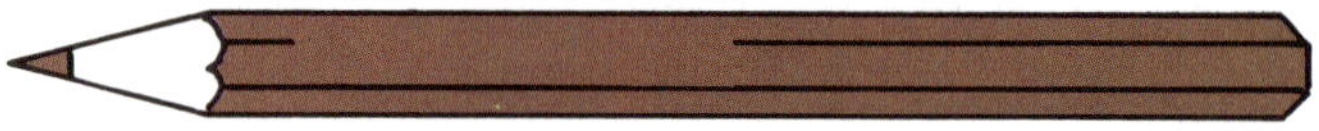

Nr. 8739 =**3g%**= hell-braun

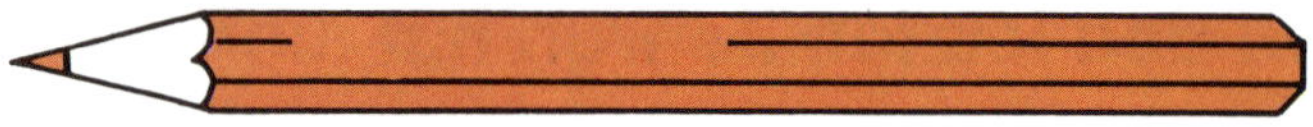

Nr. 8754 =**5g%**= orange

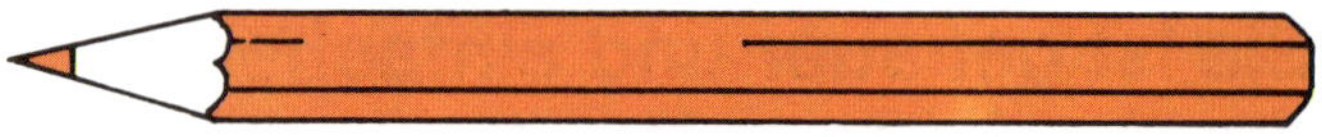

Wir verwenden für die Eintragung der Meßergebnisse der **Diabur-Test 5000-Methode**

Castell-Farbstifte

der Firma A. W. Faber.

Hier erfährst Du die **Bestellnummern** der **Castell-Farbstifte:**

Nr. 105 **= 0 =** gelb

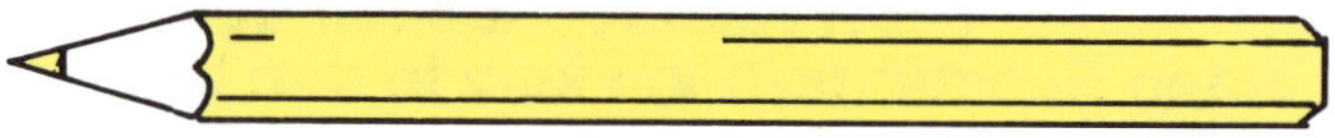

Nr. 171 **= 0,1 g % =** hell-grün

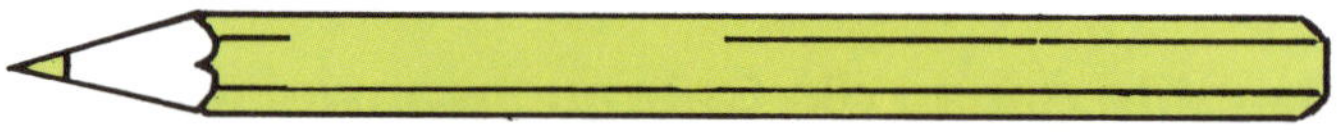

Nr. 168 **= 0,25 g % =** moos-grün

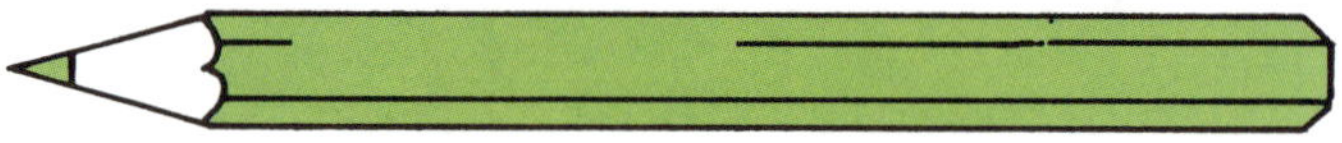

Nr. 167 **= 0,5 g % =** mittel-grün

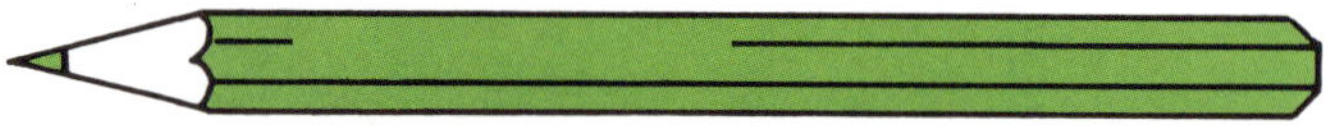

Nr. 159 **= 1 g % =** dunkel-grün

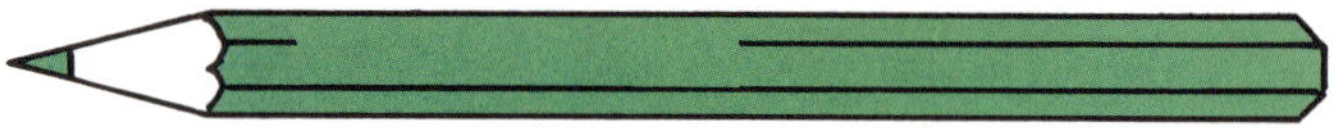

Nr. 155 **= 2, 3, 5 g % =** blau

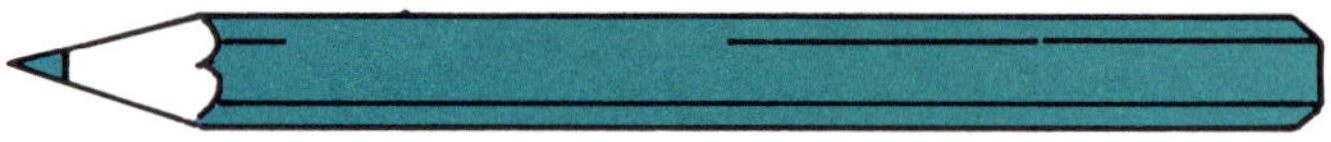

Protokollbogen für die Urinzuckermessung

.... A/Z Woche vom..... bis........ ...

$HbA1_C$ .... % (..............)

	Insulin				Urinzucker				Blutglucose				Bemerk.
	7	13	18	22	7	13	18	22	7	13	18	22	
M													
D													
M													
D													
F													
S													
S													

In diesen Protokollbogen kannst Du folgende wichtige Informationen eintragen:

1. den Namen des **Insulinpräparates,** das Du injizierst (oben links).

2. die **Insulindosis,** die Du morgens (7 Uhr) bzw. abends (18 Uhr) injizierst.

3. die **Ergebnisse der Urinzuckermessung** mit der **Clinitest-2-Tropfen-Methode** (mit den entsprechenden **Stabilo-Farbstiften)** oder der **Diabur-Test 5000-Methode** (mit den entsprechenden **Castell-Farbstiften)** (Z).

4. das Ergebnis der Untersuchungen des Urins auf **Aceton** (A).

Welcher Urin sollte untersucht werden?

1. der von der Nacht um **7.00 Uhr** (am besten der morgens **nach dem Aufwachen**),

2. der vom **Vormittag** um **13.00 Uhr** (am besten der **vor dem Mittagessen),**

3. der vom Nachmittag um **18.00 Uhr** (am besten der **vor der Abendinjektion**),

4. der vom **späten Abend** um **22.00 Uhr** (am besten der **vor dem Einschlafen**).

In diesen Protokollbogen kannst Du auch die Blutglucosewerte eintragen. Das wird später erklärt.

Wann Urinzuckermessung? Wenn die Blutglucosebestimmung nicht möglich ist

1. Warum messen wir die Urinzuckerausscheidung?
Der Test gibt uns Auskunft darüber, ob der Körper **Glucose** als **Energiequelle** benutzen kann. Wenn **viel Zucker** durch den Urin verloren wird, funktioniert der Körper nicht richtig.

2. Was bedeutet es, wenn im Urin viel Zucker (2, 3 oder 5g%) ausgeschieden wird?
Es bedeutet, daß der **Blutzuckerspiegel** hoch ist und Glucose vom Körper nicht richtig verwertet werden kann.

3. Was bedeutet das für den Diabetiker?
Es bedeutet, daß **zu wenig Insulin** vorhanden ist, daß **mehr** Insulin benötigt wird.

4. Was bedeutet es, wenn im Urin nur wenig oder kein Zucker nachweisbar ist?
Es bedeutet, daß der Körper Glucose verwerten kann, da offenbar **genug Insulin** vorhanden ist.

5. Zu welchen Zeiten sollte der Urin auf Zucker untersucht werden?
Vor den Hauptmahlzeiten und vor dem Schlafen (nüchtern vor dem 1. Frühstück, vor dem Mittagessen, vor dem Abendessen, vor dem Einschlafen: **viermal).**

6. Ist es wichtig, jeden Tag viermal den Urin zu untersuchen?
Es ist wichtig, jeden Tag mehrere Urinportionen zu untersuchen. **Je mehr Urinproben Du untersuchst, desto mehr weißt Du über Deinen Diabetes!**

7. Sind bestimmte Urinuntersuchungen wichtiger als andere?
Ja, die Urinuntersuchungen **vor dem 1. Frühstück** und **vor dem Mittag- und Abendessen** sind besonders wichtig.

8. Sollte man den Urin in bestimmter Weise sammeln?
Ja. Die Urinzuckerkonzentration soll uns etwas über die Blutzuckerkonzentration sagen. Daher ist es besser, frischen Urin zu untersuchen als Urin, der schon lange in der Blase ist.

Das soll auf der nächsten Seite näher erklärt werden.

Auch das solltest Du wissen:

Unter gewissen Umständen kann die **Clinitest-** wie die **Diabur-Test 5000-Methode** falsche Ergebnisse anzeigen:

Bei der **Clinitest-Methode** können **falsch positive Ergebnisse** auftreten, wenn Aspirin, Vitamin C oder bestimmte Antibiotica eingenommen wurden. **Zu hohe Zuckerwerte** werden angezeigt.

Bei der **Diabur-Test 5000-Methode** können nach Einnahme von Vitamin C bei Zuckerkonzentrationen unter 0,25 g % zu niedrige Zuckerwerte angezeigt werden.

Doppelentleerung der Blase

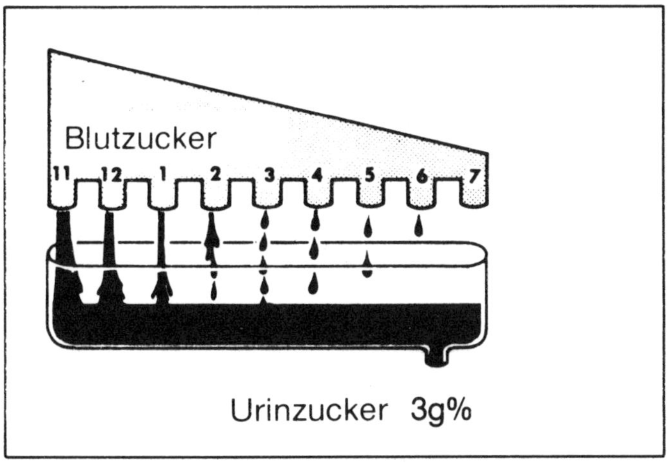

Auf der Abbildung wird dargestellt, daß der Blutzucker um 23 Uhr, als der Patient ins Bett ging, hoch war. Im Urin war zunächst viel Zucker. Im Laufe der Nacht fiel der Blutzucker auf normale Werte, so daß um 7 Uhr kein Zucker im Urin verloren wurde.

Der morgens nüchtern gesammelte **Urin der ganzen Nacht** wies jedoch wegen der hohen Blutzuckerwerte um 23 Uhr eine Glucosekonzentration von 3g% auf.

Der Nüchternurin gibt in diesem Falle ein falsches Bild von der aktuellen Situation am frühen Morgen.

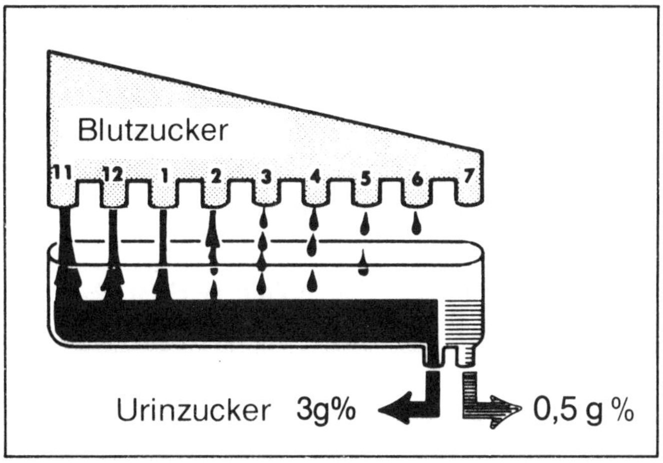

Auf dieser Abbildung ist dieselbe Situation dargestellt. Allerdings hat der Patient morgens eine **Doppelentleerung der Blase** vorgenommen. Nach dem Aufwachen hat er den Nachturin entleert und **3g%** gemessen.

15 bis 20 Minuten später hat er erneut Urin gelassen und jetzt nur **0,5 g %** Zucker nachgewiesen.

Facit: Die Doppelentleerung der Blase und Doppelbestimmung von Urinzucker erlaubt eine genauere Beurteilung der aktuellen Stoffwechselsituation am frühen Morgen.

Doppelentleerung der Blase mit doppelter Urinzuckermessung nur, wenn keine Blutglucosebestimmung möglich ist!

Die Untersuchung doppelentleerten Urins sollte vorgenommen werden, wenn

1. die Stoffwechseleinstellung schlecht ist,
2. trotz hoher Zuckerausscheidung im Nachturin Unterzuckerungsverdacht besteht,
3. Blutzuckermessungen nicht durchgeführt werden können.

Die Doppelentleerung ist nur morgens nüchtern sinnvoll, denn nur über Nacht wird der Urin über einen längeren Zeitraum in der Blase zurückgehalten.

Aceton-Nachweis im Urin

Mehrere einfache Methoden gibt es für den **Nachweis von Ketonkörpern oder Aceton im Urin:**

Am einfachsten sind die **Teststreifen-Methoden.**

Man steckt den Aceton-Teststreifen kurz in den Urin, streift ihn ab und wartet, ob er sich **blau-violett** verfärbt.

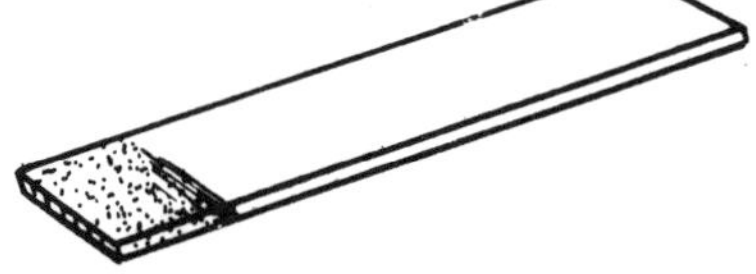

Aceton-Teststreifen

Eine Blauverfärbung des **Aceton-Teststreifens** bedeutet:

Ketonkörper (Aceton) im Urin.

Rosaverfärbung bedeutet: keine Ketonkörper im Urin.

Ein Test mit dessen Hilfe **Glucose und Aceton** im Urin gemessen werden kann ist die **Keto-Diabur-Test 5000-Methode.**

s. auch Seite 55 im Buch

Reflolux® S

Bequemlichkeit

Genauigkeit

Visueller Farbvergleich

Kleines Format

Leichte Ablesbarkeit

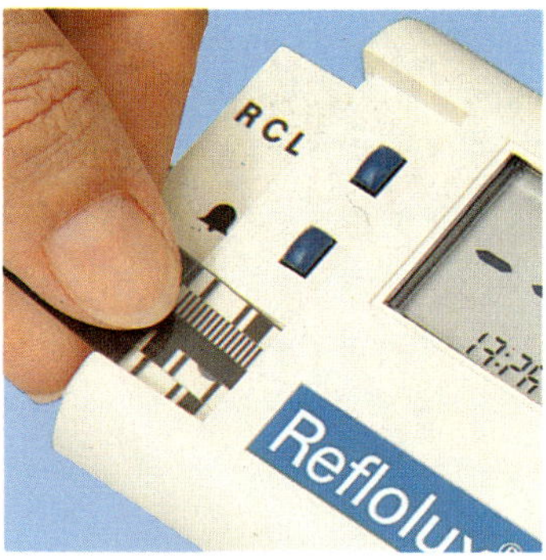

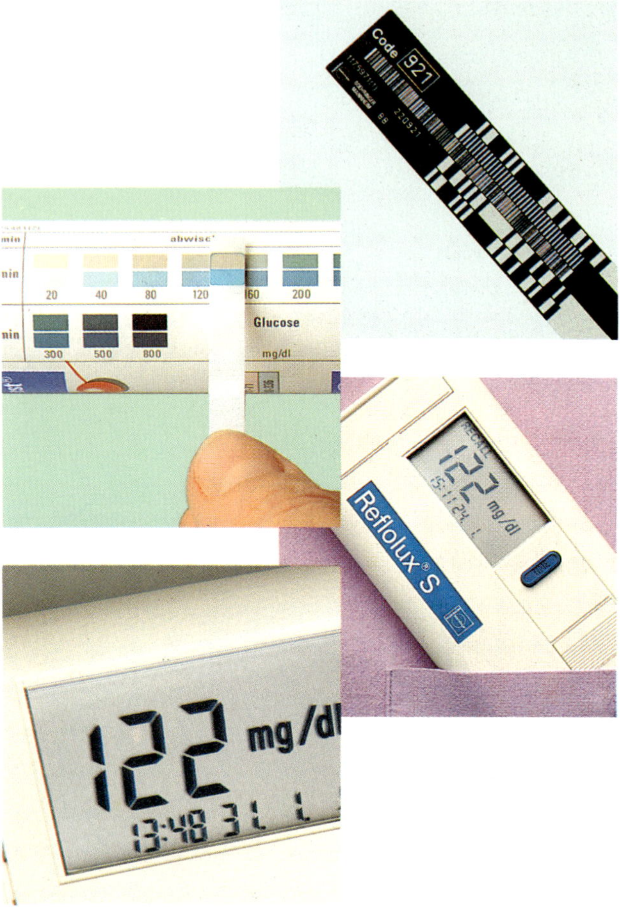

Die hohe Meßqualität von Reflolux® S wird durch die Messung der beiden Testfelder des bicoloren Teststreifens Haemo-Glukotest® 20-800R im Meßbereich von 10–500 mg/dl erreicht.

Das kleine Gewicht und Format, der einfache Codiervorgang, die große Digitalanzeige mit Angabe des Blutzuckermeßwertes, des Datums und der Uhrzeit, die Speicherung der 20 jüngsten Blutzuckermeßwerte sowie die Kompatibilität mit dem elektronischen Tagebuch Camit® EL – das sind die Vorzüge des perfekten Begleiters, Reflolux® S, für den Diabetiker und den Arzt.

BOEHRINGER MANNHEIM

HESTIA MANNHEIM

mannheim boehringer

Boehringer Mannheim GmbH
D-6800 Mannheim 31
Hestia Pharma GmbH
D-6800 Mannheim 1

Was bedeutet „Aceton positiv"?

1. Was bedeutet es, wenn Ketonkörper im Urin nachgewiesen werden?

Da sie Abbauprodukte des Fettes sind, bedeutet es, daß Fett für die Energiegewinnung des Körpers abgebaut wurde.

2. Werden Ketonkörper auch mal im Urin von Nichtdiabetikern nachgewiesen?

Ja, immer wenn ein Kohlenhydrat- oder Zuckermangel auftritt. Ketonkörper werden z. B. im Urin von Menschen nachgewiesen, die **hungern.**

3. Was soll man tun, wenn der Urin keinen Zucker, aber Aceton enthält.

Normalerweise untersucht ein Diabetiker den Urin nur dann auf Aceton, wenn viel Zucker im Urin nachweisbar ist (z. B. 2,3 oder 5g%). Aber wenn er trotzdem einmal findet, daß **Aceton positiv und Zucker negativ** ist, so bedeutet das **nicht Insulinmangel, sondern Kohlenhydratmangel!** Folglich müssen in einer solchen Situation **mehr kohlenhydrathaltige Nahrungsmittel** gegessen werden.

4. Was bedeutet es, wenn viel Zucker (2,3 oder 5g%) und auch Ketonkörper im Urin ausgeschieden werden?

Es bedeutet, daß die injizierte **Insulinmenge nicht ausreicht.** Wegen des **Insulinmangels** können die Körperzellen die Glucose nicht aus dem Blut aufnehmen. Der Blutzucker steigt an, wird im Urin ausgeschieden. Da keine Glucose für die Energiegewinnung zur Verfügung steht, greift der Körper auf die Fettspeicher zurück. Fett wird abgebaut, dabei entstehen Ketonkörper, die ebenfalls im Urin ausgeschieden werden.

5. Was soll ein Diabetiker tun, wenn viel Zucker und viel Aceton im Urin ausgeschieden wird?

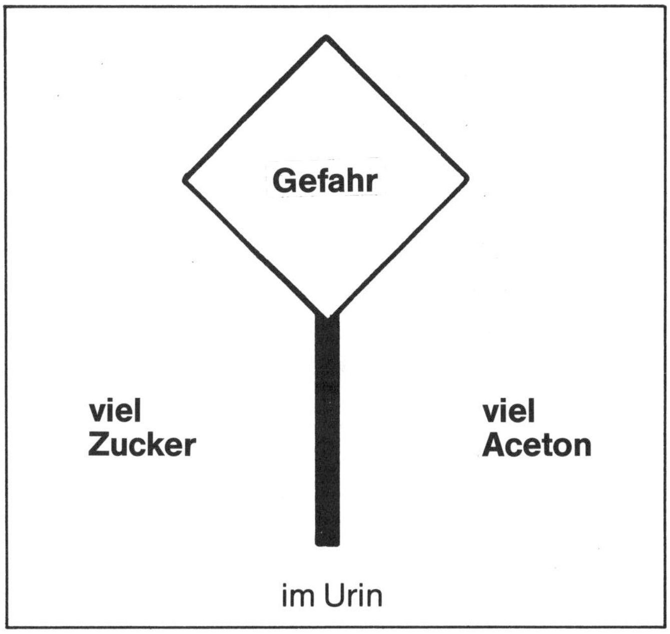

Diese Situation erfordert allergrößte Aufmerksamkeit und muß als Zeichen der Gefahr, der drohenden Stoffwechselentgleisung, angesehen werden. Mehr Insulin muß gespritzt werden. Wenn Du unsicher bist, hole Dir Rat bei Deinem Arzt.

6. Sollst Du jedes Mal, wenn Du den Urin auf Zucker untersuchst, auch den Acetontest durchführen?

Das ist nicht nötig. Aber wenn Du **2,3 oder 5g%** Zucker im Urin nachweist, solltest Du den Urin auch auf **Aceton** untersuchen. **Auch wenn Dir nicht gut ist, wenn Du krank bist, z. B. einen Infekt hast, solltest Du den Acetontest durchführen.**

7. Warum soll der Urin auf Aceton untersucht werden, wenn ein Infekt vorliegt?

Weil der Stoffwechsel bei Diabetikern während eines Infektes leichter durcheinandergerät als sonst.

Urinzuckermessung oder Blutglucosebestimmung oder beides?

Es gibt gar keinen Zweifel: die beste Methode der Stoffwechselselbstkontrolle ist die

- **Blutglucosebestimmung.**

1

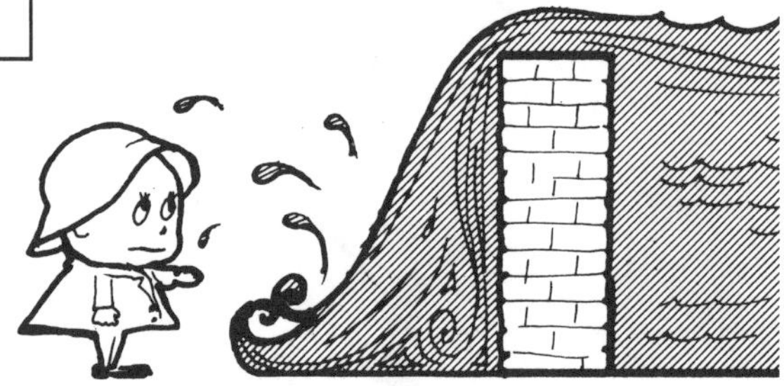

Wenn ein Kind auf der einen Seite eines Damms steht und sieht, wie das Wasser überläuft, weiß es, daß der Wasserspiegel viel höher als der Damm ist.

Dasselbe erlebt das Kind mit Diabetes, wenn sein Blutzucker zu hoch ist. **Im Urin wird ununterbrochen Zucker ausgeschieden.**

2

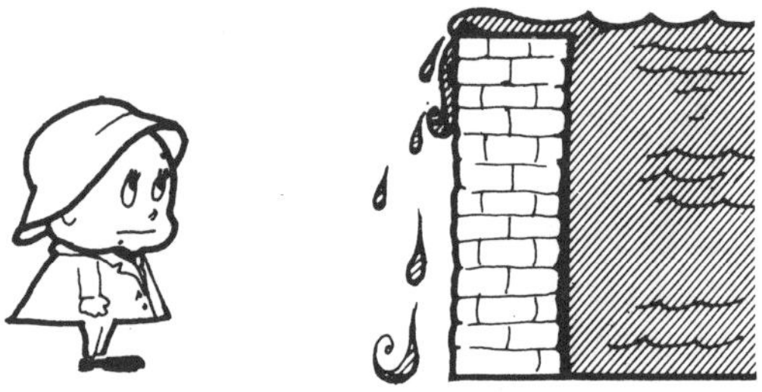

Wenn das Kind sieht, daß nur manchmal am Tag etwas Wasser überläuft, weiß es, daß der Wasserspiegel ungefähr so hoch wie der Damm ist, mal ein bißchen höher, mal ein bißchen niedriger.

Dasselbe erlebt das Kind mit Diabetes, wenn sein Blutzucker in der Nähe der Nierenschwelle liegt, mal ein bißchen drüber, mal ein bißchen drunter. **Im Urin wird mal ein bißchen, mal gar kein Zucker ausgeschieden.**

Nur wenn Du den Blutglucosewert bestimmst, weißt Du, wie gut Du eingestellt bist.

Die Urinzuckermessung liefert nur einen ungefähren Schätzwert über die Qualität der Stoffwechseleinstellung.

Wir wollen einige Abbildungen ansehen, um es besser zu verstehen.

3

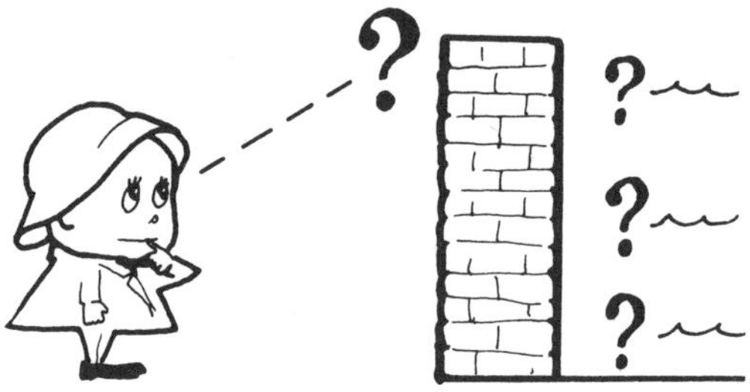

Wenn aber das Kind den ganzen Tag über auf den Damm starrt und kein Wasser überläuft, weiß es nicht, wie hoch der Wasserspiegel ist.

So ist es auch beim Diabetiker. **Wenn nie Zucker im Urin ausgeschieden wird, weiß er im Grunde nicht, wie hoch der Blutzucker liegt, er weiß nur, daß er immer unter der Nierenschwelle lag.**

MERKE: Den genauesten Einblick in die Qualität Deiner Stoffwechseleinstellung vermittelt Dir die Blutglucosebestimmung.

Urinzuckermessung oder Blutglucosebestimmung oder beides?

Wir meinen:

1. Nach Auftreten des Diabetes verläuft die Stoffwechselstörung so milde, daß es genügt, den Stoffwechsel vorwiegend mit **Urinzuckermessungen** zu kontrollieren. Allerdings sollten alle Diabetiker von Anfang an in der Lage sein, Blutzucker zu bestimmen, vor allem immer dann, wenn Hypoglykämieverdacht vorliegt.

2. Wenn das Pankreas selbst kaum noch Insulin produziert, der Insulinbedarf ansteigt, die Stoffwechseleinstellung schwieriger wird, ist es empfehlenswert, die täglichen **Urinzuckermessungen** durch **Blutglucosebestimmungen** zu ergänzen und schließlich zu ersetzen.

3. Es gibt aber auch Situationen, wo ausschließlich **Blutglucosebestimmungen** zur Stoffwechsel-Kontrolle durchgeführt werden müssen.

Solche Situationen sind:

1. eine zu niedrige Nierenschwelle
(d. h. große Urinzuckerausscheidungen bei nicht zu hohen oder normalen Blutzuckerwerten),

2. eine zu hohe Nierenschwelle
(d. h. geringe oder fehlende Urinzuckerausscheidungen bei hohen Blutzuckerwerten),

3. wenn eine „scharfe" Stoffwechseleinstellung unbedingt notwendig ist
(z. B. während einer Schwangerschaft),

4. wenn Insulin-Injektionspumpen oder die Intensivierte konventionelle Insulintherapie mit 4 Injektionen am Tag eingesetzt werden.

Die Entscheidung darüber, ob Du Deinen Stoffwechsel mehr mit **Uringlucosemessungen** oder mehr mit

Blutglucosebestimmungen

kontrollierst, sollte **Dein Arzt** treffen.

5. Schließlich sollte nicht vergessen werden, daß auch der Preis und die Verfügbarkeit des Testmaterials mitentscheiden, welche Stoffwechsel-Kontrollmethode angewendet werden kann.

Einen

Protokollbogen,

in den die

Blutglucosewerte

und die

Urinzuckerwerte,

sowie andere wichtige Informationen über Deine Stoffwechseleinstellung eingetragen werden können, findest Du auf der nächsten Seite.

Protokollbogen für die Blutglucosebestimmung und Urinzuckermessung

.... Woche vom..... bis........ ...

$HbA1_C$.....% (..............)

	Insulin				Urinzucker				Blutglucose				Bemerk.
	7	13	18	22	7	13	18	22	7	13	18	22	
M													
D													
M													
D													
F													
S													
S													

Hier der Protokollbogen:

Der Protokollbogen ist für die Eintragung der Stoffwechselwerte einer Woche gedacht: Montag bis Sonntag:
Woche vom ... bis ....

Links oben kannst Du eintragen, welches Insulinpräparat Du injizierst.

Rechts oben kannst Du eintragen, wie hoch Dein letzter $HbA1_C$-Wert lag.

Dann findest Du 4 Blöcke:

1. Insulinblock

Die Diabetiker, die nur einmal am Tag Insulin spritzen, tragen ihre Insulindosis in die 1. Spalte ein (7 Uhr).

Die Diabetiker, die zweimal am Tag Insulin spritzen, tragen ihre Insulindosis in die 1. und 3. Spalte ein (7 und 18 Uhr). Häufig mischen sie Normal- und Verzögerungsinsulin vor der Injektion in der Spritze. Dann tragen sie die Normalinsulindosis links oben, die Verzögerungsinsulindosis rechts unten ein.

Manche Diabetiker spritzen nicht nur zweimal, sondern auch dreimal und sogar viermal. Für sie sind ebenfalls Eintragungsspalten da (13 und 22 Uhr).

2. Urinzuckerblock

Vier Spalten sind für die Werte der Urinuntersuchung vorgesehen:
7 Uhr: morgens nüchtern,
13 Uhr: vor dem Mittagessen,

Protokollbogen für die Blutglucosebestimmung und Urinzuckermessung

18 Uhr: vor der 2. Injektion,
vor dem Abendessen,
22 Uhr: vor dem Schlafen.

Rechts unten trägst Du mit Farben oder mit Zahlen die Urinzuckerwerte ein (Z), oben links das Ergebnis der Urinuntersuchung auf Aceton (A).

3. Blutglucoseblock

Viel genaueren Einblick in Deine Stoffwechsellage bekommst Du durch

Blutglucosebestimmungen.

Sinnvoll und wertvoll wären **vier** Blutglucosebestimmungen, die Du in die entsprechenden Spalten eintragen kannst. Um 7 Uhr nüchtern, um 13 Uhr, d. h. vor dem Mittagessen, um 18 Uhr vor der 2. Injektion vor dem Abendessen und um 22 Uhr, d. h. vor dem Schlafen.

4. Bemerkungsblock

Schließlich hast Du noch Platz für Bemerkungen. Du kannst z. B. eintragen, ob Du eine

Hypoglykämie

gehabt hast.

Weil es so wichtig ist, wiederholen wir:

Den genauesten Einblick in die Qualität Deiner Stoffwechseleinstellung vermittelt Dir die Blutglucosebestimmung.

Aber wofür ist das alles gut? Was nützt mir das?

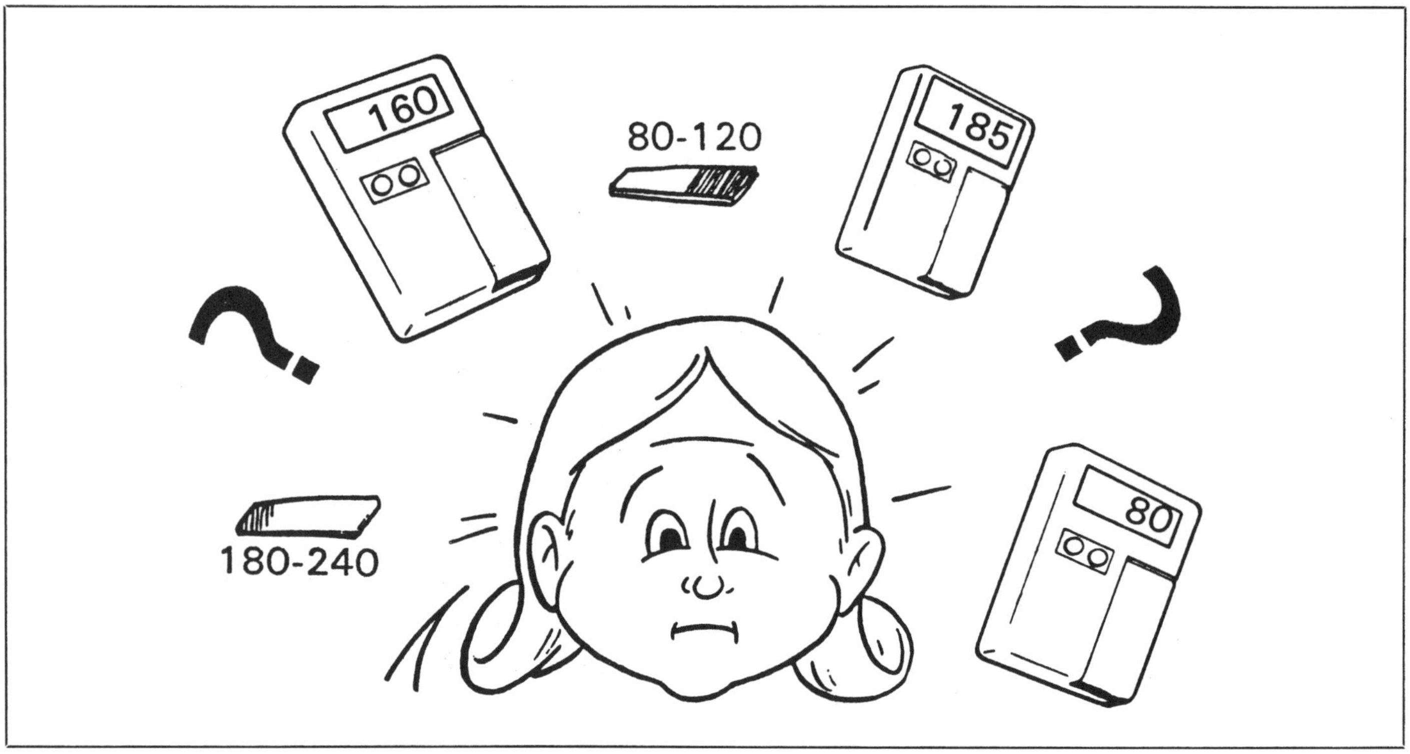

Das sind gute Fragen, die eine gute Antwort verlangen. Unglücklicherweise sind gute Antworten nicht immer leicht zu finden. Laß es uns trotzdem versuchen.

Das Problem, um das es hier geht, heißt:

Stoffwechsel-kontrolle

oder

Stoffwechsel-einstellung.

Du hast diese beiden Wörter sicher schon gehört, hast Dich gefragt, was sie bedeuten. Wir müssen uns etwas näher damit beschäftigen.

Gute Stoffwechselkontrolle – Gute Stoffwechseleinstellung

Gute Stoffwechselkontrolle oder gute Stoffwechseleinstellung bedeutet allgemein, wie gut man den Diabetes behandelt, oder wie weitgehend die diabetische Stoffwechsellage einer normalen Stoffwechsellage angenähert wird.

Für den Diabetiker bedeutet gute Stoffwechselkontrolle oder gute Stoffwechseleinstellung:

1. Wie wohl man sich fühlt:
- **so gut wie vor Auftreten des Diabetes,**
- **so gut wie Deine Freunde.**

2. Wie gut der Körper funktioniert:
- **kannst Du es mit Deinen Freunden aufnehmen?**
- **fehlst Du mehr in der Schule oder im Beruf als andere?**
- **kommst Du in der Schule oder im Beruf mit?**
- **kannst Du auf allen Gebieten mithalten?**

3. Wie fallen Deine Stoffwechseltests aus?
- **wie dicht liegen sie am „Normalen"?**

Ein Diabetiker mit guter Stoffwechseleinstellung

- **fühlt sich wohl,**
- **verhält sich normal,**
- **hat kaum Urinzuckerausscheidung und normale Blutglucosewerte.**

Das bedeutet:
Wenn ein Diabetiker sich wohlfühlt, wenn alles in seinem Leben gut „läuft", scheidet er meist keinen oder nur wenig Zucker im Urin aus und hat **Blutglucosewerte zwischen 60 und 160 mg %.**

Das nennt man eine

gute Stoffwechseleinstellung.

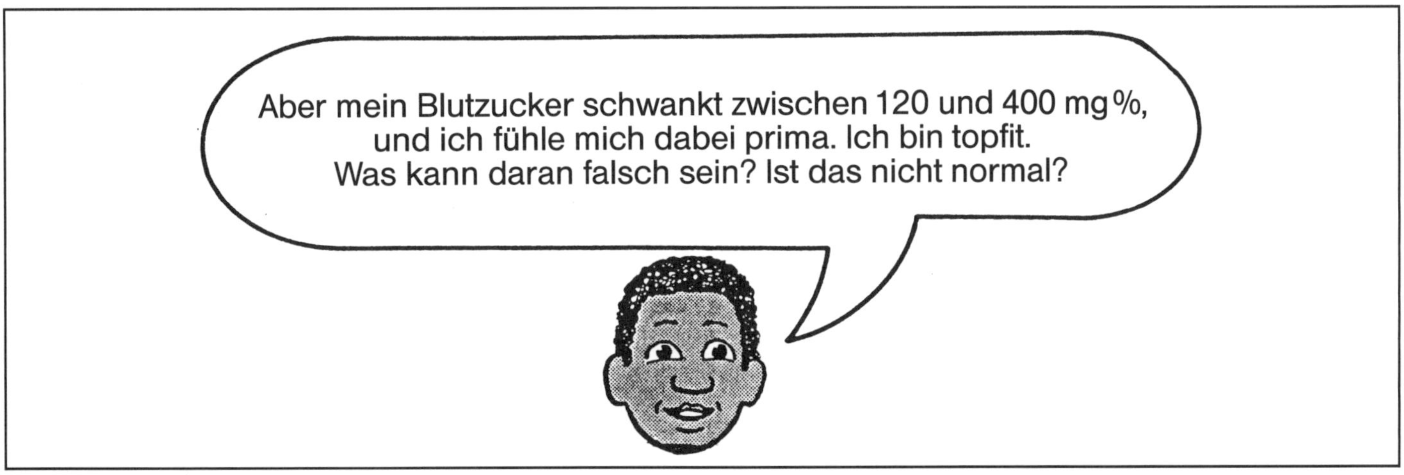
Aber mein Blutzucker schwankt zwischen 120 und 400 mg %, und ich fühle mich dabei prima. Ich bin topfit. Was kann daran falsch sein? Ist das nicht normal?

Nein, nein, nein!
Blutglucosewerte zwischen 120 und 400 sind nicht normal, bei keinem Menschen.

Solche hohen Werte sind für Deinen Körper sehr gefährlich.
Sie schädigen die Blutgefäße und führen zu schlimmen Spätschäden.

Wann ist die Stoffwechseleinstellung gut?

Mit Hilfe von Blutglucose-bestimmungen kannst Du am besten beurteilen, wie gut Deine Stoffwechseleinstellung ist.

Bei stoffwechselgesunden Menschen liegt der Blutglucosespiegel zwischen 60 und 110 mg%. Nach dem Essen steigt er auch einmal auf 150 oder 160 mg% an. Aber er liegt bei Stoffwechselgesunden eigentlich immer unter der Nierenschwelle für Glucose.

Wann bist Du **gut** eingestellt?

> **Gut** ist, wenn auch bei Dir der Blutzucker unter der Nierenschwelle, also unter
>
> **160 mg %**
>
> liegt.

Das ist bei Diabetikern während der Remissionsphase gut zu erreichen. Später ist es oft schwieriger.
Es ist und bleibt das Ziel jeder Diabetes-behandlung:

> **Urinzucker negativ —**
>
> **Blutglucose unter**
>
> **160 mg %.**

Auf der anderen Seite soll der Blutzucker aber auch nicht zu tief absinken, sonst tritt eine

> **Hypoglykämie**

auf.

Blutglucosewerte unter 60 mg%, erst recht unter 40 mg% sind auch nicht gewünscht.

Wir fassen zusammen:

Die Stoffwechseleinstellung ist sehr **gut,** wenn die Blutglucosewerte zwischen

> **60 und 160 mg %**

liegen.

Das ist natürlich ein

> **großes Ziel**

und nicht immer zu erreichen. Vor allem, wenn der Diabetes viele Jahre besteht und der Stoffwechsel schwierig einzustellen ist. Dann treten auch Blutglucosewerte über 200 mg %, ja über 300 mg % auf.

Trotzdem:

Das Ziel der Diabetesbehandlung sind

Blutglucosewerte zwischen 60 und 160 mg %.

Blutglucose so normal wie möglich

Erinnere Dich:

1. Du willst Dich wohlfühlen.

2. Du willst, daß Dein Körper normal funktioniert.

3. Du willst, daß Deine Blutzuckerwerte möglichst normal sind.

Normale Blutzuckerwerte?

Sie liegen zwischen

80 und 110 mg %!

Das ist richtig.

Du kannst stolz und glücklich sein, wenn sie bei Dir zwischen

60 und 160 mg %

liegen.

Das sollte Dein Ziel sein!!

Gerate nicht außer Kontrolle

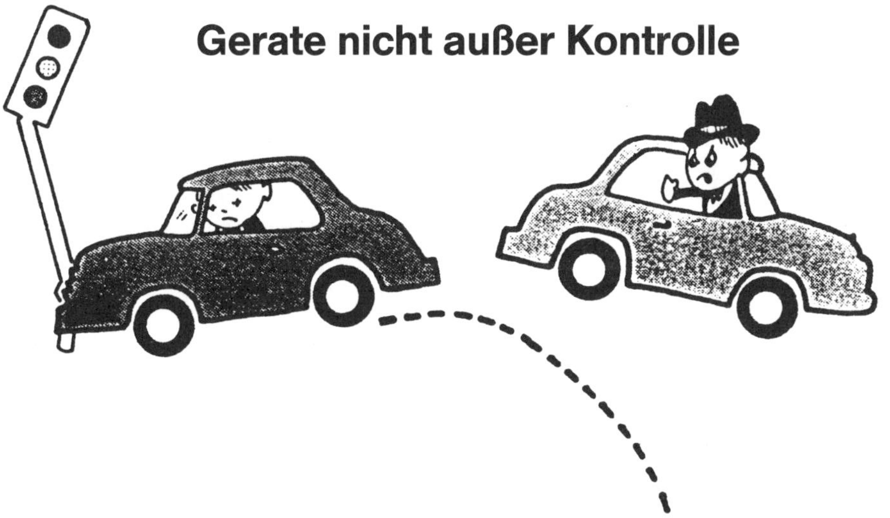

Jetzt muß ich mir mal Luft machen:

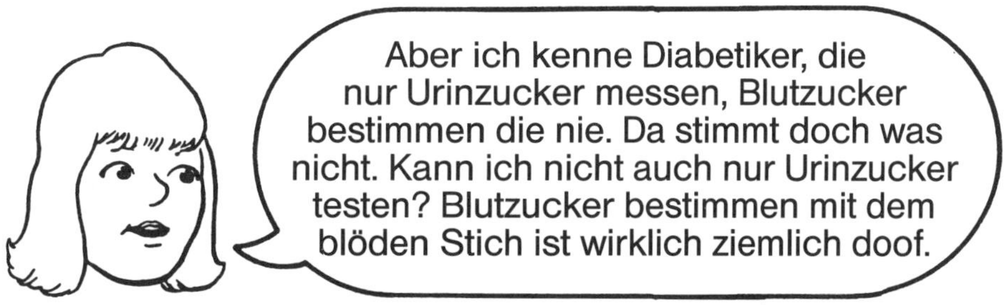

Du hast recht! Bis ungefähr 1980 wurde nur Urin getestet. Den Blutzuckerwert konnte man damit nur grob schätzen.

Heute gibt es jedoch Tests, mit deren Hilfe j e d e r einfach und genau Blutglucose bestimmen kann.

Die gab es damals noch nicht.

Wann und wie oft Blutglucose?

Gut, ich habe eingesehen, Blutglucosebestimmung muß sein, aber **wann** und **wie oft** soll ich Blutglucose bestimmen?

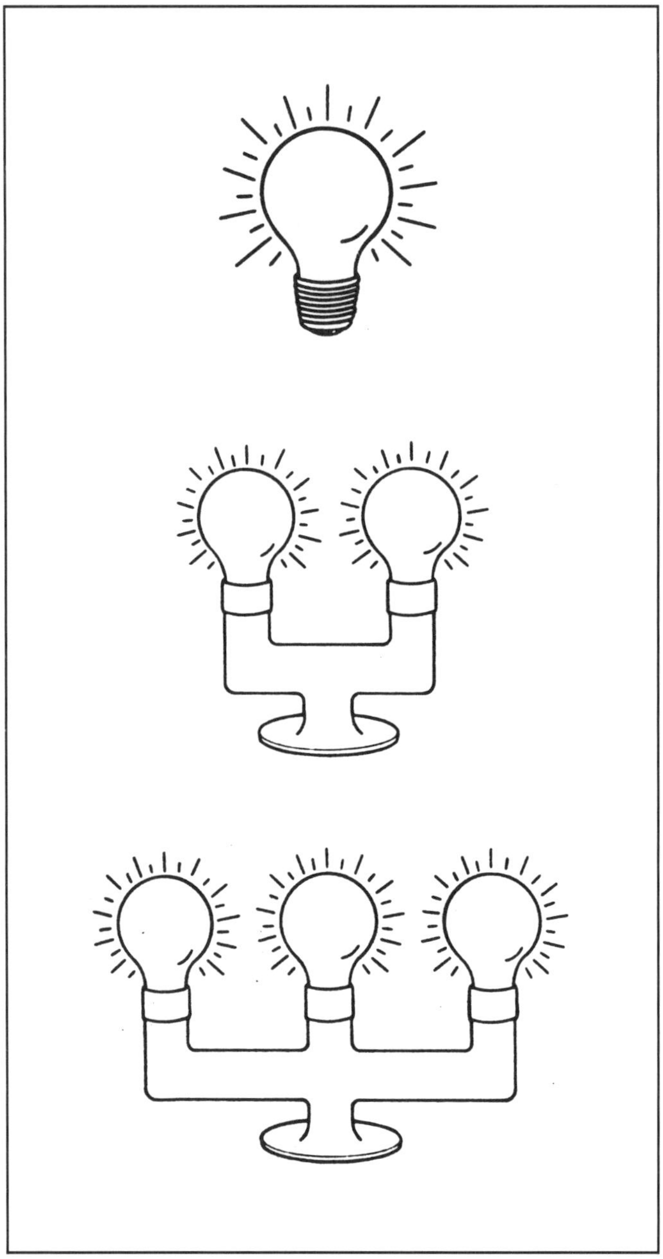

Das sind zwei gute Fragen.

1. Antwort:

Je häufiger Du Blutglucose bestimmst, desto besser weißt Du über Deinen Diabetes Bescheid.

2. Antwort:

Was Dich am meisten interessiert, ist die Wirkung von **Insulin** und **Nahrung** auf Deinen Blutzuckerwert. Darum bestimme ihn **morgens, mittags** und **abends** vor den Hauptmahlzeiten.

3. Antwort:

Du hast Tage, an denen Du gut und Tage, an denen Du schlecht eingestellt bist. Darum solltest Du unterschiedlich häufig Blutglucose bestimmen:

An schlechten Tagen
(z. B. wenn Du krank bist)
häufiger als an guten Tagen.

Fragen und Antworten auf den nächsten Seiten beenden das 2. Kapitel.

Bevor Du mit dem 3. Kapitel beginnst, solltest Du die folgenden Fragen beantworten.

A. Welche der folgenden Sätze sind „richtig“, welche „falsch“?

1. Die Blutglucosebestimmung ist eine schwierige Methode.

2. Wenn Zucker im Urin ausgeschieden wird, bedeutet es, daß der Blutglucosespiegel die Nierenschwelle überschritten hat.

3. Wenn sich ein Kind mit Diabetes wohlfühlt, braucht es nur ein- oder zweimal pro Woche den Urin auf Zucker zu untersuchen.

4. Die beste Stoffwechselkontrollmethode ist die Blutglucosebestimmung.

5. Mit Urinzuckermessungen erhält man nur grobe Schätzungen der Stoffwechselsituation.

6. Zucker wird in der Leber in Form von Ketonkörpern gespeichert.

7. Wenn der Blutglucosespiegel stark ansteigt, bedeutet es, daß zuviel Insulin da ist.

B. Beantworte die folgenden Fragen.

8. Der Treibstoff, den die Körperzellen für die Energiegewinnung verbrennen, ist ein Zucker und heißt?

9. Was ist Aceton?

10. Wenn Dein Urin 5 g% Zucker enthält und Aceton positiv ist, was bedeutet das für Dich? Wenn Dein Urin keinen Zucker enthält und Aceton positiv ist, was bedeutet das für Dich?

C. Kreuze die richtigen Antworten an (es sind eine oder mehrere Antworten richtig).

11. Was bedeuten große Urinzuckermengen?
a. zuviel Insulin
b. zuwenig Insulin
c. zuviel Nahrungsaufnahme
d. zuwenig Nahrungsaufnahme
e. eine andere Erkrankung (z. B. Infekt)

12. Wann wird Aceton im Urin nachgewiesen?
a. bei zuviel Insulin
b. bei zuwenig Insulin
c. bei Hunger
d. bei Infektionen

Und nun vergleiche Deine Antworten mit denen auf der nächsten Seite.

Antworten

1. Falsch. Jeder kann heute Blutglucose selbst bestimmen.

2. Richtig

3. Falsch, Stoffwechselkontrollen müssen täglich durchgeführt werden.

4. Richtig

5. Richtig

6. Falsch, Zucker wird in der Leber in Form von Glykogen gespeichert.

7. Falsch, wenn der Blutglucosespiegel stark ansteigt, bedeutet es, daß zu wenig Insulin da ist.

8. Glucose

9. Aceton ist einer der **Ketonkörper.** Ketonkörper sind Abbauprodukte des Fettes.

10. 5 g% Zucker im Urin und Aceton positiv bedeutet **zuwenig** Insulin. Kein Zucker im Urin und Aceton positiv bedeutet **zuwenig** Kohlenhydrate.

11. (b)
(c)
(e)

12. (b)
(c)
(d)

Nun haben wir wieder viel dazugelernt und machen eine Pause, bevor wir mit dem 3. Kapitel beginnen.

Beispiele

Bevor wir mit dem 3. Kapitel beginnen, wollen wir etwas über zwei Kinder mit Diabetes erfahren:

Simone ist 8 Jahre alt und hat seit 3 Jahren Diabetes. Sie ist sehr gesund und fühlt sich immer wohl. Sie hat keine Unterzuckerungszustände (Hypoglykämien). Sie kommt in der Schule gut mit und ist eine gute Sportlerin. Sie testet ihren Urin viermal am Tag und weist fast immer 2,3 oder 5 g% Zucker nach. Auch ihre Blutglucosewerte liegen meist über 180 mg%.

Ist Simone gut eingestellt?

NEIN! Simone ist nicht gut eingestellt. Obwohl Sie sich wohl fühlt und offenbar überhaupt nicht beeinträchtigt ist, scheidet sie viel zu viel Zucker im Urin aus und hat zu hohe Blutzuckerwerte. Ihre Stoffwechseleinstellung könnte viel, viel besser sein.

Michael ist 13 Jahre alt und hat seit 6 Jahren Diabetes. Michael untersucht seinen Urin auch viermal am Tag. Der Urin ist meistens zuckernegativ, die Blutzuckerwerte liegen zwischen 60 und 160 mg%. Michael versteht sich gut mit seinen Freunden, er spielt im Verein Fußball und fehlt so gut wie nie in der Schule. Er fühlt sich wohl und hat ein- bis zweimal pro Woche ganz leichte Unterzuckerungszustände. Dann ißt er schnell ein bis zwei Stücke Zucker und fühlt sich wieder gut.

Ist Michael gut eingestellt?

Ja! Michael ist gut eingestellt. Die milden Hypoglykämien treten besonders bei **gut** eingestellten Kindern gelegentlich auf. Die gute Stoffwechseleinstellung ist dadurch gekennzeichnet, daß häufig im Urin **kein Zucker** nachgewiesen wird und die **Blutglucosewerte zwischen 60 und 160 mg%** liegen.

3. Kapitel

Insulin ist das wichtigste Wort für Diabetiker.

„Müssen alle Diabetiker Insulin spritzen?"

Nein! Einige Diabetiker benötigen keine Insulininjektionen. Sie werden mit **Diät und Tabletten** behandelt.

Um das zu verstehen, müssen wir uns noch einmal das Pankreas ansehen. Dann verstehen wir besser die Charakteristika des **Diabetes vom Erwachsenentyp,** des **Typ-II-Diabetes.**

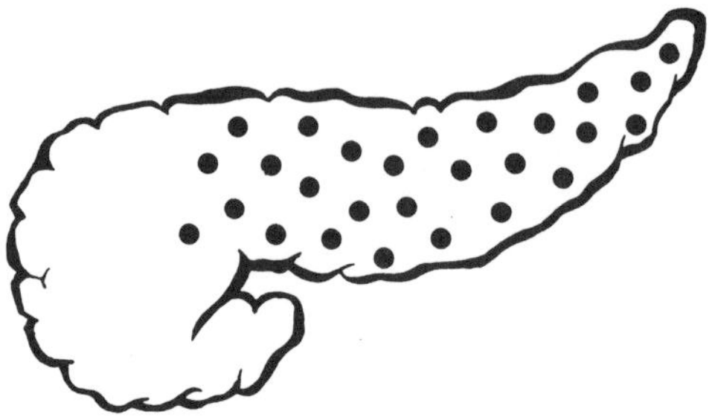

Dies ist ein normales Pankreas

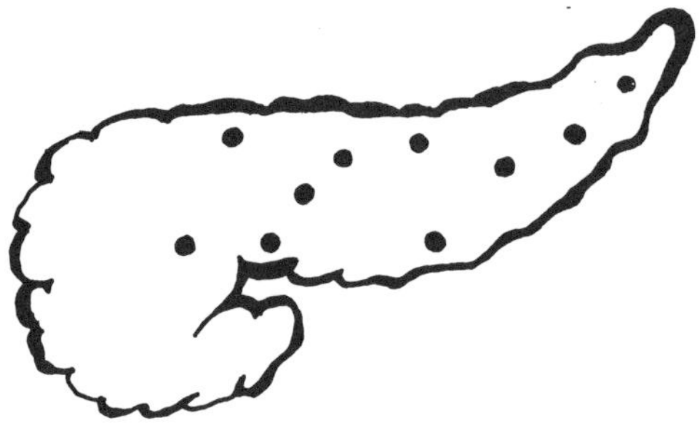

Und dies ist ein Pankreas von einem Diabetiker mit Typ-II-Diabetes.

Es hat weniger insulinproduzierende B-Zellen als das normale Pankreas. Aber es kommt noch etwas anderes hinzu.

Übergewicht und Diabetes

Fast alle
Erwachsenen-Diabetiker
sind **übergewichtig** oder sogar **fettsüchtig**.
Wir wollen uns das an einem Beispiel klarmachen:

Wir stellen uns einmal vor, daß ein Erwachsener pro Kilogramm Körpergewicht 1 Einheit Insulin benötigt.
Und nun das Beispiel:

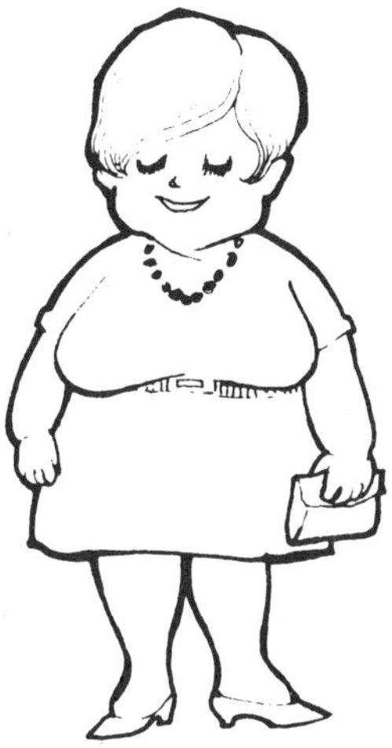

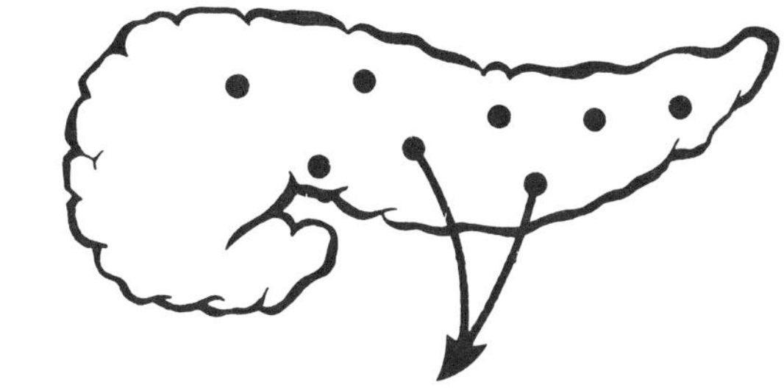

Diese Frau stellt pro kg Körpergewicht nur ½ **Einheit Insulin** her.

Die Frau hat eine diabetische Stoffwechsellage.

Diät und Tabletten beim Erwachsenendiabetes

Wenn wir diese Frau auf **Diät** setzen und ihr Körpergewicht vermindern, sie ordentlich abnehmen lassen, sieht es so aus:

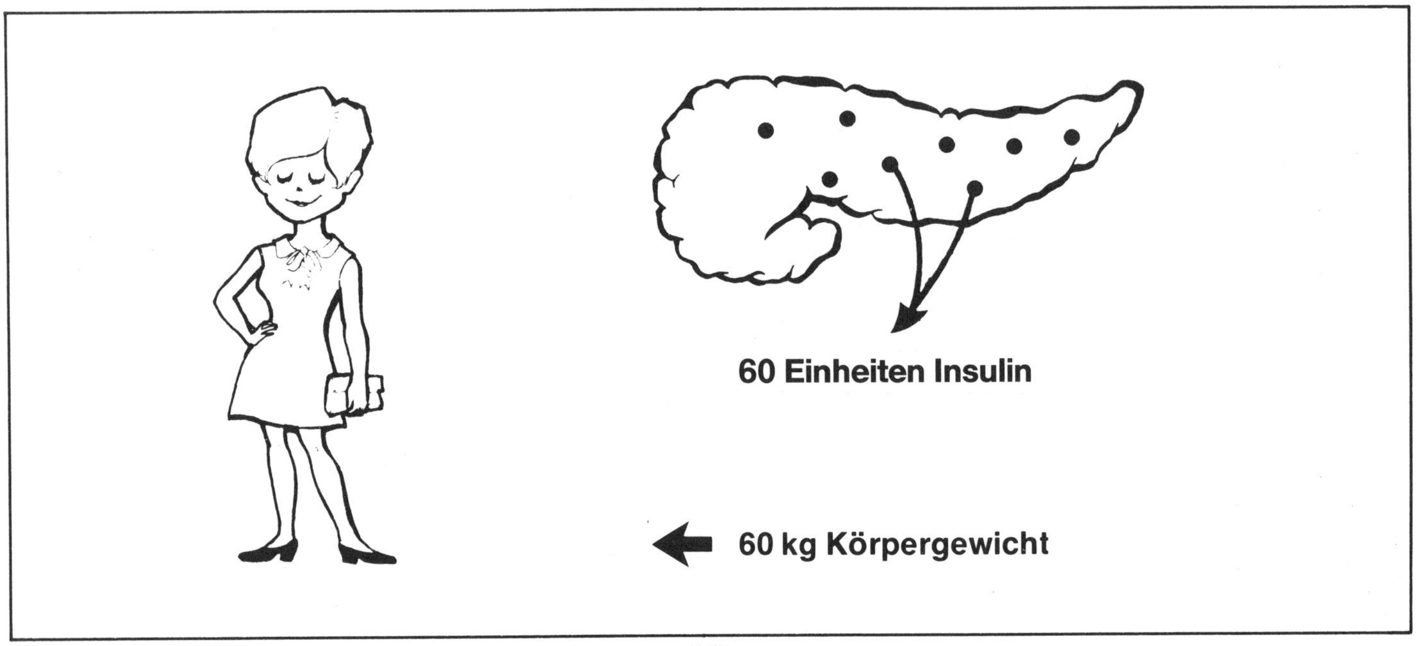

Nach dem erheblichen Gewichtsverlust stellt die Frau pro kg Körpergewicht **1 Einheit Insulin** her.
Manchmal genügt die Gewichtsabnahme, damit ein Erwachsener seine diabetische Stoffwechsellage verliert. **Manchmal nicht!**

Die Frau hat keine diabetische Stoffwechsellage mehr.

Tabletten gegen Diabetes

Wenn zum Beispiel die **120-kg-Frau** nur **30 Einheiten Insulin** produziert, so stellt sie auch nach einer Gewichtsabnahme auf 60 kg Körpergewicht nur ½ **Einheit pro kg Körpergewicht her.**
Das heißt: zu wenig! Sie hat auch nach Gewichtsabnahme noch eine diabetische Stoffwechsellage.

„Muß sie nun Insulin spritzen?"
Nicht unbedingt!
Denn beim Diabetes vom Erwachsenentyp helfen auch

Tabletten:

Sulfonylharnstoffe.

Die **Sulfonylharnstoffe** sorgen dafür, daß das Pankreas fleißiger arbeitet und mehr Insulin ausschüttet.

Beim Typ-II-Diabetes hilft das.

„Wie ist es nun bei Menschen mit Typ-I-Diabetes?

Erstens sind

Typ-I-Diabetiker bei Ausbruch des Diabetes nie übergewichtig,

zweitens

wirken bei ihnen Tabletten nicht,
da ihr Pankreas zu wenig oder gar kein Insulin mehr produziert.
Daher werden Typ-I-Diabetiker **nicht** mit Tabletten behandelt, sondern müssen **immer Insulin spritzen.**

Typ-I-Diabetiker müssen immer Insulin spritzen.

Dieses ist ein Buch für insulinspritzende Diabetiker.

Jeder Typ-I-Diabetiker muß Insulin spritzen!

Vielleicht sollten wir noch etwas genauer über

Deinen Diabetes-Typ

sprechen, über den

Typ-I-Diabetes.

Der Typ-I-Diabetes hat verschiedene Namen:

- **Juveniler Diabetes,**
- **Insulinpflichtiger Diabetes,**
- **Labiler Diabetes,**
- **Diabetes mit Ketoseneigung,**
- **Brittle Diabetes,**
- **Totaler Diabetes,**
- **Kindlicher Diabetes,**
- **Jugendlicher Diabetes,**
- **Typ-I-Diabetes.**

Einige Namen sind irreführend und falsch, kein Name ist wirklich gut.

Wir wollen die Namen einmal näher betrachten.

„Juveniler, kindlicher und jugendlicher Diabetes“ soll zum Ausdruck bringen, daß der Diabetes während der Kindheit und Jugend, also vor dem 18. Lebensjahr auftritt, was nicht immer stimmt.

„Totaler oder insulinpflichtiger Diabetes“ bedeutet, daß Menschen mit Typ-I-Diabetes immer Insulin spritzen müssen, da immer ein totaler Ausfall der Funktion der B-Zellen, d. h. der Produktion von Insulin auftritt.

„Diabetes mit Ketoseneigung“ soll aussagen, daß der Mangel an Insulin zum Abbau von Fett führt, daß dadurch die Ketonkörper im Blut ansteigen und eine Ketose oder Ketoacidose entstehen kann.

„Brittle Diabetes oder labiler Diabetes“ sind unglückliche Bezeichnungen für den Typ-I-Diabetes.
Aus der Sicht des Erwachsenendiabetikers sind Menschen mit Typ-I-Diabetes natürlich schwieriger zu behandeln, schwieriger „einzustellen“ und darum „labiler“.

Aber wenn Du alle Regeln der Behandlung Deines Diabetes beachtest, die

- **Insulinbehandlung,**
- **Diät,**
- **Stoffwechselkontrollen,**

dann kannst Du in einem stabilen Stoffwechselgleichgewicht leben und fühlst Dich wohl, wie andere Menschen auch.

Heute sprechen alle vom

Typ-I-Diabetes.

Der Typ-I-Diabetes ist immer insulinpflichtig, insulinbedürftig, d. h. jeder Typ-I-Diabetiker muß lebenslang Insulin spritzen.

Insulinbehandlung

Für die täglichen
Insulininjektionen
benötigen wir

Insulin und Spritzen mit Kanülen.
Insulin liegt in einer wässrigen Lösung vor.

In 1 ccm Lösung sind 40 Einheiten Insulin enthalten.

Als Spritzen eignen sich am besten

lange, dünne Spritzen,
die

1 ccm Insulinlösung
bzw.

40 Einheiten Insulin
aufnehmen können.

Verschiedene Firmen stellen die praktischen **langen, dünnen Insulinspritzen** her.

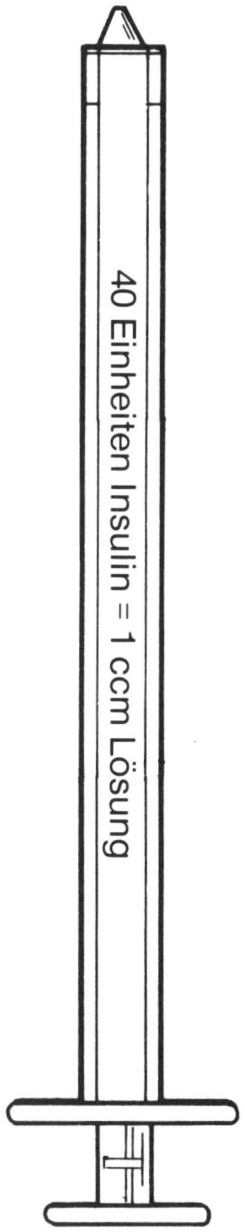

Sie sind sterilisiert und aus Plastikmaterial hergestellt. Meist ist ihnen bereits eine Kanüle aufgesetzt, oder die Kanüle ist fest mit der Spritze verbunden.

Insulinspritzen

Man kann diese Spritzen ein- bis fünfmal benutzen. Dann sollte man sie wegwerfen.

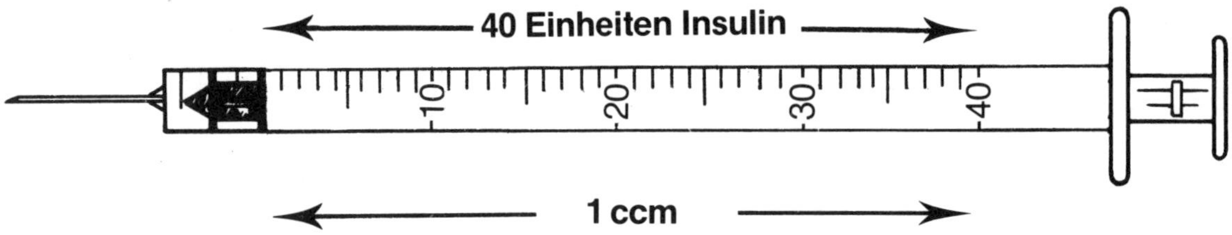

Der Vorteil der langen, dünnen Spritzen besteht darin, daß sie auf ganzer Länge

40 Teilstriche

aufweisen und daß jeder Teilstrich einer Einheit Insulin entspricht.

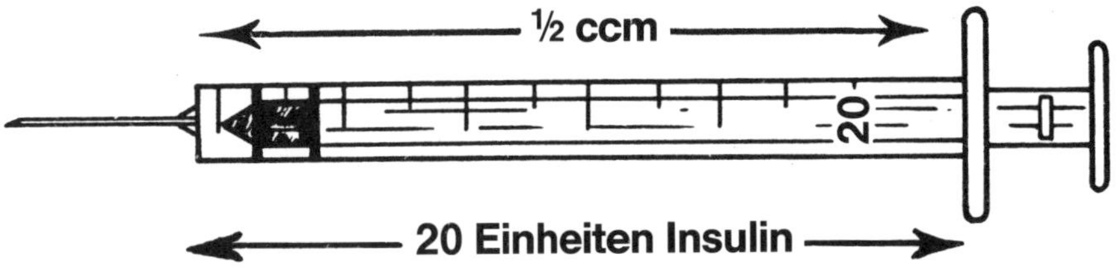

Für Kinder, die nur wenig Insulin spritzen, gibt es auch kleinere Spritzen, die nur

0,5 ccm bzw. 20 Einheiten

Insulin enthalten.

Mit diesen Spritzen kann man kleinere Insulinmengen genauer aufziehen und injizieren.

Diese kleinen Spritzen haben auch

40 Teilstriche.

Bei ihnen entspricht aber jeder Teilstrich nur einer halben Einheit Insulin.

Insulininjektionsgeräte

In letzter Zeit sind verschiedene

Insulininjektionsgeräte

entwickelt worden, die sich zunehmender Beliebtheit erfreuen, weil sie den Vorgang der Insulininjektion erleichtert haben.

Die Injektionsgeräte heißen:

OptiPen	Hoechst
NovoPen	Novo
Insuject	Nordisk

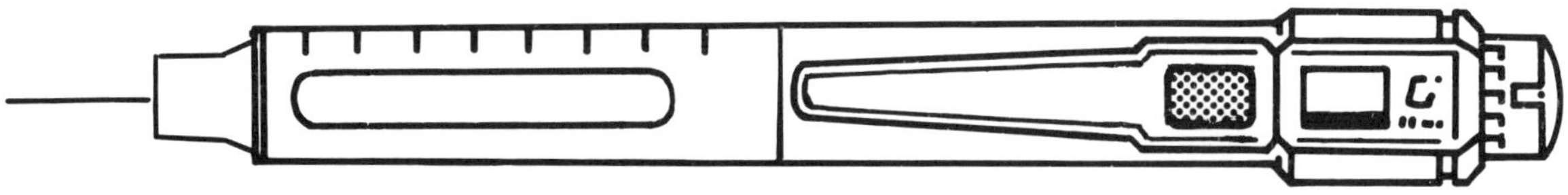

OptiPen **(Originalgröße)**

NovoPen **(Originalgröße)**

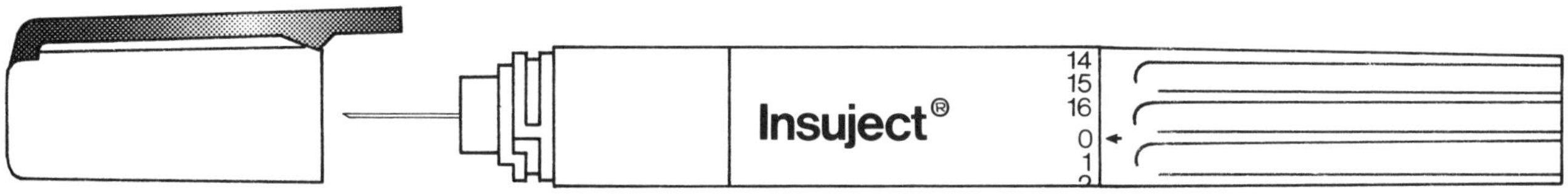

Insuject **(Originalgröße)**

Sie sind ungefähr so groß wie ein Füllfederhalter. Das Insulin muß nicht mehr aus dem Insulinfläschchen aufgezogen werden, denn die Gerätchen enthalten ein Insulindepot, aus dem das Insulin direkt durch einen Knopfdruck oder durch Drehen einer Kappe in das Unterhautfettgewebe gespritzt werden kann.

Die Insulinpatronen sehen aus wie Tintenpatronen beim Füllfederhalter. Sie enthalten Insulin in konzentrierter Form (in 1 ccm sind 100 Einheiten Insulin enthalten!).

Darum darfst Du

nie, nie, nie

Insulin mit einer normalen Insulinspritze aus diesen Insulinpatronen aufziehen!

Du mußt genau auf die

Gebrauchsanweisung

achten, denn jedes Injektionsgerät funktioniert anders.

Wohin spritzen wir das Insulin?

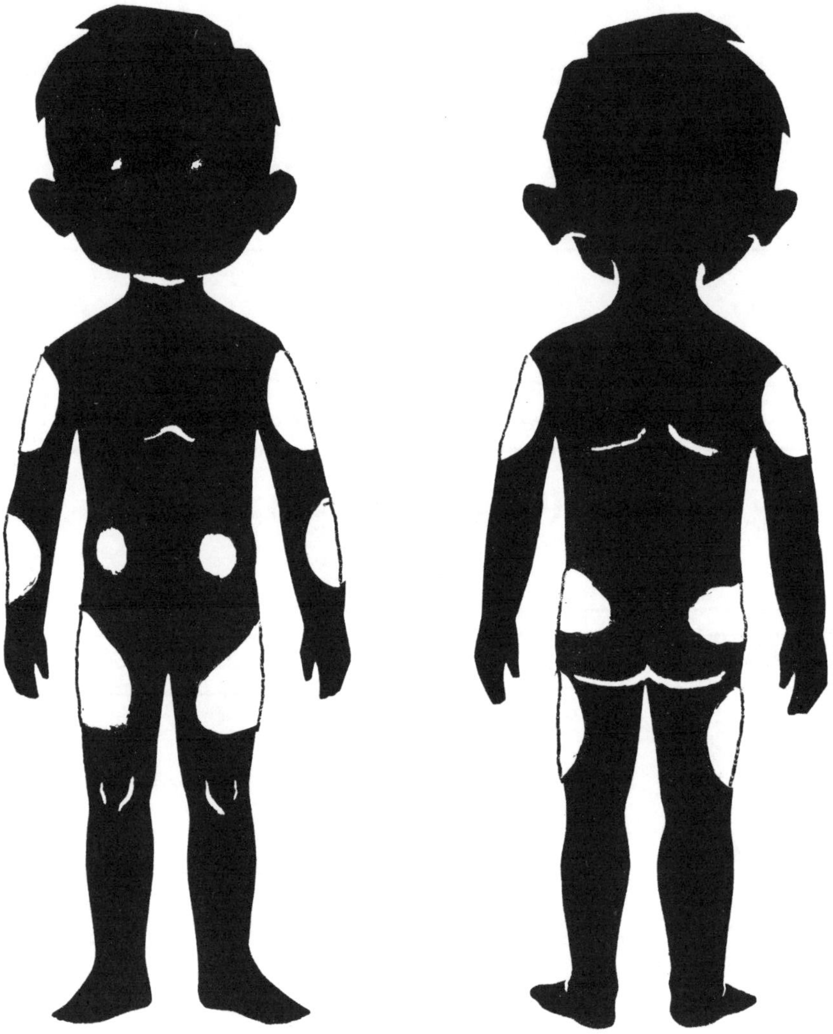

Die wichtigsten Injektionsstellen

Die Injektionsstellen müssen täglich gewechselt werden.
Die Injektionsstellen, die oben eingezeichnet worden sind, werden am häufigsten benutzt.

Insulin wird etwas schneller resorbiert, wenn man es in die Oberschenkel spritzt, etwas langsamer an Ober- und Unterarm.

Wie wird Insulin injiziert?

1. Zuerst werden die Hände gewaschen.

2. Fläschchen mit trübem Insulin müssen durch Rollen zwischen den Handflächen gut gemischt werden.

3. Dann wird der Gummistöpsel des Insulinfläschchens mit einem Alkoholtupfer abgewischt.

4. Anschließend zieht man soviel Luft in die Spritze, wie Insulin benötigt wird. Dann sticht man die Kanüle der Insulinspritze durch den Stopfen in das Fläschchen, drückt die Luft in das Fläschchen hinein und zieht die notwendige Menge Insulin auf (am besten 2-3 Einheiten mehr als injiziert werden müssen).

5. Dann wischt man die Injektionsstelle der Haut mit einem Alkoholtupfer ab (nicht zum Sterilisieren, sondern zum Säubern der Haut).

6. Jetzt klopft man alle Luftbläschen aus der Spritze heraus und drückt soviel Insulinlösung aus der Spritze aus, daß nur noch die Insulinlösung in der Spritze ist, die injiziert werden soll.

7. Nun hebt man mit Daumen und Zeigefinger eine Hautfalte an und führt mit der anderen Hand die Kanüle der Spritze an der Basis der Hautfalte in das unter der Haut gelegene Fettgewebe ein.

8. Die Hautfalte wird losgelassen, so daß beide Hände für die Spritze frei sind. Der Stempel der Spritze wird eingedrückt, so daß das Insulin in das Fettgewebe injiziert wird.

9. Zum Schluß wird die Kanüle langsam herausgezogen, damit möglichst wenig Insulinlösung aus dem feinen Stichkanal austreten kann.

Am besten lernst Du die Technik der Insulininjektion bei Deiner Diabetesschulungsschwester während Deines ersten Klinikaufenthaltes.

Die Schichten der Haut

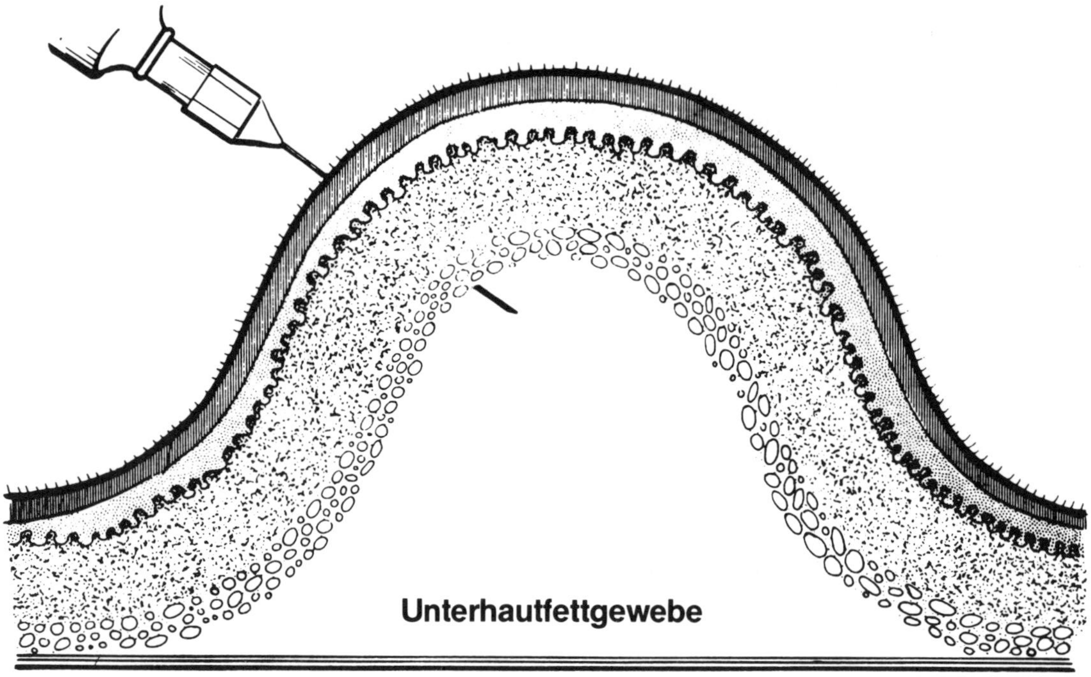

So sehen im Querschnitt die Schichten der Haut aus.
Das Insulin wird in das Unterhautfettgewebe injiziert.

Spritze nicht zu tief: dann spritzt Du in die Muskulatur. Das ist nicht weiter schlimm, aber es tut manchmal weh.

Spritze nicht zu flach:
dann gibt es eine Quaddel oder einen kleinen blauen Fleck.

Wechsle die Injektionsstellen!

Die Injektionsstellen sollen mindestens ein bis zwei Zentimeter voneinander entfernt sein.

Es ist nicht gut, wenn Du eine Lieblingsstelle hast, in die Du immer wieder spritzt! Warum?

Lipodystrophien

Lipome,
sind dicke Fettpolster, die sich bilden, wenn Du immer an derselben Stelle spritzt. Das sieht nicht schön aus, und außerdem wird das Insulin schlechter resorbiert.

Glücklicherweise gibt es **Lipome** und **Lipoatrophien**, die man beide gemeinsam als **Lipodystrophien** bezeichnet, heute viel seltener als früher, da die heute hergestellten Insulinpräparate nur noch **Insulin in hochgereinigter Form** enthalten.

„Wenn einmal Lipodystrophien aufgetreten sind, was kann ich tun, damit sie wieder verschwinden?"
Am besten ist es, wenn Du die Stellen mit Lipodystrophien in Ruhe läßt und das Insulin woanders hineinspritzt. Dann bilden sich die Lipodystrophien ganz langsam zurück. Das kann allerdings Monate dauern.

Selten entsteht an der Injektionsstelle auch einmal eine **allergische Reaktion**, meist in Form einer Quaddel. Du kannst ruhig weiter Insulin spritzen. Nach einiger Zeit bilden sich keine Quaddeln mehr.

Lipoatrophien
können sich ebenfalls bilden, wenn Du immer an derselben Stelle spritzt. Lipoatrophien sind Dellen oder sogar tiefe Gruben in der Haut, die dadurch entstehen, daß das Unterhautfettgewebe verschwindet.

Rinderinsulin, Schweineinsulin, Humaninsulin

„Woher stammt das Insulin, das Diabetiker täglich spritzen müssen?"

Viele Jahre hindurch wurde es ausschließlich aus den Bauchspeicheldrüsen von Schlachtvieh gewonnen,

von Rindern und Schweinen.

Es stellte sich heraus, daß
das **Schweineinsulin**
dem **Menscheninsulin,**
dem **Humaninsulin,**
viel ähnlicher ist als das Rinderinsulin.
Darum wurden insulinspritzende Typ-I-Diabetiker in den letzten Jahren nur noch mit
Schweineinsulin
behandelt.

Seit einiger Zeit steht nun auch
Humaninsulin
für die Behandlung von Diabetikern zur Verfügung.

Humaninsulin
wirkt auf den Kohlenhydratstoffwechsel genauso wie
Schweineinsulin.
Allerdings bildet der Körper gegen
Humaninsulin
weniger Antikörper
als gegen
Schweineinsulin.

Daher sollten Menschen, bei denen ein
Diabetes
neu auftritt, von vornherein nur mit
Humaninsulin
behandelt werden.

Diabetiker, die erfolgreich und gut mit Schweineinsulin behandelt werden, sollten bei Schweineinsulin bleiben.

Diabetiker, die schlecht mit Schweineinsulin behandelt werden, sollten auf Humaninsulin umgestellt werden.

1. Normalinsulin

Nach der

Dauer

der Insulinwirkung unterscheiden wir zwei Insulinsorten

1. Normalinsulin,

2. Verzögerungsinsulin.

Normalinsulin
wird auch als
Reguläres Insulin
oder
Alt-Insulin
bezeichnet.

Verzögerungsinsulin
wird auch als
Depotinsulin
oder
Basalinsulin
bezeichnet.

1. Normalinsulin

hat eine schnell einsetzende, aber kurze Wirkung.

Wirkungscharakteristika:
Wirkungseintritt: 1/2 bis 1 Stunde nach Injektion,

stärkste Wirkung: 2 bis 3 Stunden nach Injektion,

Ende der Wirkung: 4 bis 6 Stunden nach Injektion.

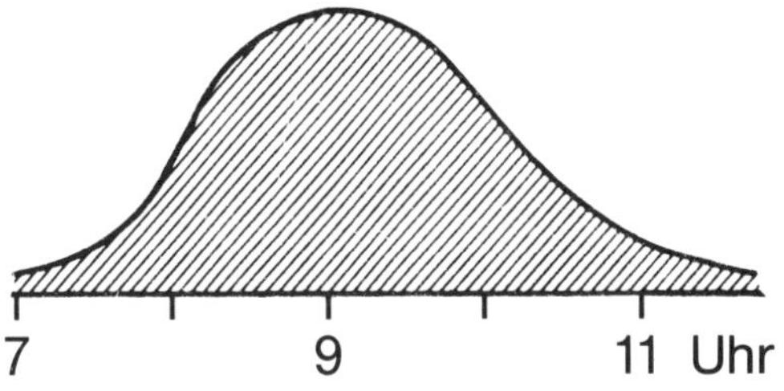

Wenn dieses Insulin um 7 Uhr morgens gespritzt wird, sieht das Wirkungsbild ungefähr so aus.

Normalinsulin wird injiziert, wenn eine schnelle Insulinwirkung gewünscht wird.

Normalinsulin wird in Notfallsituationen injiziert, z. B. bei diabetischer Ketoacidose.

Normalinsulin wird aber auch mit **Verzögerungsinsulin** kombiniert.

Normalinsulin kann in der Spritze mit allen anderen Insulinsorten gemischt werden.

Allerdings sollten sie von der gleichen Art (d. h. entweder Humaninsulin oder Schweineinsulin) und von der gleichen Herstellerfirma sein.

2. Verzögerungsinsulin

2. Verzögerungsinsulin

hat eine langsamer einsetzende, dafür aber länger dauernde Wirkung als Normalinsulin.

Während

Normalinsulin

mindestens **dreimal** am Tag gespritzt werden muß, braucht

Verzögerungsinsulin

nur **zweimal** oder sogar nur **einmal** am Tag injiziert zu werden.

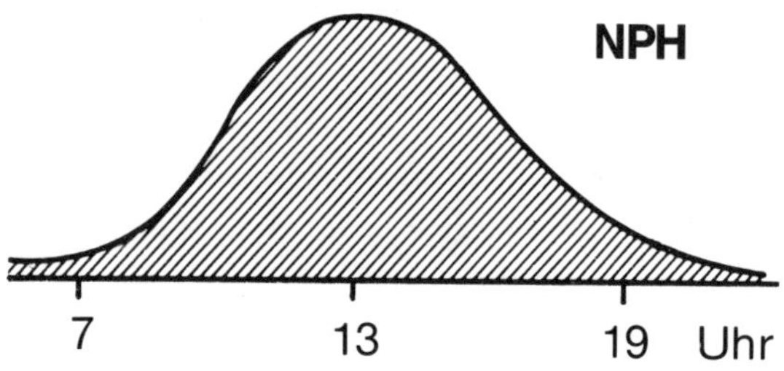

So sieht das Wirkungsbild eines Verzögerungsinsulins ungefähr aus.

Die meisten Verzögerungsinsuline werden heute nach dem

NPH-Verzögerungsprinzip

hergestellt.

Sie heißen:

NPH-Insuline.

Wirkungscharakteristika:
Wirkungseintritt: ½ bis 1½ Stunden,
Stärkste Wirkung: 4 bis 7 Stunden,
Ende der Wirkung: 14 bis 18 Stunden nach der Injektion.

Der größte Vorteil der

NPH-Insuline

besteht darin, daß sie mit

Normalinsulin

in einer Spritze mischbar sind.

Allerdings sollte das NPH-Insulin immer mit einem Normalinsulin derselben Firma gemischt werden.

Eine Injektion Verzögerungsinsulin am Tag

Wir haben
zwei Insulinsorten
kennengelernt:

Normalinsulin, **Verzögerungsinsulin.**

Ein Diabetiker kann wegen der unterschiedlichen Dauer der Wirkung entweder mit
3 Injektionen Normalinsulin am Tag
oder
1 oder 2 Injektionen Verzögerungsinsulin am Tag behandelt werden.

3 Injektionen Normalinsulin am Tag sind zwar lästig aber

physiologischer.

1 Injektion Verzögerungsinsulin am Tag tut zwar weniger weh, hat aber auch Nachteile. Das wollen wir an einem Beispiel erklären.

Übrigens:

Physiologische Vorgänge
im Körper sind normale gesunde Funktionsabläufe in den Organen des Körpers (Herz, Leber, Niere, Pankreas usw.).

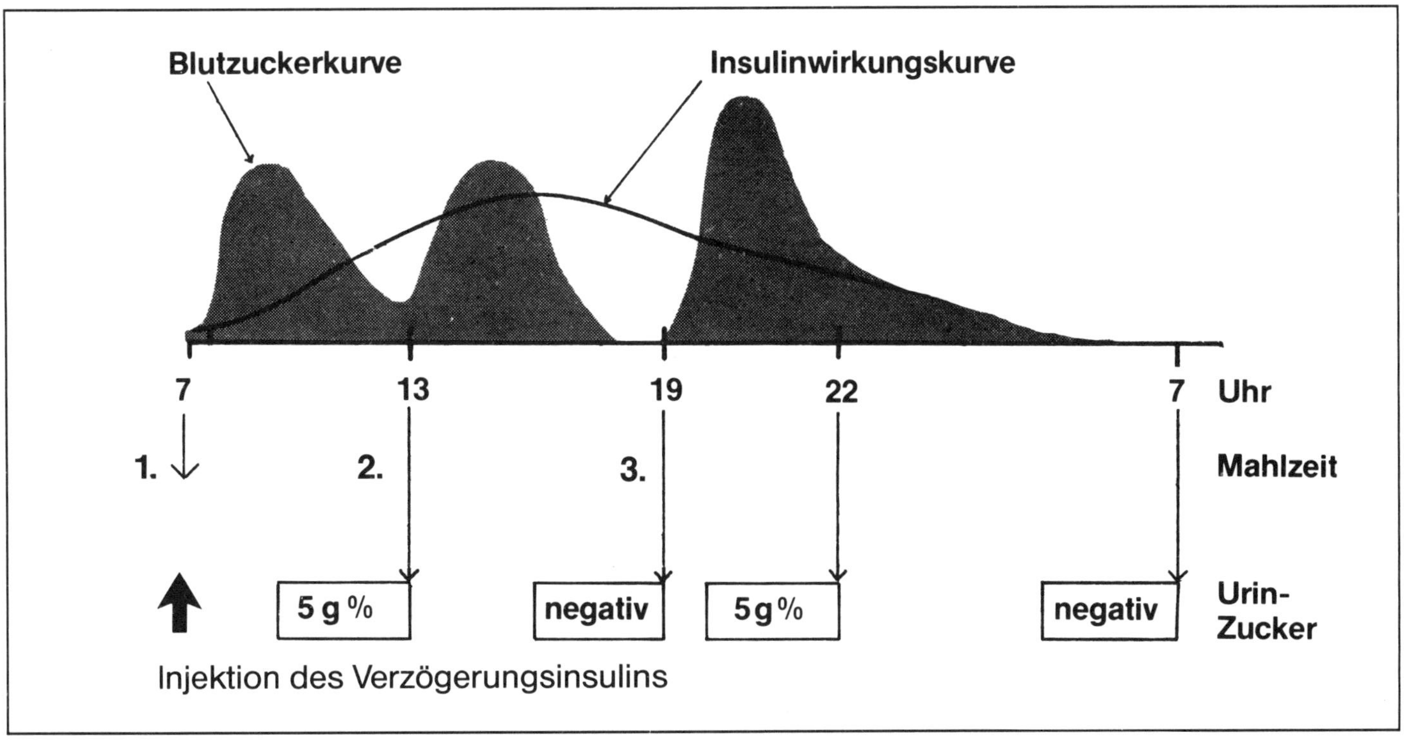

Am Verlauf einer Blutzuckerkurve und einer Insulinwirkungskurve wollen wir uns vor Augen führen, was bei einer normalen Kost mit 3 Hauptmahlzeiten nach einmaliger Injektion eines Verzögerungsinsulins geschieht.

Während Du die Abbildung auf dieser Seite betrachtest, laß Dir die Beschreibung auf der nächsten Seite vorlesen.

Verzögerungsinsulin allein: nach dem Essen – Überzuckerung – vor dem Essen – Unterzuckerung –

1. Nach Injektion des Verzögerungsinsulins um 7 Uhr wird die 1. Mahlzeit eingenommen. Da das Verzögerungsinsulin einen langsamen Wirkungseintritt aufweist, kommt es zu einem starken Blutzuckeranstieg.

2. Am späten Vormittag wirkt das Verzögerungsinsulin sehr heftig. Es besteht die Gefahr einer Hypoglykämie, einer Unterzuckerung. Trotzdem wird im Urin viel Glucose ausgeschieden, da der ausgeprägte Blutzuckeranstieg vom frühen Vormittag nachwirkt.

3. Nach dem Mittagessen steigt der Blutzuckerspiegel wieder stark an, aber am späten Nachmittag sinkt er wieder auf gefährlich niedrige Werte, da das Verzögerungsinsulin immer noch nachwirkt.

4. Vor dem Abendessen ist im Urin daher kein Zucker nachweisbar.

5. Nach dem Abendessen steigt der Blutzucker dann wieder stark an, da die Wirkung des Verzögerungsinsulins nachläßt. Vor dem Schlafen findet sich im Urin darum wieder viel Zucker.

6. Da während der Nacht keine Nahrung aufgenommen wird, sinkt der Blutzucker wieder ab. Im Nüchternurin am nächsten Morgen wird daher kein Zucker nachgewiesen.

Das Beispiel macht deutlich, daß die einmalige Gabe eines

Verzögerungsinsulins

sehr unvollkommen die Blutzuckeranstiege nach den Mahlzeiten beeinflußt und vor den Mahlzeiten und nachts zu sehr niedrigen Blutzuckerwerten führen kann.

Wie können wir es besser machen?
Zwei Wege:

---

1. Wir spritzen vor jeder der 3 Hauptmahlzeiten

Normalinsulin als Abrufrate

und spritzen noch ganz wenig

Verzögerungsinsulin als Basalrate

dazu.

Diese Art der Insulinbehandlung nennen wir

Intensivierte konventionelle Insulintherapie.

Das bedeutet allerdings 4 Insulininjektionen am Tag bei 3 Hauptmahlzeiten.

---

2. Wir spritzen zweimal Verzögerungsinsulin und passen mit Hilfe von mindestens

6 oder 7 Mahlzeiten

die Nahrungszufuhr an die Verzögerungsinsulinwirkung an, damit weniger Blutzuckerschwankungen auftreten.

Diese Art der Insulinbehandlung nennen wir

Konventionelle Insulintherapie.

Das bedeutet 2 Injektionen am Tag, aber 6 bis 7 Mahlzeiten.

Konventionelle Insulintherapie

Intensivierte konventionelle Insulintherapie

Wir haben jetzt etwas sehr wichtiges gelernt. Es gibt heute zwei Arten der Insulintherapie:

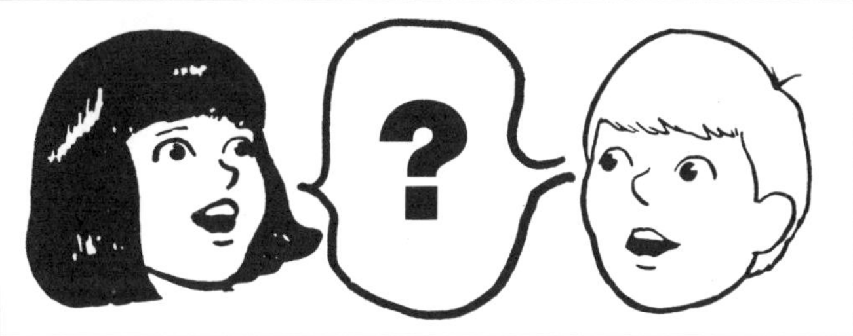

1. Konventionelle Insulintherapie

Bei der Konventionellen Therapie wird vorwiegend Verzögerungsinsulin injiziert.

Bei der Konventionellen Therapie wird die Nahrungszufuhr an die Verzögerungsinsulinwirkung angepaßt.

Bei der Konventionellen Therapie wird nur wenig Normalinsulin gespritzt.

Bei der Konventionellen Therapie muß ich 6 bis 7 berechnete Mahlzeiten einnehmen.

Bei der Konventionellen Therapie muß ich zweimal am Tag Insulin spritzen.

Bei der Konventionellen Therapie gibt es verschiedene Arten, die wir nach und nach eingehend besprechen wollen.

Nach Auftreten des Diabetes beginnt man fast immer mit der Konventionellen Therapie, weil in der Remissionsphase der Insulinbedarf gering ist und man gut mit zwei oder sogar nur einer Injektion am Tag auskommt.

2. Intensivierte konventionelle Insulintherapie

Bei der Intensivierten konventionellen Therapie wird vorwiegend Normalinsulin injiziert.

Bei der Intensivierten konventionellen Therapie wird die Normalinsulinwirkung an die Nahrungszufuhr angepaßt.

Bei der Intensivierten konventionellen Therapie wird nur wenig Verzögerungsinsulin gespritzt.

Bei der Intensivierten konventionellen Therapie kann ich 3 Hauptmahlzeiten einnehmen.

Bei der Intensivierten konventionellen Therapie muß ich viermal am Tag Insulin spritzen.

Die Intensivierte konventionelle Therapie ahmt die natürlichen, physiologischen Verhältnisse im Körper nach. Die Normalinsulininjektionen zu den 3 Hauptmahlzeiten nennen wir **Abrufraten,** die Verzögerungsinsulininjektionen **Basalraten.**

Die Intensivierte konventionelle Therapie wird eingesetzt, wenn der Diabetes schon längere Zeit besteht, der Insulinbedarf hoch ist und Du schon sehr viel von Deinem Diabetes verstehst.

Darum wollen wir zunächst die Konventionelle Therapie erlernen.

Konventionelle Insulintherapie

Um den Blutzuckeranstieg am Morgen zu verhindern, ist es sinnvoll, zum

Verzögerungsinsulin

eine kleine Menge

Normalinsulin

zuzumischen.

Die Zumischung von Normalinsulin zum Verzögerungsinsulin sorgt dafür, daß morgens eine stärkere Insulinwirkung vorliegt. Wenn **ohne** Normalinsulin vor dem Mittagessen 5 g% Zucker im Urin ausgeschieden wurden, so ist es **mit** Normalinsulin nur eine Spur Zucker oder gar nichts.

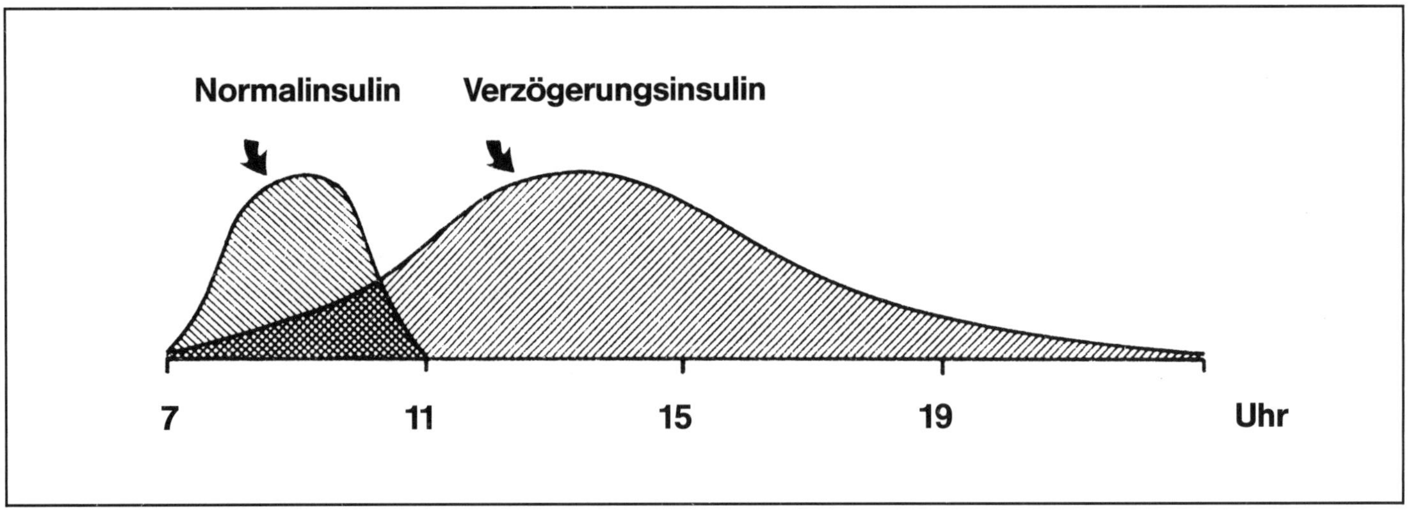

Was hast Du gelernt?
Wenn Du nur **einmal** am Tag Insulin spritzt, kann es entweder ein **Verzögerungsinsulin ohne Normalinsulin-Anteil** sein oder besser ein **Verzögerungsinsulin mit Normalinsulin-Anteil.**

Verzögerungsinsulin
+ Normalinsulin

liegt entweder als fertig gemischtes

Kombinationsinsulin

vor, oder

man mischt es selbst in der Spritze.

Es gibt eine ganze Reihe von

Kombinationsinsulinen,

d. h. vorgefertigte

Mischungen aus
Normal- und Verzögerungsinsulin.

Sie enthalten 10 bis 50% Normalinsulin und 90 bis 50% Verzögerungsinsulin, also Mischungen wie
10/90%; 15/85%; 25/75%; 30/70%; 50/50%.

Eine Insulininjektion am Tag: Nur selten möglich

Alle Typ-I-Diabetiker hätten gern nur eine Insulininjektion am Tag.

Aber das funktioniert meistens nur eine sehr kurze Zeit während der Remissionsphase.

Das kann man verstehen und vielleicht auch einmal versuchen, aber nicht auf Kosten einer guten Stoffwechseleinstellung.

Wenn die Stoffwechseleinstellung mit nur einer Insulininjektion am Tag unbefriedigend ist, solltest Du sofort auf zwei Injektionen umgestellt werden.

Wir haben erfahren, daß die Insulinbehandlung mit einer Injektion am Tag mit einem

Verzögerungsinsulin ohne Normalinsulin,

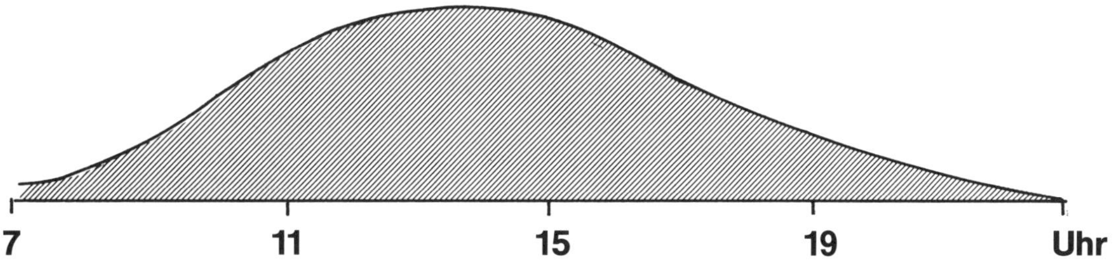

besser noch mit einem

Verzögerungsinsulin mit Normalinsulin

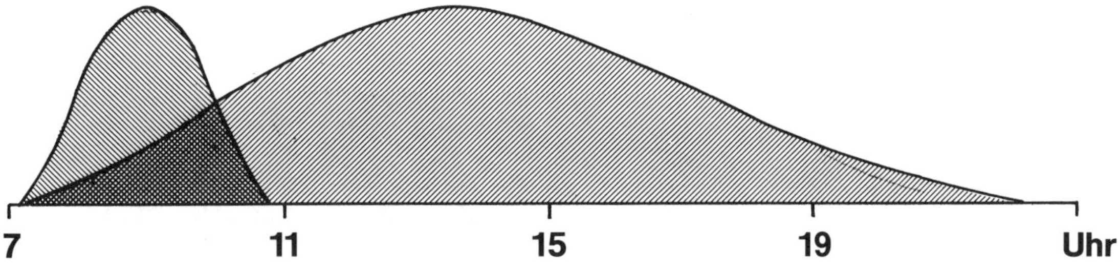

durchgeführt werden kann.

Zwei Insulininjektionen am Tag: Bessere Stoffwechseleinstellung

Mit zwei Injektionen am Tag ist meistens eine viel bessere Stoffwechseleinstellung zu erzielen.

1. Injektion:

morgens vor dem 1. Frühstück
(z. B. um 7 Uhr),

2. Injektion:

am späten Nachmittag, vor dem Abendessen (z. B. um 18 Uhr).

Verschiedene Insulinsorten können injiziert werden. Sie sollen vorgestellt werden.

Es ist deutlich zu sehen, daß es viel besser ist, zweimal am Tag ein

Verzögerungsinsulin mit Normalinsulin

zu injizieren als ein Verzögerungsinsulin ohne Normalinsulin.

1. Verzögerungsinsulin ohne Normalinsulin

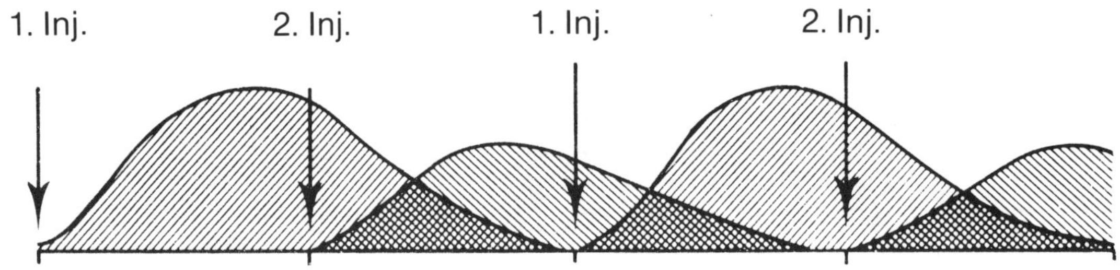

2. Verzögerungsinsulin mit Normalinsulin

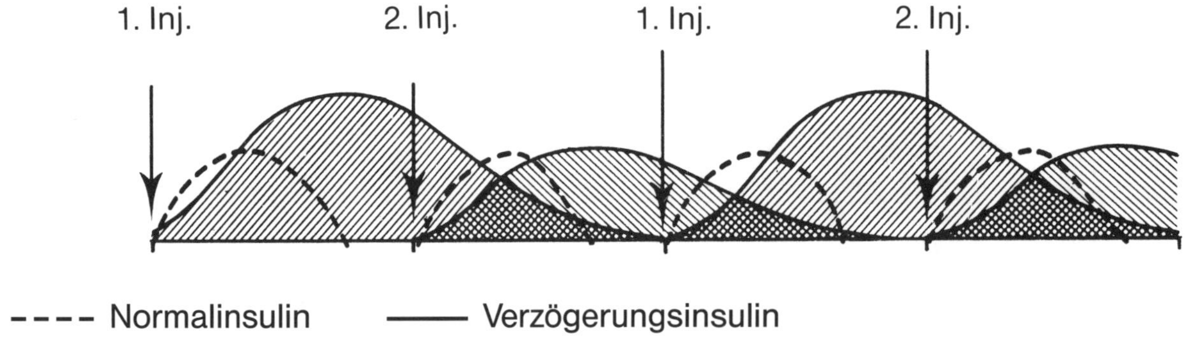

Insulin in der Spritze mischen
Alt = Normalinsulin
NPH = Verzögerungsinsulin

Wir müssen zusammenfassen:
Wenn wir **zweimal am Tag** Insulin injizieren, stehen uns **zwei Insulinpräparate-Typen** zur Verfügung:

1. Verzögerungsinsulin **ohne** Normalinsulin,
2. Verzögerungsinsulin **mit** Normalinsulin.

Am geeignetsten für die **Insulinbehandlung mit zwei Injektionen am Tag** erscheinen uns die

Verzögerungsinsuline
mit
Normalinsulin-Anteil.

Sie liegen als vorgefertigte

Kombinationsinsuline

vor, oder Du mischst sie unmittelbar vor der Injektion in der Spritze.

Wie mische ich?

Wenn Du z. B. 15 Einheiten **Verzögerungsinsulin** und 8 Einheiten **Normalinsulin** mischen willst, gehe folgendermaßen vor:

1. Ziehe 15 Einheiten Luft in der Spritze auf und injiziere sie in das Fläschchen mit **Verzögerungsinsulin.** Dann ziehe die Nadel heraus.

2. Nun ziehe 8 Einheiten Luft in die Spritze und injiziere sie in das Fläschchen mit **Normalinsulin.**

3. Dann stelle das Fläschchen mit **Normalinsulin** auf den Kopf und sauge langsam 8 Einheiten **Normalinsulin** in die Spritze.

4. Trübe Insuline müssen vor dem Aufziehen durch Rollen zwischen den Handflächen gut gemischt werden.

5. Jetzt stelle das Fläschchen mit **Verzögerungsinsulin** auf den Kopf, steche die Nadel der Spritze durch den Gummistopfen und ziehe langsam 15 Einheiten **Verzögerungsinsulin** auf.

6. Und nun kannst Du die Insulinmischung aus 8 Einheiten **Normalinsulin (Alt)** und 15 Einheiten **Verzögerungsinsulin (NPH)** injizieren.

Immer zuerst Alt,

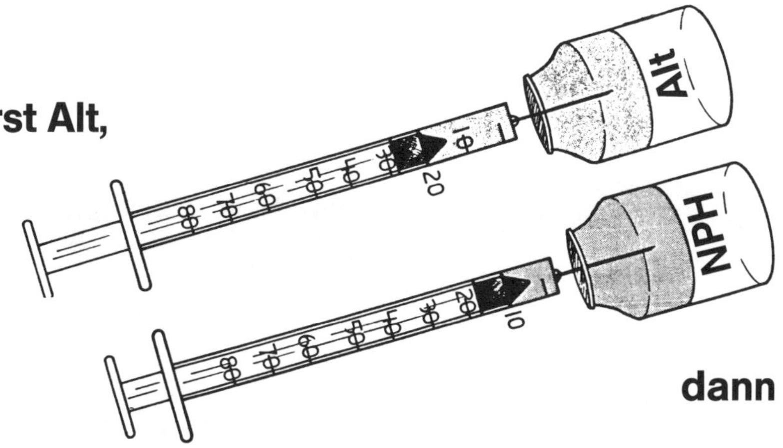

Normalinsulin

Verzögerungs-
insulin

dann NPH.

Zwei Injektionen am Tag: Welche Vorteile?

1. Die Insulinwirkungskurven sind weicher, d. h. die Wirkungsspitzen sind weniger hoch, die Wirkungstäler nicht so tief.

2. Vor allem bei zweimaliger Injektion eines Verzögerungsinsulins mit Normalinsulin-Anteil kann man erreichen, daß zu den Hauptmahlzeiten Insulinwirkungsspitzen entstehen und nachts, wenn keine Nahrung zugeführt wird, kaum noch eine Insulinwirkung vorhanden ist.

3. Hyperglykämien (sehr hoher Blutzucker) werden vermieden (z. B. am Vormittag), vor allem aber Hypoglykämien (zu niedriger Blutzucker) (z. B. nachmittags oder nachts).

4. Eine gute Stoffwechseleinstellung mit fehlender oder geringgradiger Glucoseausscheidung im Urin ist häufiger und einfacher zu erzielen.

Gibt es weitere Vorteile?

1. Viele Diabetiker fühlen sich frischer und wohler mit zwei Injektionen.

2. Viele fühlen sich kräftiger und gesünder.

3. Bei den meisten Diabetikern sind die Blutzucker- und Urintests besser.

4. Hypoglykämien treten seltener auf.

5. Diabetiker haben das Gefühl, als seien sie flexibler, beweglicher, unabhängiger, als könnten sie ihren eigenen Lebensstil eher verwirklichen.

Wann eine Injektion? Wann zwei Injektionen?

Diese wichtige Frage mußt Du immer gemeinsam mit
Deinem Arzt
entscheiden.
Ob eine Injektion oder zwei Injektionen notwendig sind, hängt in erster Linie von der
Art Deines Diabetes
ab:

- **von der Dauer Deines Diabetes,**
- **vom Insulinbedarf,**
- **von der Möglichkeit, bei Dir eine gute, stabile Stoffwechseleinstellung zu erreichen.**

Im Zweifelsfalle kommst Du immer besser mit zwei Insulininjektionen als mit einer Insulininjektion zurecht.

Da diese Entscheidung so wichtig für Dein Wohlbefinden ist, wollen wir uns noch etwas mit den Wirkungsspitzen und Wirkungstälern bei zwei Insulininjektionen beschäftigen.

Sieh Dir einmal lange und sorgfältig die nächste Abbildung an.

In dem Beispiel wird nicht nur zweimal am Tag Insulin injiziert, sondern morgens und abends werden jeweils unterschiedliche Mengen Normalinsulin und Verzögerungsinsulin in der Spritze gemischt.

Eine Abbildung mit Fragen und Antworten

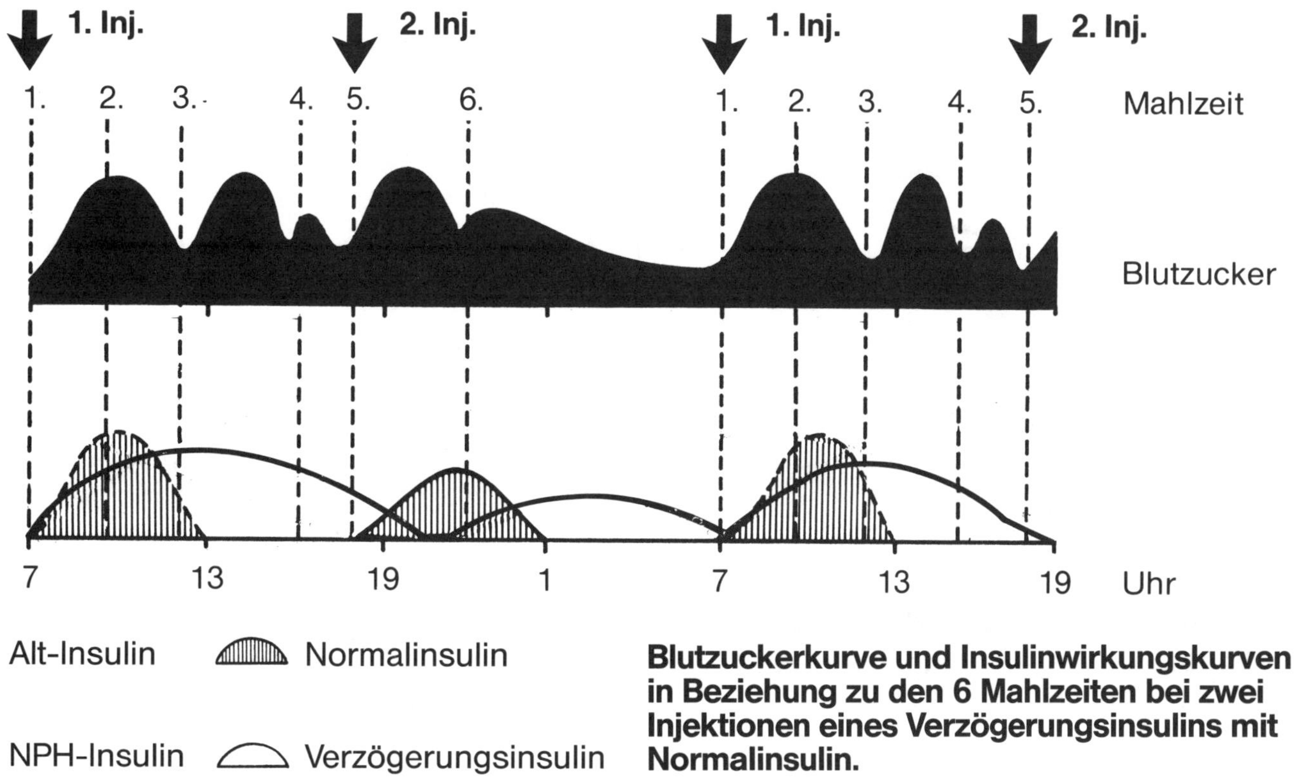

Blutzuckerkurve und Insulinwirkungskurven in Beziehung zu den 6 Mahlzeiten bei zwei Injektionen eines Verzögerungsinsulins mit Normalinsulin.

Während Du die Abbildung betrachtest, versuche einmal, die folgenden Fragen zu beantworten.

1. Wann wirkt der Alt-Insulinanteil der 1. Injektion am stärksten?

2. Wann wirkt der NPH-Insulinanteil der 1. Injektion am stärksten?

3. Wann kommt es zur stärksten Überschneidung von Alt- und NPH-Wirkung nach der 1. Injektion?

4. Wann besteht daher am ehesten Hypoglykämiegefahr?

5. Wann wirkt der Alt-Insulinanteil der 2. Injektion am stärksten?

6. Was darfst Du darum nicht vergessen?

7. Wann wirkt der NPH-Insulinanteil der 2. Injektion am stärksten?

8. Wie mußt Du den NPH-Anteil daher abends dosieren?

Antworten:

1. Morgens zwischen 9 und 10 Uhr.

2. Mittags zwischen 13 und 14 Uhr.

3. Am späten Vormittag zwischen 11 und 12 Uhr.

4. Am späten Vormittag.

5. Abends zwischen 20 und 21 Uhr.

6. Meine Spätmahlzeit zwischen 20 und 21 Uhr.

7. Nachts zwischen 24 und 1 Uhr.

8. Vorsichtig, damit nachts keine Hypoglykämie auftritt.

Damit wollen wir das Kapitel über die
Konventionelle Insulintherapie
abschließen.

Weiter geht es mit der
Intensivierten konventionellen Insulintherapie

Intensivierte konventionelle Insulintherapie

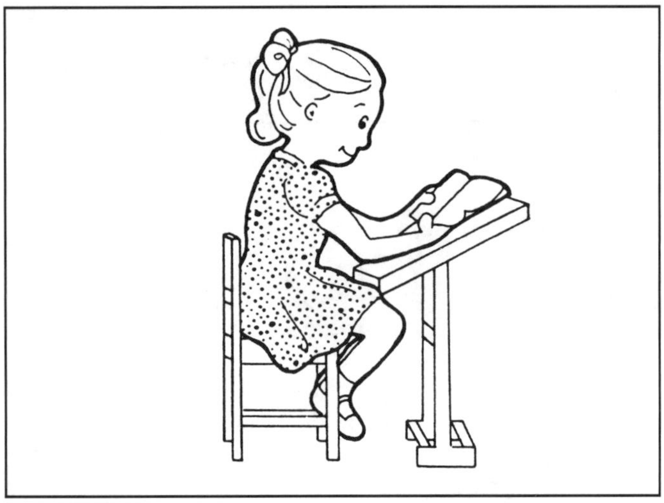

Wir haben gelernt:

Bei der

Konventionellen Insulintherapie
wird die Nahrungszufuhr mit 6 bis 7 Mahlzeiten an die Insulinwirkung angepaßt, bei der

Intensivierten konventionellen Insulintherapie
wird die Insulinwirkung an die Nahrungszufuhr angepaßt.

Jetzt hast Du fleißig die Grundzüge der

Konventionellen Insulintherapie

gelernt.

Nun geht es weiter mit der

Intensivierten konventionellen Insulintherapie.

Wenn Du also dreimal am Tag eine Hauptmahlzeit zu Dir nehmen willst (morgens, mittags, abends), mußt Du vor jeder dieser 3 Mahlzeiten Normalinsulin spritzen.

Die zu den Hauptmahlzeiten injizierte Insulindosis nennen wir

Abrufrate.

Das sieht dann so aus:

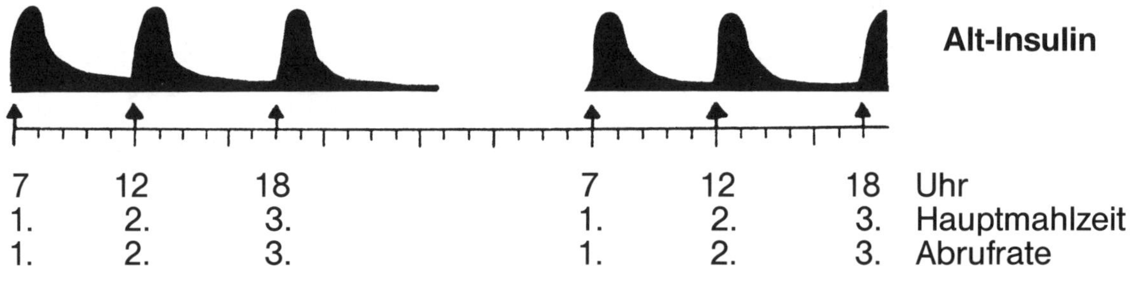

Du kannst nun auch die Zeiten verändern: statt um 12 kannst Du um 14 Uhr mittagessen, statt um 18 kannst Du um 20 Uhr abendessen, usw.. Du kannst aber auch die Nahrungsmenge ändern. Du mußt dann nur entsprechend mehr oder weniger Insulin spritzen.

Abrufrate – Basalrate

Es genügt jedoch nicht, nur zu den Hauptmahlzeiten Insulin als Abrufrate zu spritzen.

Das muß erklärt werden!

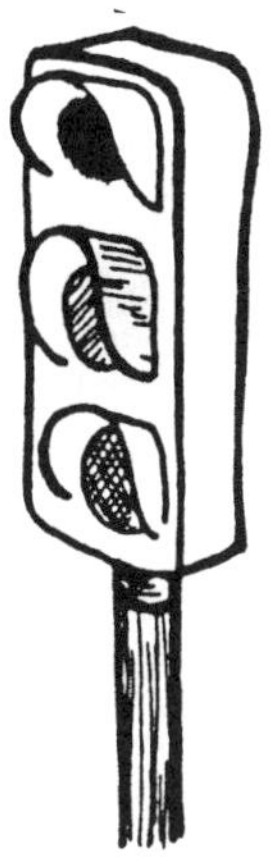

Der stoffwechselgesunde Nichtdiabetiker schüttet zu den Hauptmahlzeiten so viel Insulin aus, daß der Blutzucker in engen Grenzen (60 – 110 mg %) gehalten wird.

Das haben wir

Abrufrate

genannt.

Außerdem wird ganz unabhängig von der Nahrungszufuhr pausenlos, Tag und Nacht, eine geringe Menge Insulin kontinuierlich vom Pankreas abgegeben.

Das nennen wir

Basalrate.

Man kann das Pankreas mit einem Auto vergleichen: Ein Auto mit laufendem Motor kommt viel schneller von der Kreuzung weg als ein Auto, dessen Motor immer wieder neu angelassen werden muß, wenn die Ampel grün anzeigt. Das Pankreas arbeitet mit ständig laufendem Motor, damit es bei plötzlichem Blutzuckeranstieg sofort Insulin ausschütten kann.

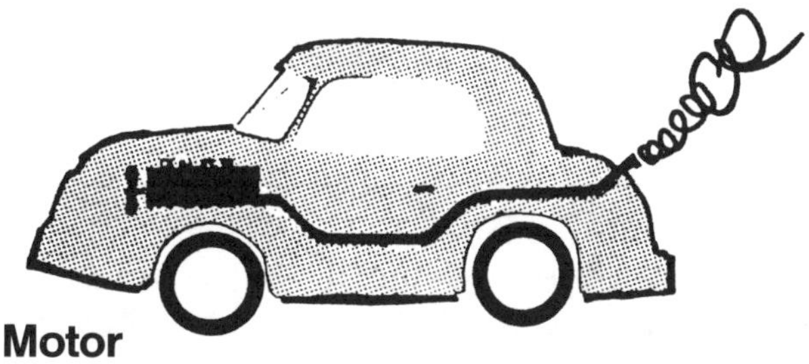

Mit Basalrate

Schneller Start mit laufendem Motor

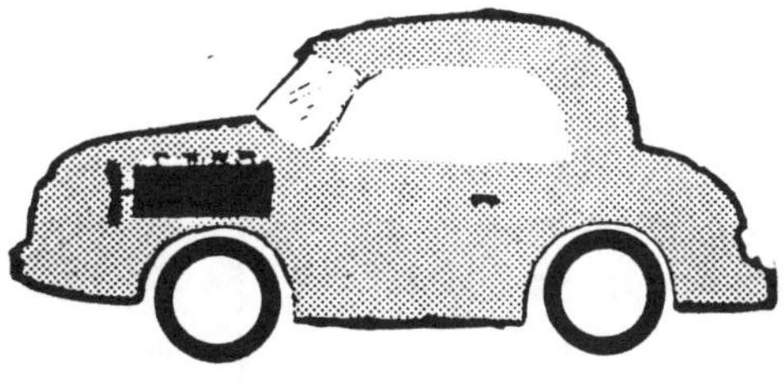

Ohne Basalrate

Schlechter Start mit abgeschaltetem Motor

Die **Basalrate** sorgt also dafür, daß die **Abrufrate** schneller und besser wirken kann.

Basalrateninsulin

Welches Insulin injiziere ich nun als Basalrate?

Wann spritze ich die Basalrate?

Zwei sehr gute Fragen.

1. Als Basalrateninsulin verwendet man heute meist ein

Verzögerungsinsulin (NPH-Insulin).

2. Der Zeitpunkt der Basalrateninjektion wechselt von Diabetiker zu Diabetiker.

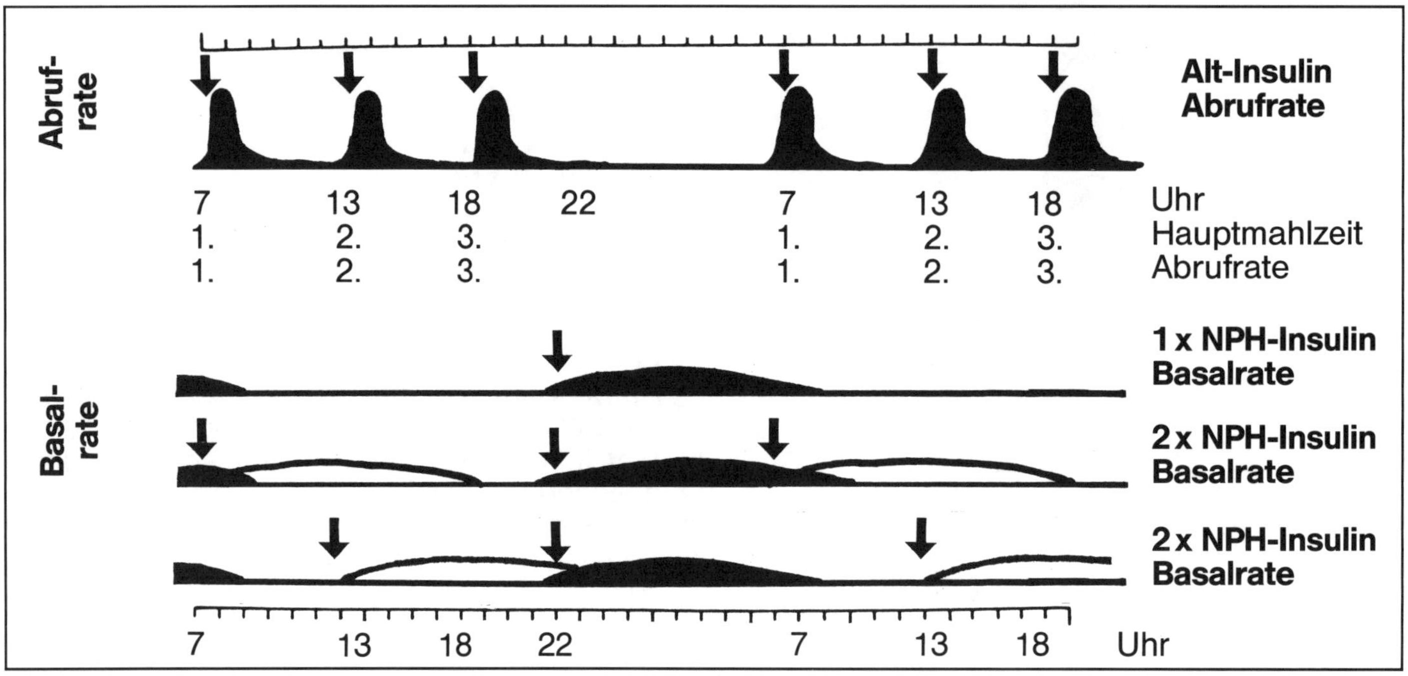

Wir haben die besten Erfahrungen gemacht, wenn abends vor dem Schlafengehen (z. B. um 22 Uhr) NPH-Insulin injiziert wird.

Viele Diabetiker benötigen eine zweite Basalrateninjektion, z. B. morgens vor der ersten Hauptmahlzeit oder noch häufiger mittags vor der zweiten Hauptmahlzeit. Manche Diabetiker spritzen sogar morgens, mittags und spät abends Basalrate.

Am praktischsten ist es, wenn Du **morgens, mittags** und **abends** zum **Frühstück, Mittagessen** und **Abendessen**

Alt-Insulin als

Abrufrate und

NPH-Insulin als

Basalrate

spritzt.

Abends muß die Basalrate möglichst spät vor dem Schlafen gespritzt werden.

Warum möglichst spät?

Das wird auf der nächsten Seite erklärt.

DAWN-Phänomen

Das müssen wir genauer erklären.

Immer wieder bestimmst Du morgens nüchtern hohe Blutglucosewerte (250 oder sogar 300 mg%). Wie kommt das?

Zwei Möglichkeiten kommen in Frage.

1. Die **Hyperglykämie** ist Folge einer Hypoglykämie in den frühen Morgenstunden zwischen 4 und 6 Uhr.

Es handelt sich um eine gegenregulatorische Hyperglykämie, um eine

Nachhypoglykämische Hyperglykämie.

2. Es handelt sich um eine Morgenhyperglykämie **ohne** vorausgegangene Hypoglykämie.

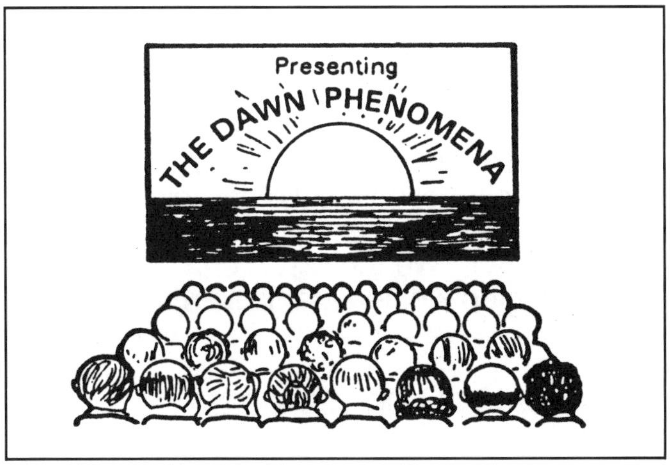

Wir nennen diese Morgenhyperglykämie

DAWN-Phänomen

oder

Morgenröte-Phänomen.

Die Hyperglykämie enststeht dadurch, daß in den frühen Morgenstunden ganz spontan die Hormone ausgeschüttet werden, die den Blutzuckerspiegel anheben, vor allem **Wachstumshormon.**

Wie kann ich denn nun herausfinden, was bei mir die Ursache ist?

Denn bei der nachhypoglykämischen Hyperglykämie muß ich ja weniger NPH abends spritzen und beim DAWN-Phänomen mehr.

Bravo! Du hast es genau verstanden.

Du mußt herausfinden, ob eine Hypoglykämie nachts aufgetreten ist. Hinweise dafür sind unruhiger Schlaf mit schlechten Träumen und Müdigkeit und Zerschlagenheit am folgenden Morgen.

Aber genau erfährst Du es nur, wenn Du nachts zwischen 4 und 6 Uhr Blutzucker bestimmst.

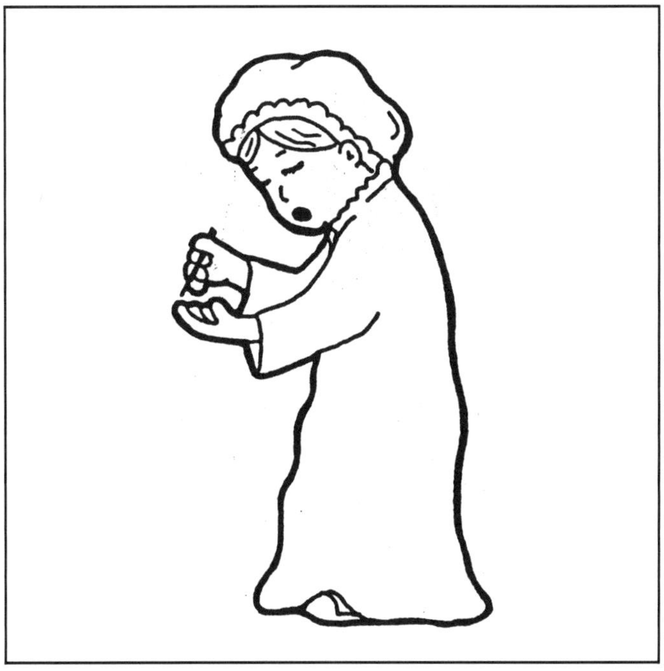

Jetzt verstehst Du auch, warum Du Dein Basalraten-, Dein NPH-Insulin möglichst spät abends, besser um 23 als um 22 Uhr injizieren sollst. Damit es dann am stärksten wirkt, wenn das DAWN-Phänomen wirksam wird, nämlich in den frühen Morgenstunden zwischen 4 und 6 Uhr.

Warum Intensivierte konventionelle Therapie?

Wir fassen zusammen:

Die **Intensivierte konventionelle Insulintherapie**
ist die beste Behandlungsform, weil sie die natürlichen Vorgänge bei stoffwechselgesunden Menschen nachahmt.

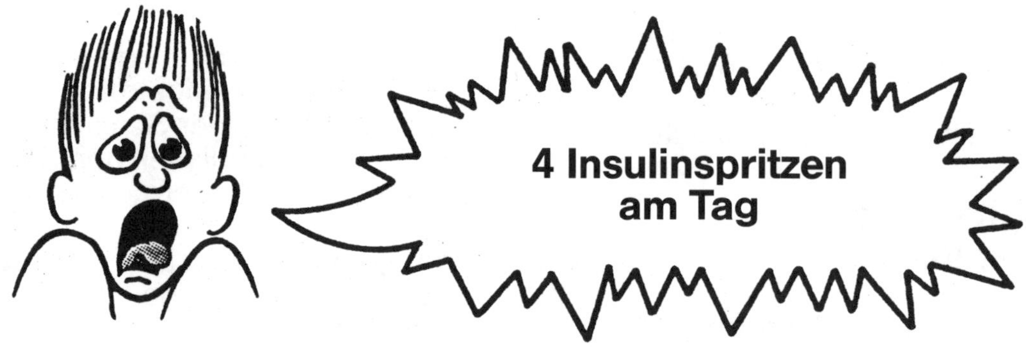

Ja, nicht nur 4 Insulinspritzen täglich, sondern auch 4 Blutglucosebestimmungen täglich.

Aber mit keiner Behandlungsmethode kannst Du so gute Einstellungsergebnisse erzielen.

Mit keiner Behandlungsmethode bist Du so frei bei der Wahl der Menge und des Zeitpunktes Deiner Mahlzeiten.

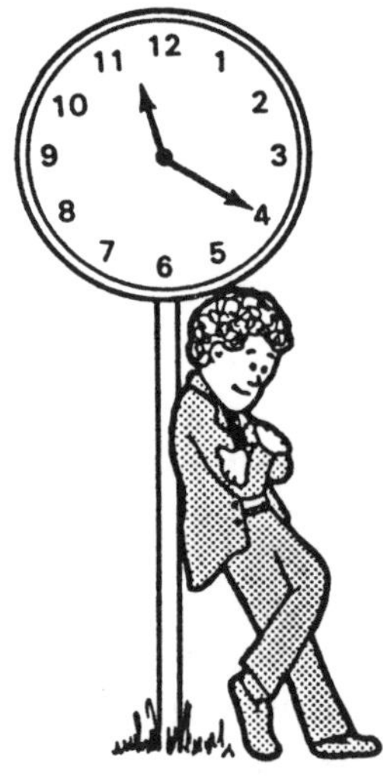

Es kommt noch etwas hinzu.

Diese Therapie wird ja erst sinnvoll, wenn Dein Diabetes schon einige Jahre besteht, wenn Du einen großen Insulinbedarf hast, wenn Du schon genau über Deinen Diabetes Bescheid weißt, wenn Du Deinen Diabetes mit der Konventionellen Insulintherapie nicht in den Griff bekommst, wenn Du unzufrieden mit Deinen HbA 1_C-Werten bist, wenn Du die Diät mit den vielen kleinen Mahlzeiten satt hast.

Dann ist für Dich die Zeit gekommen, von der

Konventionellen Therapie

zur

Intensivierten konventionellen Therapie

überzuwechseln.

Gut, ich werde warten bis die Zeit für die Intensivierte konventionelle Therapie für mich gekommen ist,

Insulinpumpentherapie

oder für die

Insulinpumpentherapie

Was ist denn das?

Nun, es ist einfach eine andere Methode der Intensivierten konventionellen Insulintherapie.

Bei der

Insulinpumpentherapie

werden die **Abrufraten** und die **Basalraten** nicht mit Pens oder Spritzen, sondern mit einer

Insulinpumpe

injiziert.

Wie sieht denn so eine

Insulinpumpe

aus?

Wie funktioniert die Insulinpumpe? Im Grunde ist die Pumpe eine automatische Spritze.
Wenn Du die **Abrufrate** injizieren willst, mußt Du pro 0,5 Einheiten Normalinsulin einmal einen bestimmten Knopf drücken, bei 5 Einheiten z. B. zehnmal. Die **Basalrate** wird wie bei einem Nichtdiabetiker kontinuierlich abgegeben, d. h. nach einem von Deinem Arzt ermittelten und in die Pumpe eingegebenen Programm. Um die Basalrate brauchst Du Dich darum gar nicht zu kümmern.

Wichtig ist, daß Du für die Insulinpumpe ein spezielles **Pumpeninsulin** verwendest.

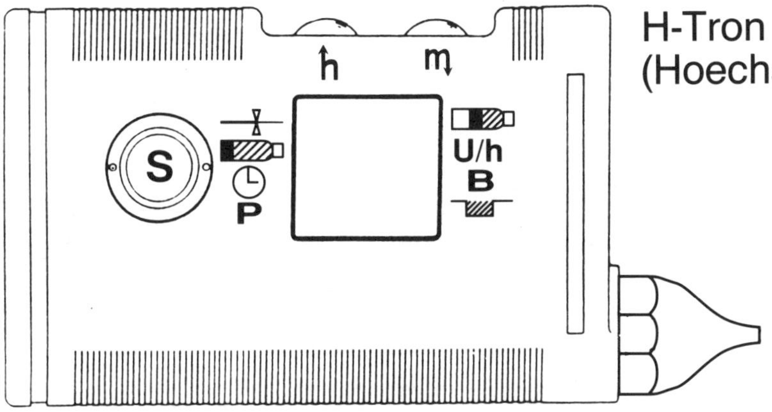

H-Tron
(Hoechst Infusor)

Originalgröße

H-Tronin 100
(Pumpeninsulin)

Originalgröße

Hier siehst Du die **Insulinpumpe** und die **Insulinpatrone** der Firma Hoechst.
Die Insulinpumpe heißt:
H-Tron (Hoechst Infusor).

Es heißt H-Tronin 100 Hoechst.
Wie wird die Insulinpumpe getragen?
Das siehst Du auf der nächsten Seite.

Insulinpumpenträger

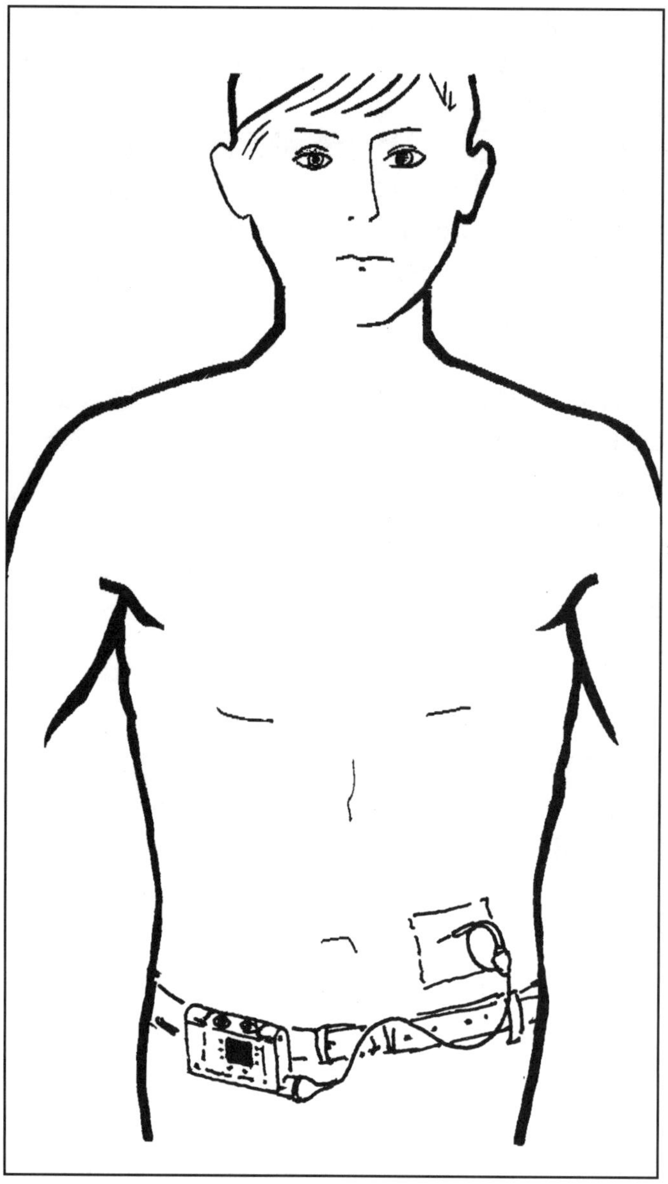

Die **Insulinpumpe** wird meist an einem Gürtel getragen. Am Ende des Kunststoffschläuchleins, das am Auslaßstutzen der Insulinpumpe befestigt ist, findest Du eine Kanüle, die in das Unterhautfettgewebe am Bauch eingeführt wird. Die Kanüle wird mit einem Pflaster fixiert und alle paar Tage ausgewechselt. Die Insulinpumpe ist aus schlagfestem Kunststoff hergestellt.

Die Insulinpumpe **H-Tron** wiegt etwa 100 g und ist auch wasserdicht. Du brauchst daher die Pumpe zum Duschen nicht abzunehmen, ja Du kannst sogar mit ihr Schwimmen gehen.

Wenn Du willst, mußt Du sie nicht unbedingt am Gürtel tragen. Du kannst sie auch in die Hosentasche stecken.

Viele Diabetiker entscheiden sich für eine

Insulinpumpe,

weil die Stoffwechseleinstellung noch besser möglich ist als mit der Intensivierten konventionellen Insulintherapie mit 4 Injektionen pro Tag, vor allem aber weil sie sich nicht mehr um die Basalrate kümmern müssen, die ja vom Arzt eingestellt wird.

Es gibt jedoch auch Diabetiker, bei denen eine

Insulinpumpentherapie

empfohlen wird:

1. bei Diabetikerinnen, die ein Baby erwarten oder den Wunsch haben, ein Baby zu bekommen.

2. bei Diabetikern, die trotz Intensivierter konventioneller Insulintherapie sehr ausgeprägte Blutzuckerschwankungen aufweisen.

3. bei Diabetikern, die schon Hinweise für Spätschäden haben.

Insulin-Präparate

Schweineinsulin-Präparate

Normalinsulin (Alt)
Insulin Velasulin Nordisk

Verzögerungsinsulin (NPH)
Insulin Insulatard Nordisk

Kombinationsinsuline
Insulin Mixtard 30/70 Nordisk
(30% Insulin Velasulin Nordisk + 70% Insulin Insulatard Nordisk)
Insulin Mixtard 50/50 Nordisk
(50% Insulin Velasulin Nordisk + 50% Insulin Insulatard Nordisk)

Wir haben nicht alle Präparate aufgeführt, meinen aber, mit den hier genannten Präparaten auskommen zu können.

Alle hier aufgeführten Präparate sind

U-40-Insuline,

d.h. in 1 ccm sind 40 Einheiten Insulin enthalten.

Für Pens und Insulinpumpen gibt es spezielle Präparate, meist

U-100-Insuline,

die in 1 ccm 100 Einheiten Insulin enthalten.

Humaninsulin-Präparate

Normalinsuline (Alt)
H-Insulin Hoechst
Huminsulin Normal Lilly
Insulin Velasulin Human Nordisk
Insulin Actrapid HM Novo

Verzögerungsinsuline (NPH)
Basal-H-Insulin Hoechst
Huminsulin Basal (NPH) Lilly
Insulin Insulatard Human Nordisk
Insulin Protaphan HM Novo

Kombinationsinsuline
Depot-H 15-Insulin Hoechst
(15 % H-Insulin Hoechst + 85 % Basal-H-Insulin Hoechst)
Depot-H-Insulin Hoechst
(25 % H-Insulin Hoechst + 75 % Basal-H-Insulin Hoechst)
Komb-H-Insulin Hoechst
(50 % H-Insulin Hoechst + 50 % Basal-H-Insulin Hoechst
Huminsulin Profil I Lilly
(10 % Huminsulin Normal Lilly + 90 % Huminsulin Basal (NPH) Lilly)
Huminsulin Profil II Lilly
(20 % Huminsulin Normal Lilly + 80 % Huminsulin Basal (NPH) Lilly)
Huminsulin Profil III Lilly
(30 % Huminsulin Normal Lilly + 70 % Huminsulin Basal (NPH) Lilly)
Huminsulin Profil IV Lilly
(40 % Huminsulin Normal Lilly + 60 % Huminsulin Basal (NPH) Lilly)
Insulin Mixtard 30/70 Human Nordisk
(30 % Insulin Velasulin Human Nordisk + 70 % Insulin Insulatard Human Nordisk)
Insulin Mixtard 50/50 Human Nordisk
(50 % Insulin Velasulin Human Nordisk + 50 % Insulin Insulatard Human Nordisk)
Insulin Actraphane HM 30/70 Novo
(30% Actrapid HM + 70% Protaphan HM Novo)

Noch einige wichtige Informationen über Insulin

1. Wann soll das Insulin gespritzt werden?
Bei einer Injektion am Tag vor dem 1. Frühstück (etwa um 7 Uhr), bei zwei Injektionen am Tag vor dem 1. Frühstück (etwa um 7 Uhr) und vor dem Abendessen (etwa um 18 Uhr).

2. Kann Basal-H-Insulin Hoechst mit Normalinsulin einer anderen Firma gemischt werden?
Nein! Es dürfen nur Insulinpräparate derselben Firma gemischt werden.

3. Soll man überhaupt Insulinpräparate mischen?
Wie Du eine Seite vorher gesehen hast, gibt es mehrere sehr gute Kombinationsinsuline. Daher wurde bei uns weniger selbstgemischt als in anderen Ländern. Inzwischen hat das Mischen auch bei uns weite Verbreitung gefunden, denn, wie gesagt, mit individuell abgestimmten Insulinmischungen lassen sich die besten Stoffwechseleinstellungen erzielen.

4. Wo sollte das Insulin aufbewahrt werden?
Angebrochene Fläschchen können bei Zimmertemperatur, aber vor Licht geschützt aufbewahrt werden. Unangebrochene Fläschchen werden im Kühlschrank, aber nicht im Tiefkühlfach gelagert.

5. Wenn nun das Insulin doch einmal ins Tiefkühlfach geraten ist? Kann ich es weiter verwenden?
Nein! Insulin verliert einen Teil seiner Aktivität, wenn es tiefgefroren ist. Einmal gefrorene Insulinlösung mußt Du wegwerfen.

6. Auf jedem Insulinfläschchen ist ein Datum eingetragen. Was hat das zu bedeuten?
Das ist das Verfalldatum des Insulins. Nach Ablauf des Verfalldatums sollte die Insulinlösung nicht mehr benutzt, sondern weggeworfen werden.

7. Muß Insulin auf Reisen gekühlt werden?
Wenn das Insulin nicht großer Hitze (mehr als 30 °C) ausgesetzt ist, muß es nicht sein. Wenn der Sommer sehr heiß ist, besorge Dir eine Kühltasche.

8. Woher soll ich wissen, daß mein Insulin verdorben ist?
Du merkst das daran, daß es nicht mehr richtig wirkt. Die Stoffwechseleinstellung gerät außer Kontrolle, Du scheidest viel zu viel Glucose im Urin aus.

9. Trübe Insulinzubereitungen müssen vor dem Aufziehen gut gemischt werden. Rolle das Fläschchen zwischen den Handflächen.

10. Zum Schluß:

Verwechsele nie
U-40-Insulin und
U-100-Insulin!!!

U-40-Insulin wird mit Spritzen injiziert, die in 1 ccm 40 Einheiten oder in ½ ccm 20 Einheiten Insulin enthalten.

U-100-Insulin wird mit **Pens** oder **Insulinpumpen** oder Spritzen, die in 1 ccm 100 Einheiten Insulin enthalten, injiziert.

Bevor Du mit dem 4. Kapitel beginnst, solltest Du die folgenden Fragen beantworten.

A. Welche der folgenden Sätze sind „richtig", welche „falsch"?

1. Wenn ein Kind mit Diabetes vergißt, Insulin zu spritzen, sinkt der Blutzucker auf sehr niedrige Werte.

2. Der Diabetes vom Typ II kann häufig erfolgreich mit Tabletten behandelt werden, weil das Pankreas noch Insulin produziert.

3. Ein Diabetes vom Typ I kann nicht mit Tabletten behandelt werden, da das Pankreas die Fähigkeit verliert, Insulin zu produzieren.

4. Ein Kind mit Diabetes kann später, wenn es erwachsen geworden ist, mit Tabletten behandelt werden.

5. Wenn ich um 7 Uhr ein Normalinsulin injiziere, erreicht es seine stärkste Wirkung um etwa 9 bis 10 Uhr.

6. Wenn ich um 7 Uhr ein Verzögerungsinsulin injiziere, erreicht es seine stärkste Wirkung um etwa 11 bis 14 Uhr.

7. Depot-H-Insulin Hoechst und Basal-H-Insulin Hoechst sind im wesentlichen die gleichen Insulinpräparate.

8. Ich sollte immer nur Alt-Insulin mit NPH-Insulin mischen.

B. Beantworte die folgenden Fragen.

9. Wenn Du Deinen Diabetes nur mit Normalinsulin behandelst, mußt Du mehrmals am Tag injizieren. Wie häufig mindestens?

10. Wenn Du selbst zwei Insulinsorten in der Spritze mischt, mußt Du welches Insulin zuerst aufziehen?

Fragen (3. Kapitel)

C. Kreuze die richtigen Antworten an (es sind eine oder mehrere Antworten richtig).

11. Wenn Du morgens 10 Einheiten Basal-H-Insulin Hoechst gespritzt hast und vor dem Mittagessen viel Zucker im Urin ausscheidest, reagierst Du wie?

a. ich erhöhe die Basal-H-Insulin Hoechst Dosis,

b. ich reduziere die Basal-H-Insulin Hoechst Dosis,

c. ich mische einige Einheiten (2 bis 3) Normalinsulin (H-Insulin Hoechst) zum Basal-H-Insulin Hoechst,

d. ich vermindere die Nahrungsmenge des 2. Frühstücks.

12. Welche der folgenden Feststellungen sind richtig?

a. Insulin darf nicht tiefgekühlt werden.

b. Alt-Insulin kann mit NPH-Insulin derselben Firma gemischt werden.

c. Ich darf nie U-40-Insulin mit U-100-Insulin verwechseln.

d. U-40-Insulin enthält pro ccm 40 Einheiten, U-100-Insulin 100 Einheiten Insulin.

13. Wenn Du ein Verzögerungsinsulin (z. B. Basal-H-Insulin Hoechst) morgens um 7 Uhr spritzt, tritt wann die stärkste Wirkung auf?

a. zwischen 8 und 10 Uhr,

b. zwischen 11 und 14 Uhr,

c. zwischen 16 und 20 Uhr,

d. zwischen 21 und 24 Uhr.

14. Wenn Du ein Normalinsulin morgens um 7 Uhr spritzt, tritt wann die stärkste Wirkung auf?

a. zwischen 9 und 10 Uhr,

b. zwischen 11 und 14 Uhr,

c. zwischen 15 und 17 Uhr,

d. zwischen 19 und 20 Uhr.

Und nun auf der nächsten Seite die Antworten.

Antworten (3. Kapitel)

1. Falsch, er steigt an.

2. Richtig

3. Richtig

4. Falsch, ein „Insulinmangeldiabetes" bleibt ein „Insulinmangeldiabetes", ein Typ-I-Diabetes bleibt immer ein Typ-I-Diabetes.

5. Richtig

6. Richtig

7. Falsch, Depot-H-Insulin Hoechst ist ein Verzögerungsinsulin mit, Basal-H-Insulin Hoechst ein Verzögerungsinsulin ohne Normalinsulin-Anteil.

8. Richtig.

9. Dreimal: morgens, mittags, abends zu den Hauptmahlzeiten.

10. Den Normalinsulin-Anteil zuerst, dann den Verzögerungsinsulin-Anteil.

11. a. aber nur, wenn auch in anderen Urinportionen viel Zucker ausgeschieden wird,

c. das ist am besten,

d. eine Möglichkeit, an die man auch denken sollte.

12. Alle Feststellungen sind richtig.

13. b. etwa 4 bis 7 Stunden nach Injektion.

14. a. etwa 2 bis 3 Stunden nach Injektion.

Nach diesem schwierigen Kapitel hast Du eine lange Pause verdient.

4. Kapitel

Zum Erinnern.
Wir haben gelernt:

1. Erwachsene mit Typ-II-Diabetes weisen eine ganz andere Stoffwechselstörung auf als Menschen mit Typ-I-Diabetes.

2. Der **Typ-I-Diabetes** ist **insulinabhängig,** d. h. **immer muß** Insulin gespritzt werden.

3. Der **Typ-II-Diabetes** des Erwachsenen ist **insulinunabhängig,** d. h. bei ihnen muß kein Insulin gespritzt werden, sie kommen mit Diät oder Tabletten aus.

4. Diese Tabletten wirken **nicht** bei Menschen mit Typ-I-Diabetes.

5. Wenn ein Kind einen Typ-I-Diabetes bekommt, bleibt es immer ein Typ-I-Diabetes, auch wenn das Kind ein Erwachsener geworden ist.

Wir haben noch andere Dinge erfahren:

1. Mit zwei Insulininjektionen am Tag kann eine bessere Stoffwechseleinstellung erzielt werden als mit einer Injektion.

2. Am häufigsten werden **Insulinkombinationen** aus schnellwirkendem Normalinsulin und länger wirkendem Verzögerungsinsulin verwendet.

3. Sehr gute Einstellungen sind zu erreichen, wenn Du unmittelbar vor der Injektion eine von Dir selbst erprobte **Mischung** aus Normalinsulin und Verzögerungsinsulin herstellst.

4. Wichtig ist, daß Du Deine Stoffwechselmessungen – Urinzucker, Blutzucker – sorgfältig protokollierst.

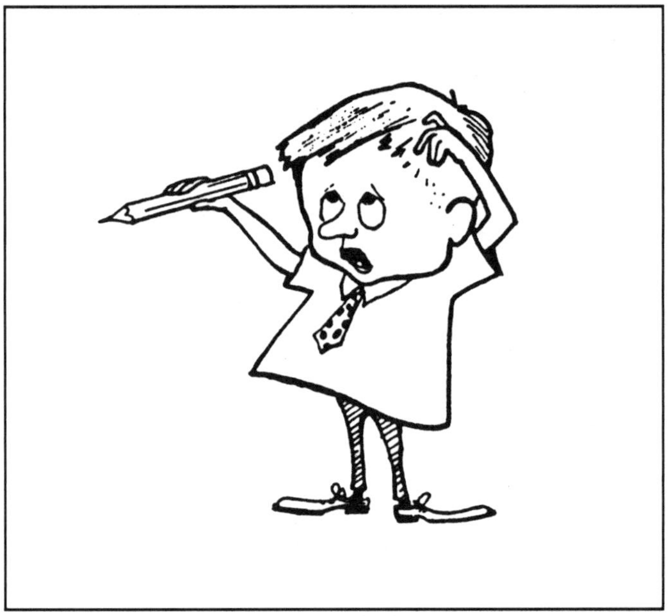

Die „Nase voll haben" vom Diabetes

Hast Du schon einmal die „Nase voll gehabt" von Deinem Diabetes?

Hast Du schon einmal gedacht: „Ich habe ihn satt", diesen

„verdammten" Diabetes,

er macht mich noch ganz verrückt!"????

Sicherlich hast Du schon einmal solche Gedanken und Gefühle gehabt.

Jeder mit Diabetes kennt diese Empfindungen, denn es ist ja auch wirklich eine

„blöde Sache"

mit dem Diabetes.

Wenn Du nie ärgerlich, böse oder traurig wegen Deines Diabetes warst, könnte man sich Sorgen um Dich machen,

denn jeder mit Diabetes hat mal die „Nase voll".

Und dann sollte er es auch sagen und zeigen – und auch

schimpfen und fluchen!

Diabetes zu haben ist nämlich eine „blöde Sache" und verlangt viel

Arbeit, Mühe, Sorgfalt, Opfer

und vor allem Verzicht von Dir.

Das Schlimme ist, daß es oft nicht gut läuft, daß die Einstellung mies ist, obwohl Du Dir die größte Mühe gibst. Das ist dann anderen Menschen, z.B. den Ärzten, oft schwierig klar zu machen. Die stellen sich das mit der Stoffwechseleinstellung oft leichter vor als es ist.

Was sollst Du machen?

Nun, das einzige, was hilft, ist immer wieder über Deine Sorgen oder Schwierigkeiten zu sprechen, mit Deinem Arzt, mit Deiner Diabetesberaterin, mit Deiner Diätassistentin, aber auch mit Deinen Freunden.

Was tun, wenn man die „Nase voll" hat?

Was kannst Du tun, wenn Dich Dein Diabetes ganz „verrückt" macht?

Wie kannst Du mit der Wut, mit dem Ärger fertig werden?

Manche Menschen mit Typ-I-Diabetes reagieren auf den Ärger, indem sie den Diabetes einfach

verleugnen.

Sie folgen nicht mehr der Diät, sie hören auf, Stoffwechselkontrollen zu machen, sie bewegen sich kaum noch, hängen herum, manche vergessen sogar absichtlich ihre Insulininjektion.

Eine furchtbare Sache.

Hast Du auch mal daran gedacht, so zu reagieren?

Vielleicht, – aber ist das die richtige Art, mit dem

„Problem Diabetes"

fertig zu werden?

So kann und darf man doch einfach nicht mit seiner Gesundheit umgehen!

Darum laß uns überlegen, wie Du besser mit dem Problem umgehen kannst.

Schreib doch mal auf, was Dir dazu einfällt!

Wer kann Dir in so einer Situation helfen?

Sprich doch mit Deinem Arzt, Deinen Freunden, mit Leuten, denen Du vertraust!...

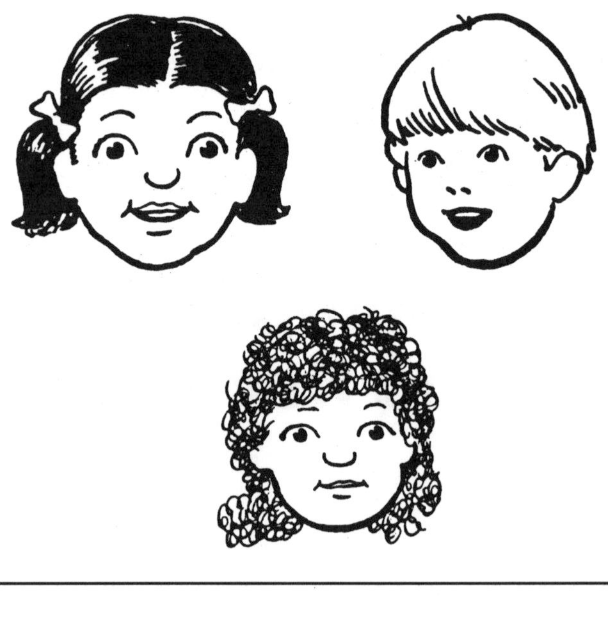

Sorgen und Ängste und Mut

Die Leute aus dem Diabetes-Team kennen viele Menschen mit Typ-I-Diabetes und ihre

Sorgen und Ängste.

Darum wissen und verstehen sie nur zu gut, daß Du nicht jede Minute und jede Stunde und jeden Tag das tust, was Du eigentlich wegen Deines Diabetes tun müßtest.

Was sie sich wünschen, ist, daß Du Dir jeden Tag Mühe gibst, das Beste zu tun, mehr nicht.

Doch noch etwas wünschen sie sich: daß Du Dich nicht mit

Schuldgefühlen

plagst, wenn Du mal über die Stränge geschlagen hast und Deine Einstellung entsprechend mies ist.

Vergiß den Tag und fang den nächsten Tag neu an!

Ärgern kannst Du Dich ruhig über Dich selbst, aber nicht zu lange. Werde auch mit Deinem Ärger schnell fertig, sonst macht Dich der Ärger fertig, und dann läuft die Einstellung erst richtig aus dem Ruder.

Jeder hat Gefühle wie Wut, Schuld, Traurigkeit usw. Niemand braucht sich ihrer zu schämen . . . .

Im Gegenteil – sprich ruhig über Deine Gefühle, und wenn sie Dich stören, versuche, sie los zu werden, mit ihnen fertig zu werden, – versuch es – nur

Mut!

Tägliche Aufzeichnungen

Du kannst Deinen Diabetes nur erfolgreich behandeln, wenn Du täglich Aufzeichnungen in Deinem Protokollheft machst.

Was solltest Du täglich protokollieren?

1. die **Insulinsorte,** die Du injizierst,
2. die **Insulinmenge,** die Du morgens und evtl. abends injizierst,
3. das **Ergebnis der Urinuntersuchungen** (Zucker und Aceton),
4. das **Ergebnis der Blutglucosebestimmungen,**
5. besondere Vorkommnisse (Infekt, Party, Unterzuckerung usw.).

Nur über tägliche Aufzeichnungen kannst Du Deinen Diabetes genau kennen lernen. Niemand ist so intelligent, daß er sich ohne Aufzeichnungen an Ereignisse erinnern kann, die an einem bestimmten Tag im vorausgegangenen Monat aufgetreten sind.

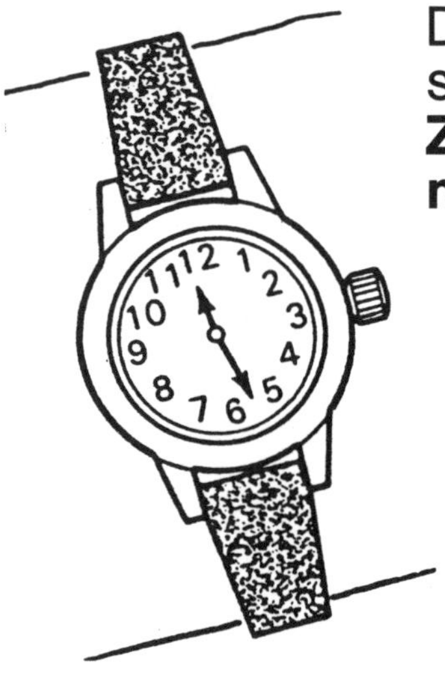

Du mußt Dir schon dafür **Zeit nehmen.**

Dein Protokollheft solltest Du nie vergessen, wenn Du Deinen Arzt oder die Diabetesambulanz aufsuchst.

Die Aufzeichnungen helfen Deinem Arzt, Dir zu helfen.

Wir haben den

Protokollbogen

für die Urinzuckermessungen und Blutglucosebestimmungen schon kennengelernt.

Wir wollen mit Hilfe von zwei Beispielen zeigen, wie er ausgefüllt wird.

Im 1. Beispiel wurden die Urinzuckermessungen mit der **Diabur-Test 5000-Methode** durchgeführt.

(Für die Protokollierung von 2, 3, und 5 g % gibt es bei der Diabur-Test 5000-Methode nur einen Farbstift, den blauen.
Daher mußt du bei 2, 3 oder 5 g % noch den gemessenen Wert mit einer Zahl neben das blaue Fähnchen schreiben).

Im 2. Beispiel wurden die Urinzuckermessungen mit der **Clinitest-2-Tropfen-Methode** durchgeführt.

Die Blutglucosebestimmungen wurden mit Haemo-Glukotest 20–800 durchgeführt.

Zwei ausgefüllte Protokollbögen

Basal-H Hoechst

Woche vom 24. bis 30.3.84

HbA1: 9,5 % (20.2.84)

	Insulin 7	13	18	22	Urinzucker 7	13	18	22	Blutglucose 7	13	18	22	Bemerk.
M	8									120	80		
D	8									80		80	
M	8										120	80	
D	8				2-				240	120			
F	8									120		120	
S	8					2-			180	180		80	
S	8						2-		120		240		

1. Beispiel: Bärbel; Diabur-Test 5000

Depot-H Hoechst

Woche vom 19. bis 25.5.84

HbA1: 10,4% (28.3.84)

	Insulin 7	13	18	22	Urinzucker 7	13	18	22	Blutglucose 7	13	18	22	Bemerk.
M	12		8							80			
D	12		8						80		120		
M	12		8							120		180	
D	12		8			-	-	-	180	180	180	240	
F	12		8		-	+	+		240	400	400	240	
S	14		10		-	-	-	-	240	180	180	180	
S	14		10		-	-	-	-	80	120	120	120	

2. Beispiel: Klaus; Clinitest-2-Tropfen

Zwei Beispiele

1. Beispiel

Bärbel ist 7 Jahre alt. Sie hat seit 1 Jahr Diabetes. Sie ist noch in der Erholungsphase und muß nur einmal am Tag Insulin spritzen. Sie ist sehr gut eingestellt und benötigt nur 8 Einheiten Insulin täglich. Mit der Diabur-Test 5000-Methode hat sie häufig gar keinen Zucker im Urin nachgewiesen (gelb) oder nur wenig (grün); nur dreimal hat sie etwas mehr Zucker im Urin gemessen (blau, 2 g %). Dann hat sie auch den Urin auf Aceton untersucht. Er war immer Aceton-negativ. Die Insulindosis hat sie nicht verändert.

Bärbel hat nicht nur Urinzucker, sondern auch Blutglucose gemessen. Dadurch hat sie ein viel genaueres Bild von ihrem Stoffwechsel. Sie sieht deutlich, daß ihre Blutzuckerwerte höchstens einmal 240 mg % erreichen. Die meisten liegen unter der Nierenschwelle, d. h. unter 160 mg %. Sie hatte Recht, die Insulindosis nicht zu verändern.

2. Beispiel

Klaus ist 10 Jahre alt und hat schon 5 Jahre seinen Diabetes. Er muß zweimal am Tag Insulin spritzen. Er injiziert ein Kombinationsinsulin, morgens um 7 Uhr 12 Einheiten, abends um 18 Uhr 8 Einheiten. Bis zur Mitte der Woche läuft alles gut. Er scheidet keinen oder nur wenig Zucker im Urin aus. Am Donnerstag kribbelt es ihm in der Nase. Sein Kopf brummt, er fühlt sich heiß an, er hat einen Infekt, der sich auch im Stoffwechsel bemerkbar macht. Klaus scheidet mehr Zucker im Urin aus. Am Freitag weist er Aceton im Urin nach. Da es nicht besser wird, entscheidet seine Mutter am Samstag, mehr Insulin zu injizieren, morgens 14 statt 12 Einheiten und abends 10 statt 8 Einheiten. Durch diese Dosiserhöhung bekommen sie die Stoffwechseleinstellung wieder in den Griff. Wegen des Infekts untersuchen sie den Urin immer auf Aceton. Aceton bleibt negativ.

Klaus hat auch Blutglucose gemessen und ganz deutlich gesehen, daß es Mittwoch mit den hohen Werten losging. Am Donnerstag kam er morgens noch mit 180 an, am Freitag und Samstag dann mit 240. Am Freitag stieg der Blutzucker sogar auf 400 an. Jetzt mußte etwas geschehen, damit die Blutzuckerwerte wieder unter die Nierenschwelle, unter 160 mg % gedrückt wurden: die Entscheidung war richtig: ab Samstag morgens und abends je 2 E. Insulin mehr. Am Sonntag war der Stoffwechsel wieder im Griff.

Drei Jungen

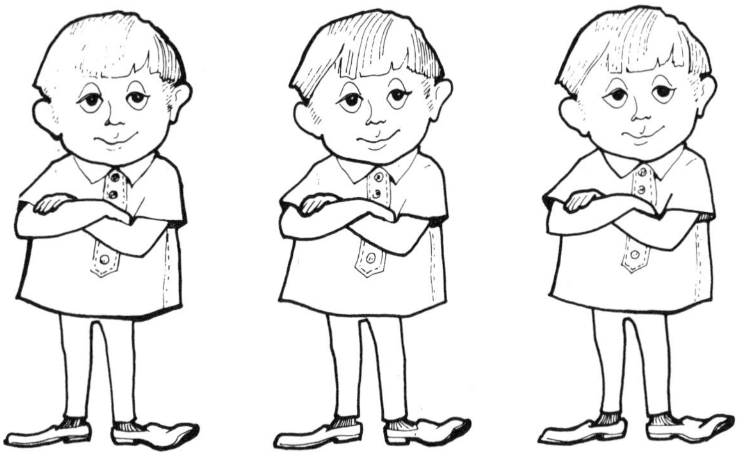

Diese drei Jungen sehen vielleicht alle gleich aus, aber sie sind es nicht!

Jeder Junge unterscheidet sich vom anderen in ganz unterschiedlicher Weise.

- Der eine ist etwas lebhafter als der andere.
- Der eine braucht etwas mehr Schlaf als der andere.
- Der eine arbeitet etwas mehr als der andere.

Man sagt:
„Jeder ist ein Individuum mit individuellen Unterschieden".

Diese individuellen Unterschiede bewirken, daß auch der Diabetes jedes Jungen sich vom Diabetes des anderen Jungen unterscheidet.

Wegen dieser individuellen Unterschiede zwischen Typ-I-Diabetikern muß jeder Diabetes einzeln betrachtet und behandelt werden. Der eine reagiert so, der andere so; was für den einen gut ist, muß für den anderen noch lange nicht gut sein.

Daher ist es für jeden Arzt unmöglich, jede Situation, jede Stoffwechselsituation vorauszusehen oder zu behandeln.

Er müßte dann schon Tag und Nacht bei Dir sein.

Du kontrollierst und behandelst Deinen Diabetes,

Du lebst mit ihm Tag und Nacht,
Du kannst ihn genau kennenlernen.
Dein Arzt muß Dich bei der Behandlung Deines Diabetes beraten! Das kann er nur, wenn er durch Deine Aufzeichnungen erfährt, wie Dein Diabetes verläuft.

Warum Aufzeichnungen?

Und nun noch einmal zurück zu den drei Fragen.

1. Was geschieht mit den Aufzeichnungen?

Du brauchst Sie, wenn Du entscheiden mußt, wieviel Insulin Du injizieren sollst, ob Du eine Änderung der Insulindosis vornehmen sollst oder nicht.
Du brauchst sie, um zu wissen, wie gut Dein Stoffwechsel eingestellt ist.

2. Für wen mache ich Aufzeichnungen?

Natürlich für **Dich**, denn es ist doch **Dein Diabetes,** und **Du** triffst die wichtigsten Entscheidungen über die Behandlung. Dein Arzt möchte selbstverständlich die Aufzeichnungen sehen, aber nicht zu seinem Vorteil, sondern um Dich beraten zu können.

3. Warum also Aufzeichnungen?

Das ist doch jetzt klar, oder nicht?

Für Dich und Deinen Diabetes machst Du die Stoffwechseluntersuchungen und Aufzeichnungen.

Jetzt wollen wir lernen, wie Du aufgrund Deiner Stoffwechselwerte (Urinzuckermessung und Blutglucosebestimmung) die Insulindosis sinnvoll ändern kannst.

Man nennt das: Flexible oder elastische Insulinanpassung an die Stoffwechselsituation.

Jetzt mußt Du gut aufpassen und gut mitdenken.

Wahl der Insulindosis

Wir haben festgestellt, daß Du in der Lage sein solltest, Deine Insulindosis, wenn es nötig ist, zu verändern.

Bevor wir dieses wichtige Thema besprechen, müssen wir uns einige Dinge ins Gedächtnis zurückrufen.

1. Was willst Du mit der richtigen Wahl der Insulindosis erreichen?

„Eine gute Stoffwechseleinstellung".

Richtig!

Was verstehst Du unter einer guten Stoffwechseleinstellung?

Schreibe doch einmal auf, was Du unter einer guten Stoffwechseleinstellung verstehst.

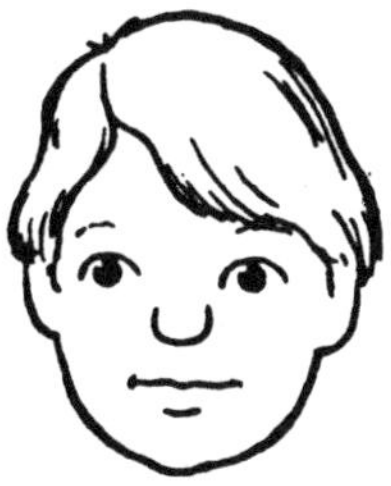

2. Womit kann der Stoffwechsel am besten eingestellt werden?
Mit einer Insulininjektion am Tag?
Mit zwei Insulininjektionen am Tag?
Mit einem Verzögerungsinsulin?
Oder mit einer Mischung aus Normalinsulin und Verzögerungsinsulin?
Mit der Konventionellen Insulintherapie oder der Intensivierten konventionellen Insulintherapie?

Jetzt wollen wir lernen, wie Du Deine Insulindosis änderst, wie Du sie an die Stoffwechselsituation anpassen kannst.

Wie ändere ich die Insulindosis?

Nachdem Du aufgrund Deiner Urin- und Blutzuckerwerte zu dem Ergebnis gekommen bist, daß die Insulindosis geändert werden muß, stellen sich folgende Fragen:

1. Muß die Dosis erhöht oder vermindert werden?

Dann fragst Du weiter:
2. Um wieviel Einheiten muß erhöht oder vermindert werden?

Wenn Du abends und morgens Insulin spritzt, fragst Du schließlich:
3. Muß morgens oder abends erhöht oder vermindert werden?

Zuerst wollen wir die **2. Frage** beantworten:
Ganz allgemein gilt die Regel, daß Du die Insulindosis um etwa 10% der bei Dir üblichen Dosis erhöhen oder vermindern kannst;
d. h.
wenn Du 10 Einheiten spritzt, um 1 Einheit,
wenn Du 20 Einheiten spritzt, um 2 Einheiten,
wenn Du 30 Einheiten spritzt, um 3 Einheiten usw.

„Und dazwischen?"
Richtig, darum laß uns die **Regel** genauer formulieren:

Wenn Du 10 Einheiten oder weniger pro Injektion spritzt, ändere die Dosis um 1 Einheit.

Wenn Du zwischen 11 und 20 Einheiten pro Injektion spritzt, ändere um 2 Einheiten.

Wenn Du zwischen 21 und 30 Einheiten pro Injektion spritzt, ändere um 3 Einheiten.

1 – 10 Einh.: ±1 Einh.
11 – 20 Einh.: ±2 Einh.
21 – 30 Einh.: ±3 Einh.

Diese Regel gilt für Verzögerungs- und Kombinationsinsulin-Präparate, d. h. für Insulinpräparate, die nur Verzögerungsinsulin oder vorwiegend Verzögerungsinsulin enthalten.

Für Normalinsulin
gilt eine andere Regel:

Normalinsulin kann um 20 % erhöht oder vermindert werden:

1 – 10 Einh.: ±2 Einh.
11 – 20 Einh.: ±4 Einh.

Auch für die **Häufigkeit** der Dosisänderung gibt es unterschiedliche Regeln:
Die **Verzögerungsinsulindosis** soll möglichst **selten** geändert werden.

Die **Normalinsulindosis** muß **häufig** gewechselt werden. Sie muß an die ständig wechselnde Stoffwechselsituation angepaßt werden.

Die 1. und 3. Frage wollen wir mit Hilfe einiger Beispiele beantworten.

1. Beispiel
Konventionelle Therapie

Basal H Hoechst		Woche vom 6. bis 12.1.88 HbA1: 7,8 % (20.12.88)

	Insulin 7	13	18	22	Urinzucker 7	13	18	22	Blutglucose 7	13	18	22	Bemerk.
M	8									40	20	120	H 13^{00}; 18^{00}
D	8								120	80	80	40	H 22^{00}
M	8										20	80	H 18^{00}
D	7								80	180	120		
F	7								120	20	120		H 13^{00}
S	6									80	120	120	
S	6									120			

Diabur-Test 5000-Methode

Hier eine „scharfe" Einstellung. Einmal am Tag werden zunächst 8 Einheiten Basal-H-Hoechst injiziert. Im Urin wird kein Zucker ausgeschieden. Mit Hilfe der Blutglucosebestimmungen erkennt man die Hypoglykämieneigung. Am Montag um 13.00 und 18.00 Uhr treten Hypoglykämien auf (Blutglucose 40 um 13.00 Uhr und sogar nur 20 um 18.00 Uhr). Auch am Dienstag und Mittwoch treten „Hypos" auf. Darum wird am Donnerstag die Insulindosis vermindert: 7 Einheiten. Trotzdem tritt am Freitag um 13.00 Uhr wieder eine Hypoglykämie auf: 20! Wieder wird die Insulindosis um 1 Einheit auf 6 Einheiten reduziert. Wie gut dieses Kind eingestellt ist, erkennst Du auch an dem sehr guten HbA1-Wert von 7,8 %.

Während der Remissionsphase ist es nicht schwierig, den Stoffwechsel gut einzustellen. Der Insulinbedarf liegt unter einer halben Einheit pro kg Körpergewicht (d. h. bei einem 20 kg schweren Kind unter 10 Einheiten pro Tag).

2. Beispiel
Konventionelle Therapie

Depot H 15 Hoechst — Woche vom 11. bis 17.2.88 — HbA1: 10,2 % (12.1.88)

	Insulin 7	13	18	22	Urinzucker 7	13	18	22	Blutglucose 7	13	18	22	Bemerk.
M	12									120			
D	12										80		
M	12								120		180	180	
D	12				–		–	–	180	240	180	240	
F	14				–	–			240	180	180	120	
S	14								120	180	120	80	
S	14								80	120	120	80	

Clinitest-2-Tropfen-Methode

Dieses Kind befindet sich ebenfalls noch in der Remissionsphase. Einmal am Tag wird Insulin gespritzt: zunächst 12 Einheiten Depot-H 15-Hoechst. Die Einstellung ist gut. Es wird fast kein Zucker im Urin ausgeschieden. Die wenigen gemessenen Blutglucosewerte betragen 80 oder 120. Hypoglykämien treten nicht auf.
Am Mittwoch ändert sich das Bild. Um 18.00 und 22.00 Uhr werden 1 % gemessen, die Blutglucosewerte liegen bei 180.
Auch am Donnerstag bietet sich ein buntes Bild: 1, 2 und 3 % Zucker im Urin. Aceton noch negativ. Blutglucose 180 und 240.
Als am Freitag um 7.00 Uhr 5 % Zucker ausgeschieden werden und wieder 240 Blutzucker gemessen wird, spritzt das Kind zwei Einheiten Insulin mehr. Der Stoffwechsel beruhigt sich wieder. Die Urinzuckerausscheidung geht zurück, auch die Blutglucosewerte sind wieder zufriedenstellend.

Der letzte HbA1-Wert war mit 10,2 % zufriedenstellend, nicht gut. In letzter Zeit mußte die Insulindosis mehrfach verändert werden, sie nähert sich einer halben Einheit pro kg Körpergewicht. Sicher muß bald auf zwei Injektionen am Tag umgestellt werden. Die Remission geht ihrem Ende entgegen.

3. Beispiel
Konventionelle Therapie

Depot-H. Hoechst .... A/Z — Woche vom 17. bis 23.3.88 — HbA1: 9,2 % (10.1.88)

	Insulin 7	13	18	22	Urinzucker 7	13	18	22	Blutglucose 7	13	18	22	Bemerk.
M	9		6						80		120		
D	9		6							120		80	
M	9		6			-3	-2		80	180	240		
D	9		6			-5	-3			400	240	80	
F	10		6				-3		120	240	240	120	
S	12		6						80		80		
S	12		6						120	40	80		H 13⁰⁰

Diabur-Test 5000-Methode

Dieser Patient weist einen mittleren Insulinbedarf auf, der zwischen einer halben und einer Einheit pro kg Körpergewicht liegt. Daher injiziert der Patient zweimal am Tag ein Kombinationsinsulin: Depot-H-Insulin Hoechst, morgens 9 und abends 6 Einheiten. Montag und Dienstag ist die Stoffwechseleinstellung gut, im Urin wird kaum Zucker ausgeschieden, die Blutglucosewerte liegen zwischen 80 und 120, Hypoglykämien treten nicht auf. Der HbA1-Wert liegt bei 9,2 %, auch ein gutes Ergebnis. Am Mittwoch und Donnerstag wird mittags (13.00 Uhr) und abends (18.00 Uhr) plötzlich viel Zucker ausgeschieden. Auch die Blutglucosewerte liegen hoch, 180 bis 240, während morgens nüchtern (7.00 Uhr) und abends spät (22.00 Uhr) noch gute Werte gemessen werden.

Am Freitag wird daher die Morgendosis erhöht, zunächst um 1 Einheit auf 10 Einheiten. Da kaum eine Besserung auftritt, werden ab Samstag sogar 12 Einheiten gespritzt. Jetzt normalisiert sich der Stoffwechsel wieder. Die Abenddosis von 6 Einheiten konnte unverändert beibehalten werden. Am Sonntag um 13.00 Uhr trat sogar eine leichte Hypoglykämie auf. Aber die Einstellung ist jetzt gut. 12 und 6 Einheiten sollten weiter gegeben werden. Ein HbA1-Wert unter 9 % ist das Ziel.

4. Beispiel
Konventionelle Therapie

H-Ins. Hoechst [· ·] Basal-H Hoechst

Woche vom 5. bis 11.5. 88

HbA1: 10,1 % (3.4.88)

	Insulin 7	Insulin 13	Insulin 18	Insulin 22	Urinzucker 7	Urinzucker 13	Urinzucker 18	Urinzucker 22	Blutglucose 7	Blutglucose 13	Blutglucose 18	Blutglucose 22	Bemerk.
M	6 · 10		3 · 6						80	120	120	80	
D	6 · 10		3 · 6							40			H 11°°
M	4 · 10		3 · 6				–		120	240	400	120	
D	4 · 10		3 · 6				–		120	400	240	80	
F	4 · 12		3 · 6					–		80	120	400	
S	4 · 12		3 · 6					–	120	120	80	240	
S	4 · 12		5 · 6						80	120	120	120	

Clinitest-2-Tropfen-Methode

Dieser Junge hat schon länger als 5 Jahre seinen Diabetes. Er benötigt 25 Einheiten Insulin am Tag, d. h. fast eine Einheit pro kg Körpergewicht. Unmittelbar vor der Injektion mischt er ein Normalinsulin (H-Insulin Hoechst) mit einem Verzögerungsinsulin (Basal-H-Insulin Hoechst).
Am Dienstag tritt um 11.00 Uhr in der Schule eine „Hypo" auf. Zu Hause um 13.00 Uhr beträgt der Blutglucosewert auch noch 40, obwohl er in der Schule sofort eine Extra-BE zu sich genommen hat. Darum injiziert er am Mittwoch nur noch 4 statt bisher 6 Einheiten H-Insulin. Dienstag und Mittwoch treten mittags (13.00 Uhr) und abends (18.00 Uhr) schlechte Werte auf: 1, 3 und sogar 5 % Zucker im Urin, 240 und 400 Blutzucker.

Am Freitag wird daher die Verzögerungsdosis der Morgeninjektion um zwei Einheiten von 10 auf 12 Einheiten erhöht. Am Freitag und Samstag gefallen dem Jungen die Stoffwechselwerte um 22.00 Uhr vor dem Schlafen nicht: 3 und 5 % Zucker im Urin und 240 und 400 Blutzucker. Daher erhöht er den Normalinsulin-Anteil am Abend um zwei Einheiten von 3 auf 5 Einheiten. Am Sonntag ist der Stoffwechsel sehr gut eingestellt. Er ist zufrieden. So balanciert der Junge geschickt seinen Stoffwechsel mit Hilfe einer individuell angepaßten Mischung aus Normal- und Verzögerungsinsulin aus.

Lehren aus dem 4. Beispiel

Was haben wir aus dem 4. Beispiel gelernt?

1. Der Normalinsulin-Anteil der Morgeninjektion wird erhöht, wenn Du vormittags viel Zucker im Urin ausscheidest (bzw. in der Urinportion vor dem Mittagessen).

2. Der Verzögerungsinsulin-Anteil der Morgeninjektion wird erhöht, wenn Du nachmittags viel Zucker ausscheidest (bzw. in der Urinportion vor der Abendinjektion).

3. Der Normalinsulin-Anteil der Abendinjektion wird erhöht, wenn Du vor dem Schlafen viel Zucker im Urin nachweist.

4. Der Verzögerungsinsulin-Anteil der Abendinjektion wird erhöht, wenn Du am nächsten Tag morgens nüchtern viel Zucker im Urin bestimmst.

Was haben wir noch gelernt?

5. Der schnell und kurz wirkende Normalinsulin-Anteil kann um doppelt so viele Einheiten erhöht werden wie der Verzögerungsinsulin-Anteil (d. h. der Normalinsulin-Anteil wird bei 10 Einheiten und weniger um 2 Einheiten, bei 11 bis 20 Einheiten um 4 Einheiten erhöht).

Nun, und mit der Verminderung der Insulinmengen ist es im Prinzip genauso!

Die Beispiele machen jedoch auch deutlich, daß Du einen viel genaueren Einblick in die Stoffwechsellage bekommst, wenn Du neben den Urinzuckermessungen noch Blutglucosebestimmungen durchführst.

Den besten Einblick in Deine Stoffwechselsituation vermitteln Blutglucosebestimmungen.

Verminderung der Insulindosis

Wie ist das mit der Verminderung der Insulindosis?

1. Wenn Du keine Urinzuckerausscheidung nachweist und Hypoglykämien bzw. Unterzuckerungen auftreten, oder wenn Du eine starke körperliche Anstrengung vorhast, kannst Du die Insulindosis vermindern.

2. Kombinationsinsuline und Verzögerungsinsuline vermindere um 10 % der Ausgangsdosis:

1 bis 10 Einheiten:
1 Einheit weniger.

11 bis 20 Einheiten:
2 Einheiten weniger.

21 bis 30 Einheiten:
3 Einheiten weniger.

3. Normalinsuline vermindere um 20 % der Ausgangsdosis:

1 bis 10 Einheiten:
2 Einheiten weniger.

11 bis 20 Einheiten:
4 Einheiten weniger.

4. Wenn Du nicht selbst mischst, sondern ein Kombinations- oder Verzögerungsinsulin spritzt, vermindere die Morgendosis, wenn tagsüber kein Zucker im Urin nachgewiesen wird und Hypoglykämien auftreten; vermindere die Abenddosis, wenn nachts kein Zucker nachweisbar ist und Hypoglykämien auftreten.

5. Wenn Du Insulin selbst mischst, vermindere den Normalinsulin-Anteil morgens bei Hypoglykämien am Vormittag, den Verzögerungsinsulin-Anteil morgens bei Hypoglykämien am Nachmittag, den Normalinsulin-Anteil abends bei Hypoglykämien am Abend und schließlich den Verzögerungsinsulin-Anteil abends bei Hypoglykämien während der Nacht.

So, jetzt haben wir's! Die beiden letzten Absätze mußt Du sicher mehrfach lesen, um sie ganz genau zu verstehen und zu behalten.

Jetzt haben wir viel gelernt. Ich glaube, es war nicht so einfach zu verstehen. Darum wollen wir die wichtigsten Regeln noch einmal wiederholen.

Änderung der Insulindosis

Wir wollen noch einmal überlegen, was wir über die Änderungen der Insulindosis gelernt haben:

1. Der Insulinbedarf ist von einem Diabetiker zum anderen verschieden.

2. Der Insulinbedarf ändert sich von Zeit zu Zeit. Die Ursachen dieser Veränderungen sind unterschiedlich. Einige werden wir im nächsten Abschnitt kennenlernen.

3. Die Unterschiede im Insulinbedarf sind beim Diabetes vom **Typ I** besonders ausgeprägt.

4. Es ist wünschenswert, daß die Person, die Deinen Diabetes am besten kennt, d. h. Du selbst, in der Lage ist, die Insulindosis, wenn es notwendig ist, zu verändern.

5. Die Änderung der Insulindosis hängt vom Ausmaß der Urinzuckerausscheidung und den Blutglucosewerten ab:
Die Insulindosis wird erhöht, wenn viel Zucker im Urin ausgeschieden wird und sehr hohe Blutglucosewerte gemessen werden, die Insulindosis kann vermindert werden, wenn kein Zucker im Urin nachgewiesen wird, niedrige Blutglucosewerte gemessen werden und Anzeichen für Hypoglykämien auftreten.

6. Damit Du entscheiden kannst, ob die Insulindosis verändert werden muß, ist es notwendig, daß Du täglich mehrmals Deinen Urin untersuchst und Blutglucosebestimmungen durchführst.

7. Die Dosis von Insulinpräparaten, die nur oder vorwiegend Verzögerungsinsulin enthalten, sollte selten geändert werden, die Dosis von Normalinsulinen muß dagegen häufig geändert und der aktuellen Stoffwechselsituation angepaßt werden.

8. Die Entscheidung, ob die Insulindosis geändert werden muß, hängt bei Normalinsulin von einem Einzelwert ab, bei Verzögerungsinsulin von mehreren Urinzucker- und Blutglucosewerten.

9. Bevor die Insulindosis geändert wird, solltest Du überlegen, ob eine Verbesserung der Stoffwechseleinstellung durch andere Veränderungen erzielt werden kann, z. B. durch Änderungen der Diät.

10. Kombinationsinsuline und Verzögerungsinsuline werden um 10 % der Ausgangsdosis erhöht oder vermindert, Normalinsuline um das Doppelte, um 20 %.

Und nun noch zwei Beispiele:
Sie zeigen die andere Methode der Insulintherapie. Insulin wird nicht **zweimal** am Tag injiziert, **sondern viermal: zwei Beispiele für die Intensivierte konventionelle Insulintherapie.**

5. Beispiel
Intensivierte konventionelle Therapie

Abruf-/Basalrate

Standard-BE: 5/1/5/1/5/1

Woche vom 2. bis 8. 4. 90

$HbA1_c$: 7,6 % (3. 3. 90)

	Insulin 7.00	Insulin 13.00	Insulin 18.00	Insulin 22.00	Blutglucose 7.00	Blutglucose 8.00	Blutglucose 13.00	Blutglucose 14.00	Blutglucose 18.00	Blutglucose 19.00	Blutglucose 22.00	Blutglucose 4.00
M	12 / 0	8 / 0	10 / 0	0 / 12	124		85		134		128	
D	12 / 0	8 / 0	10 / 0	0 / 12	135	159	110		105		106	87
M	12 / 6	10 / 0	10 / 0	0 / 12	160		400	198	155		158	
D	12 / 0	8 / 0	8 / 0	0 / 12	148		80	136	40	168	142	
F	12 / 0	8 / 0	10 / 0	0 / 12	102		120		136		120	
S	12 / 0	8 / 0	10 / 0	4 / 12	95		135		84		400	135
S	10 / 0	8 / 0	10 / 0	0 / 12	40	168	98		105		108	

Für die Intensivierte konventionelle Insulintherapie benötigst Du diesen Protokollbogen. Auch dieser Junge hat schon lange seinen Diabetes. Die Insulindosis beträgt fast eine Einheit pro kg Körpergewicht. Er injiziert nicht nur zweimal, sondern viermal am Tag. Am Montag spritzt er vor dem 1. Frühstück 12 Einheiten, vor dem Mittagessen 8 Einheiten und vor dem Abendessen 10 Einheiten Normalinsulin (H-Insulin Hoechst) mit dem OptiPen.
Die Höhe der Insulindosis vor den drei Hauptmahlzeiten hängt davon ab, wie die drei Blutzuckermessungen vor den drei Hauptmahlzeiten ausfallen. Montag und Dienstag gute Werte, darum bleibt er bei 12/8/10 Einheiten Normalinsulin. Da er jedoch am Mittwoch um 13.00 Uhr 400 bestimmt, injiziert er Mittwoch um 13.00 Uhr zwei Einheiten mehr, also 10 statt 8 Einheiten.
Am Donnerstag sind es nur 80 um 13.00 Uhr, daher spritzt er wieder 8 Einheiten.
Am Donnerstag hat er um 18.00 Uhr eine „Hypo": 40 Blutzucker. Darum injiziert er um 18.00 Uhr nur 8 Einheiten Normalinsulin.
Am Samstag mißt er um 22.00 Uhr 400 Blutzucker: jetzt spritzt er einfach 4 Einheiten Normalinsulin vor dem Schlafen.
Als er am Sonntag mit einem Blutzucker von 40 ankommt, reduziert er den Normalinsulinanteil von 12 auf 10 Einheiten. Abends um 22.00 Uhr spritzt er als Basalrate konstant jeweils 12 Einheiten Verzögerungsinsulin (Basal-H Insulin Hoechst). Dieses ist die einfachste Form der Intensivierten konventionellen Therapie. Vor den drei Hauptmahlzeiten Normalinsulin als Abrufrate, abends spät vor dem Schlafen Verzögerungsinsulin (NPH-Insulin) als Basalrate.

Bei der Intensivierten konventionellen Insulintherapie kontrollierst Du den Stoffwechsel nur noch mit

Blutglucosebestimmungen.

6. Beispiel
Intensivierte konventionelle Therapie

Abruf-/Basalrate

Standard-BE: 4/1/4/1/4/1

Woche vom 9. bis 15.4.90

$HbA1_c$: 7,2 % (11.3.90)

	Insulin 7.00	Insulin 13.00	Insulin 18.00	Insulin 22.30	Blutglucose 7.00	Blutglucose 8.00	Blutglucose 13.00	Blutglucose 14.00	Blutglucose 18.00	Blutglucose 19.00	Blutglucose 22.30	Blutglucose 4.00
M	10 · 0	7 · 4	8 · 0	0 · 10	168		86	125	156		160	
D	10 · 0	7 · 4	10 · 0	2 · 10	124		110		197	200	205	168
M	12 · 0	8 · 4	8 · 0	0 · 10	208	230	182		123		96	
D	10 · 0	7 · 4	8 · 0	0 · 10	148		76		135		120	
F	8 · 0	7 · 4	8 · 0	2 · 10	87	123	150		76		190	
S	10 · 0	7 · 4	10 · 2	0 · 10	132		136	175	110	5 BE	176	120
S	8 · 0	8 · 4	8 · 0	0 · 10	68	140	205		126		152	

Die im 5. Beispiel dargestellte Art der Intensivierten konventionellen Insulintherapie funktioniert bei vielen Patienten nicht. Sie kommen mit nur einer Basalrateninjektion vor dem Schlafen nicht aus. Sie müssen zu den Abrufraten vor den Hauptmahlzeiten in individuell sehr unterschiedlicher Weise Basalrate dazugeben. Das soll im 6. Beispiel erklärt werden. Die Patientin ißt meist 4 BE zu den Hauptmahlzeiten und kommt mit morgens 10, mittags 7 und abends 8 Einheiten Normalinsulin als Abrufrate aus. Wenn sie mehr essen will, spritzt sie entsprechend mehr Insulin. Wenn sie weniger essen will, um abzunehmen, spritzt sie entsprechend weniger Normalinsulin. Sie kontrolliert die richtige Wahl der Abrufratendosis, indem sie von Zeit zu Zeit eine Stunde nach der Hauptmahlzeit Blutzucker bestimmt. Gleich nach der Umstellung von Konventioneller auf Intensivierte konventionelle Therapie hat sie gemerkt, daß sie am Nachmittag gegen 18.00 Uhr sehr hohe Blutzuckerwerte hat. Daher hat sie mittags nicht nur Normalinsulin als Abrufrate, sondern auch noch 4 Einheiten NPH-Insulin als Basalrate gespritzt. Mittags liegt sie mit ihren Blutzuckerwerten gut. Darum spritzt sie morgens keine Basalrate. Bei ihrer diabetischen Freundin ist das anders. Die braucht auch morgens neben der Abrufrate zum Frühstück Basalrate, weil sie sonst mittags zu hoch liegt. Jeder Diabetiker muß für sich herausfinden, wie häufig er Basalrate am Tag spritzen muß. Viele Patienten müssen zu den Hauptmahlzeiten beides spritzen: Abruf- und Basalrate.
Die meisten machen das mit zwei Pens (U-100-Insulin!), einige mischen Normal- und NPH-Insulin (U-40-Insulin!) in der Spritze.

Modifikationsvorschläge für die Intensivierte konventionelle Therapie

Standard-BE:	morgens		mittags		abends		spät	
5/1/4/1/5/1	AR	BR	AR	BR	AR	BR	AR	BR
Standarddosis (E.)	12	0	8	3	10	0	2	14
Blutglucose (mg%) < 80	10	0	6	3	8	0	0	14
80–160	12	0	8	3	10	0	2	14
160–240	13	0	9	3	11	0	3	14
> 240	14	0	10	3	12	0	4	14

AR = Abrufrate: Normalinsulin
BR = Basalrate: Verzögerungsinsulin

Dieser

Modifikationsbogen

soll Patienten mit

Intensivierter konventioneller Insulintherapie

helfen, **die Abrufratendosis**

zu variieren.

Gemeinsam mit dem Arzt wird darüber diskutiert, wie die

Abrufrate

in Abhängigkeit von den BE und den Blutglucosewerten verändert wird.

Der Patient des Beispiels ißt in der Regel
morgens: 5 BE,
mittags: 4 BE,
abends: 5 BE.
Die dazugehörigen Standardabrufraten betragen
morgens: 12 E.
mittags: 8 E. } Normalinsulin.
abends: 10 E.
In Abhängigkeit vom Blutglucosewert vor der Hauptmahlzeit wird die Abrufrate variiert. Bei Werten unter 80 mg % wird die Dosis vermindert, bei Werten über 160 mg % erhöht, noch mehr bei Werten über 240 mg %. Natürlich wird die Abrufrate auch verändert, wenn der Patient mehr oder weniger essen will.

Konventionelle Insulintherapie Intensivierte konventionelle Insulintherapie

Sechs Beispiele haben wir kennengelernt. Was haben wir gelernt?

1. Je länger der Diabetes dauert, je höher der Insulinbedarf ist, je schwieriger es fällt, eine gute Stoffwechseleinstellung zu erzielen, desto wichtiger wird die **Blutglucosebestimmung.**

Im Verlaufe des Diabetes tritt die Urinzuckermessung hinter die Blutglucosebestimmung zurück.

2. Wir unterscheiden heute zwei Formen der Insulintherapie: die

Konventionelle Insulintherapie

(Beispiele 1, 2, 3 und 4)

und die

Intensivierte konventionelle Insulintherapie

(Beispiele 5 und 6).

3. Die einfachste Form der **Konventionellen Insulintherapie** ist die **einmalige Injektion** eines Verzögerungsinsulins **(Beispiele 1 und 2).**
Sie ist manchmal während der Remissionsphase möglich. Das ist die Zeit, in der der Diabetiker noch selbst Insulin produziert.

4. Wenn der Insulinbedarf ansteigt und der Diabetiker kein eigenes Insulin mehr produziert, muß **zweimal am Tag** ein Kombinationsinsulin injiziert werden **(Beispiel 3).**

5. Die komplizierteste Form der **Konventionellen Therapie** ist die **individuell angepaßte Mischung von Normal- und Verzögerungsinsulin** unmittelbar vor der Injektion in der Spritze **(Beispiel 4).**

6. Bei der **Intensivierten konventionellen Insulintherapie** wird viermal am Tag Insulin gespritzt **(Beispiele 5 und 6).**
Zu den drei Hauptmahlzeiten **Normalinsulin in Abhängigkeit vom Blutglucosewert vor der Mahlzeit und der Größe der Mahlzeit. (Abrufrate).** Vor dem Schlafengehen wird als **Basalrate Verzögerungsinsulin** injiziert. Oft muß auch morgens oder mittags NPH-Insulin als Basalrate dazugespritzt werden.

Die Intensivierte konventionelle Therapie setzt regelmäßige Stoffwechselkontrollen mit Hilfe von **Blutglucosebestimmungen** voraus, denn die **kurzfristige Entscheidung** darüber, ob der Normalinsulinanteil morgens, mittags oder abends erhöht oder erniedrigt werden soll, hängt vom morgens, mittags und abends gemessenen Blutglucosewert und der Größe der Mahlzeit ab.

Folgende Regeln für die Ermittlung der **Abrufrate** haben sich bewährt:

1. Pro Broteinheit (BE) 2 Einheiten

Normalinsulin

(morgens eher mehr, mittags eher weniger, abends meist 2 Einheiten).

2. Wenn der Blutglucosewert unter 80 mg % liegt, 2 Einheiten

Normalinsulin

weniger, wenn er über 160 mg % liegt, 2 Einheiten mehr, wenn er über 240 mg % liegt, sogar 4 Einheiten mehr.

Stufenplan der Insulintherapie

Hier sind noch einmal die verschiedenen Methoden der Insulintherapie zusammengestellt.

Du solltest mit Deinem Arzt die Methode wählen, mit der Du die beste Stoffwechseleinstellung erreichst.

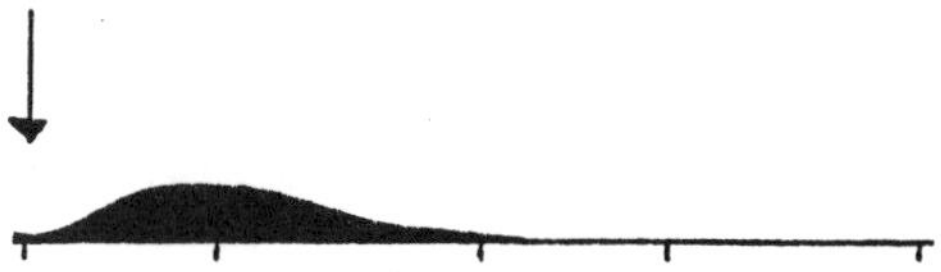

Konventionelle Insulintherapie

morgens NPH-Insulin

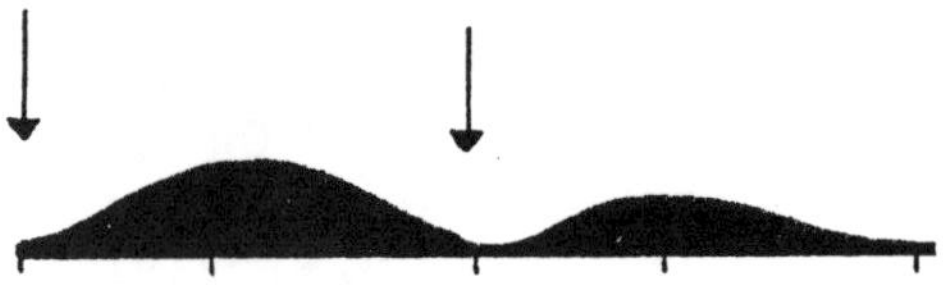

morgens }
abends } NPH-Insulin

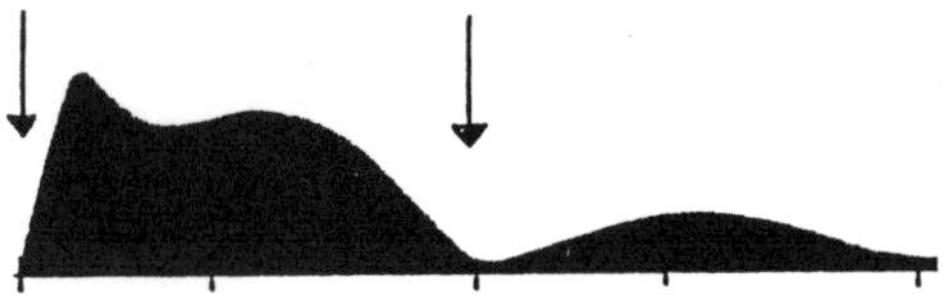

morgens Kombinationsinsulin
abends NPH-Insulin

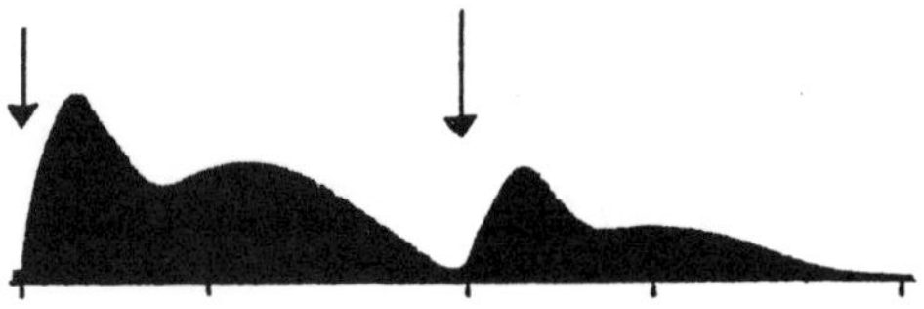

morgens }
abends } Kombinationsinsulin

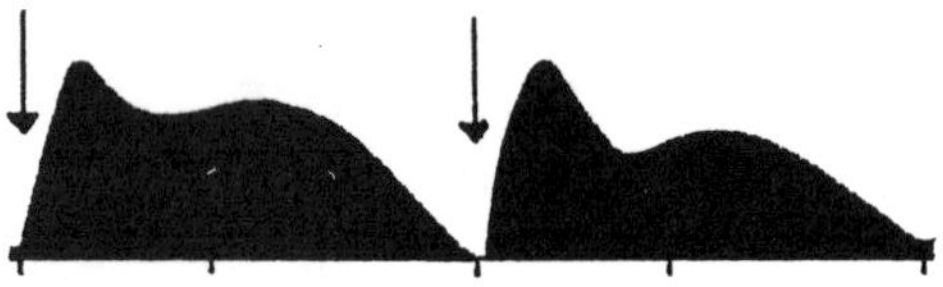

morgens }
abends } freie Mischung Normal-/NPH-Insulin

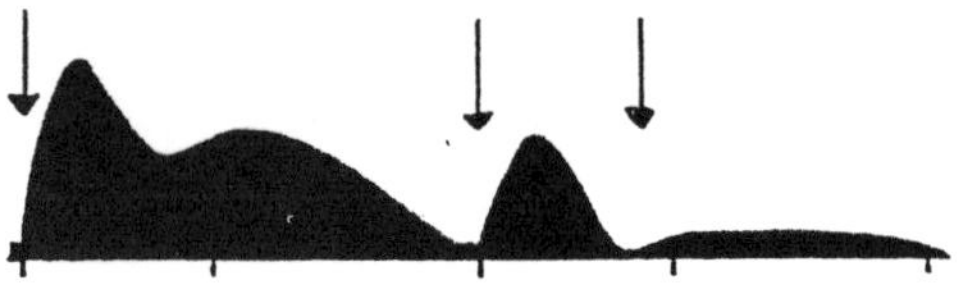

morgens freie Mischung Normal-/NPH-Insulin
abends Normalinsulin
spätabends NPH-Insulin

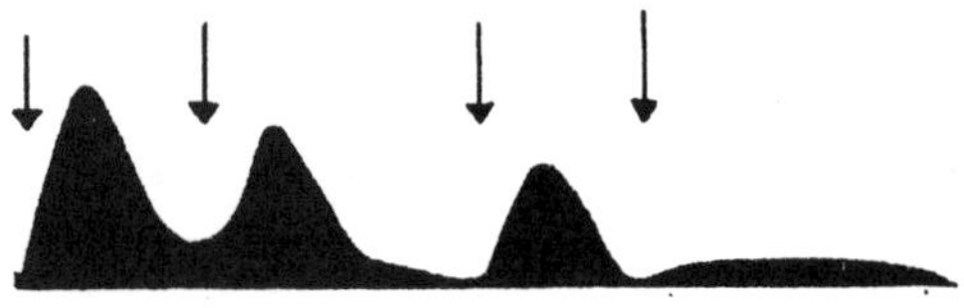

Intensivierte konventionelle Insulintherapie

morgens }
mittags } Normalinsulin (evtl. + NPH-Insulin)
abends }
spätabends NPH-Insulin (evtl. + Normalinsulin)

Vier Pens für die Diabetesbehandlung

Vier Pens benötigt der Diabetiker:

1. Pen: Für die Blutentnahme.

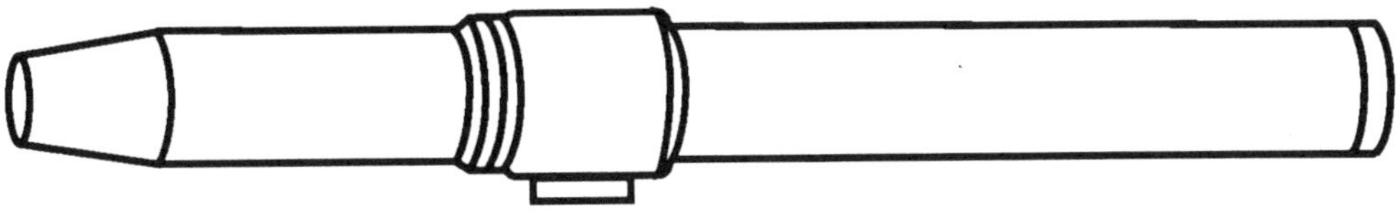

2. Pen: Für die Blutglucosebestimmung.

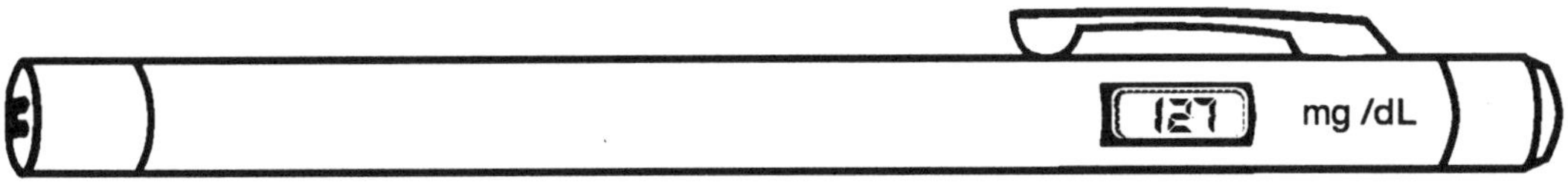

3. Pen: Für die Insulininjektion.

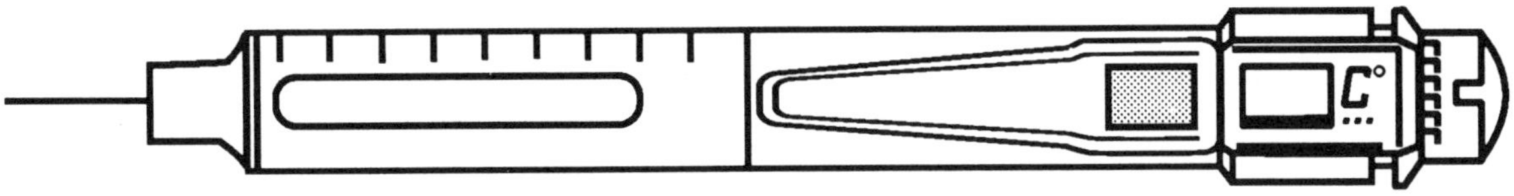

4. Pen: Für Deine Aufzeichnungen.

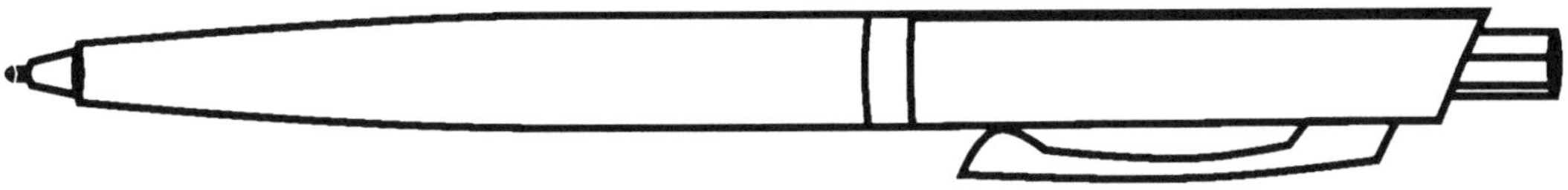

Computer und Diabetes

Wenn Du im 5. und 6. Beispiel einmal die vielen, vielen Zahlen betrachtest, schwirrt Dir der Kopf. Es ist sehr schwierig, die vielen Blutglucosewerte und dazu die Insulinmengen- und BE-Angaben zu ordnen, zu vergleichen und auszuwerten und dann auch noch therapeutische Schlußfolgerungen zu ziehen. Da helfen

Computer.

Mehrere Firmen bieten heute Computerprogramme mit Datenspeichern an, mit deren Hilfe die Stoffwechselselbstkontrollwerte auf dem Bildschirm analysiert werden können.

Der **Computer** errechnet im Bruchteil einer Sekunde Mittelwerte, z. B. von allen Blutzuckerwerten eines Zeitraums von 4 Wochen, oder von allen Morgen-, Mittag- und Abendwerten und noch vieles mehr.

Der **Computer** kann aber auch alle Deine Werte graphisch darstellen, z. B. in einem

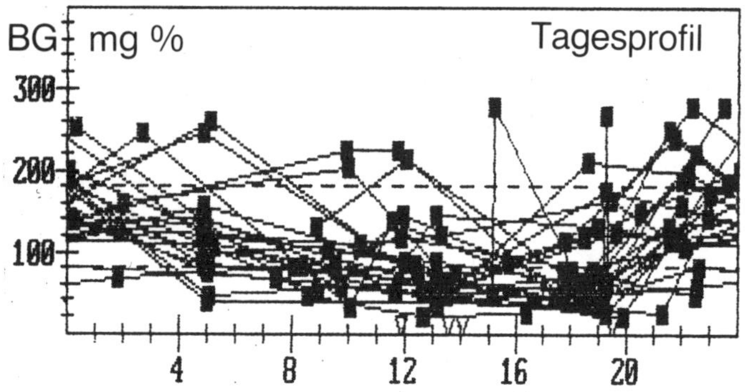

oder einem

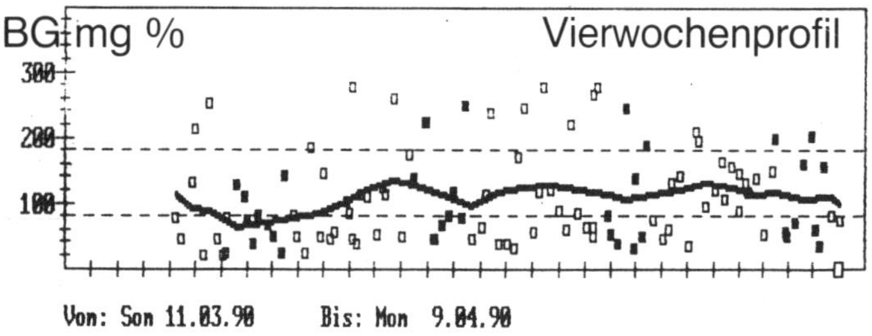

und noch vieles mehr.

Hier siehst Du den Computer der Firma **Boehringer Mannheim.**
Er heißt

Camit EL.

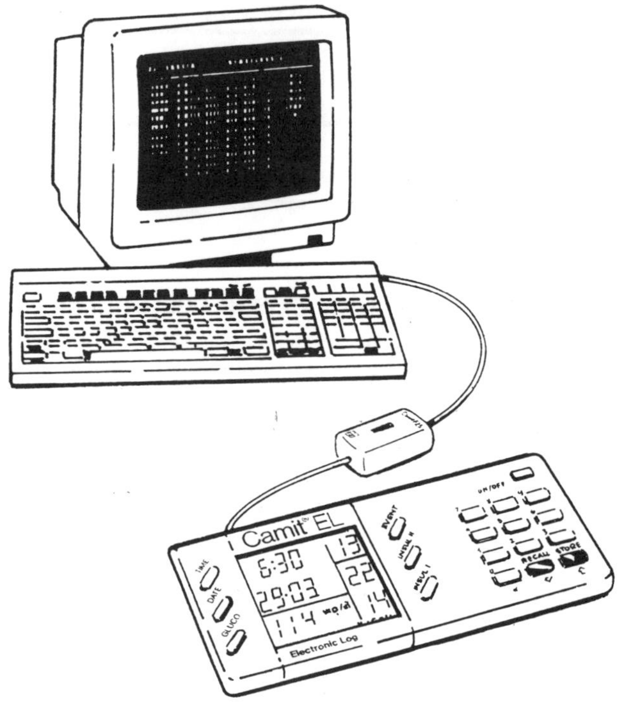

Er wird an ein Reflolux S-Gerät angeschlossen und schon werden alle von Dir gemessenen Blutglucosewerte gespeichert. Außerdem kannst Du in den Speicher Insulinmenge, BE und noch andere wichtige Informationen eingeben. Später wird dann alles auf dem Bildschirm sichtbar gemacht, analysiert und über einen Drucker ausgedruckt.

Computer und Diabetes

Ein neues Gebiet. Nur wer wirklich Freude hat an Computern, sollte sich darauf einlassen. Wer gerne mit Computern spielt - und heute haben viele Jugendliche große Freude an Computern - dem helfen sie, auch bei der Behandlung des Diabetes.

Statt vieler Fragen nur eine

Nun schwirrt Dir sicher der Kopf. Darum wollen wir am Ende dieses Kapitels nur eine Frage stellen.

Eine Frage:

Hast Du manchmal das Gefühl, „anders zu sein" als Deine Freunde?

Nicht nur manchmal?

Aber wir unterscheiden uns doch alle voneinander! Jeder ist ein

„Individuum",

d. h. jeden gibt es nur einmal; dadurch wird doch das Leben der Menschen untereinander erst interessant.

Aber durch den Diabetes unterscheidest Du Dich natürlich in besonderer Weise von den anderen:

1. **Du mußt mehr auf Ernährung und Diät achten.**
2. **Du mußt jeden Tag Insulin spritzen.**
3. **Du mußt Stoffwechselkontrollen durchführen.**
4. **Du mußt körperliche Übungsprogramme einhalten.**

Das mußt Du Dir immer wieder bewußt machen.

Doch wenn Du diese 4 Besonderheiten beachtest,

- **siehst Du gesund aus,**
- **bist gesund,**
- **kannst alles machen, was andere tun,**
- **kannst lange, glücklich und erfolgreich leben.**

Jetzt mach erst mal Pause, bevor Du mit dem 5. Kapitel beginnst, oder lies das 3. und 4. Kapitel noch einmal durch.

5. Kapitel

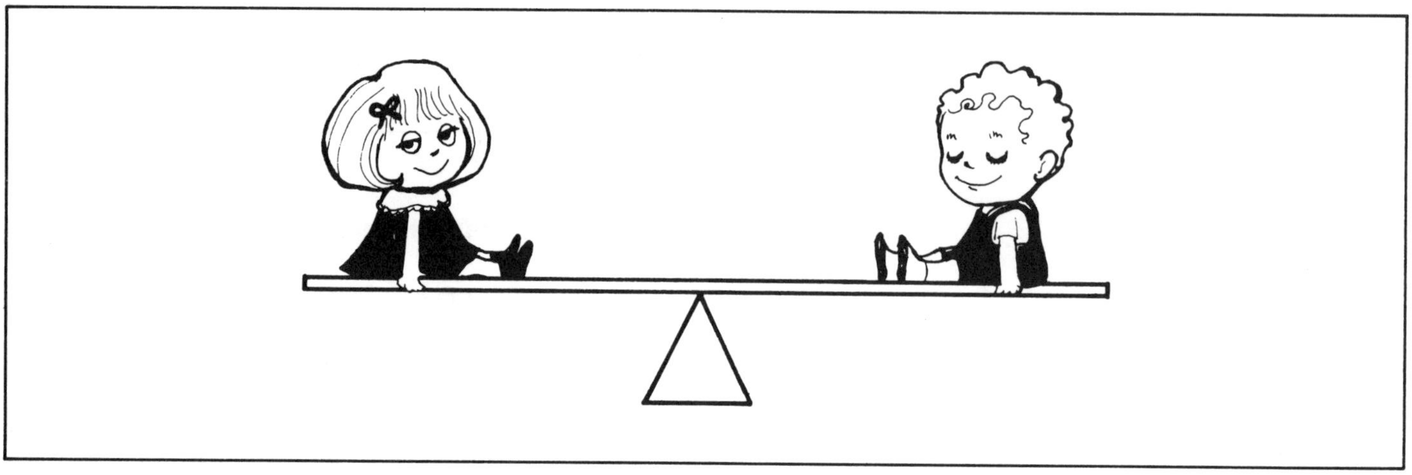

Dies ist die Art von Gleichgewicht, in die Dein Diabetes hineinbalanciert werden soll.

Du balancierst mit zwei Gewichten:

Insulin und Nahrung.

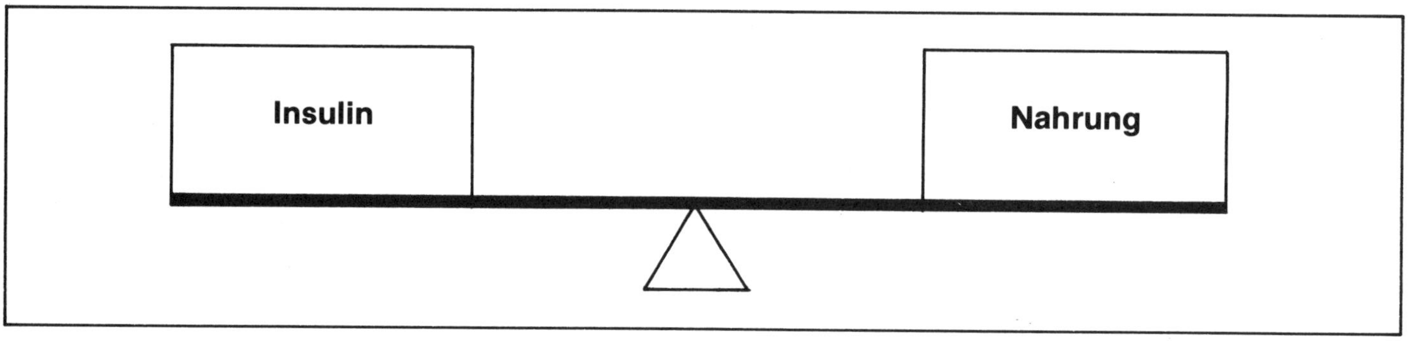

Die nächsten Abbildungen zeigen, was Du verhindern willst.

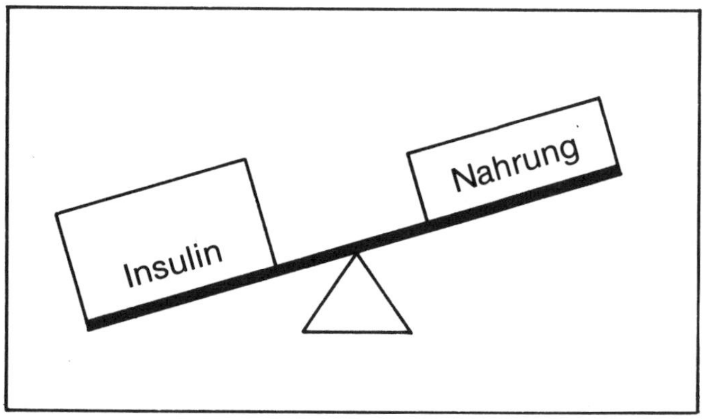

Wenn sich die **Nahrungsaufnahme** von Tag zu Tag ändert, ist es unmöglich, daß Dein **Insulinbedarf** gleich bleibt.

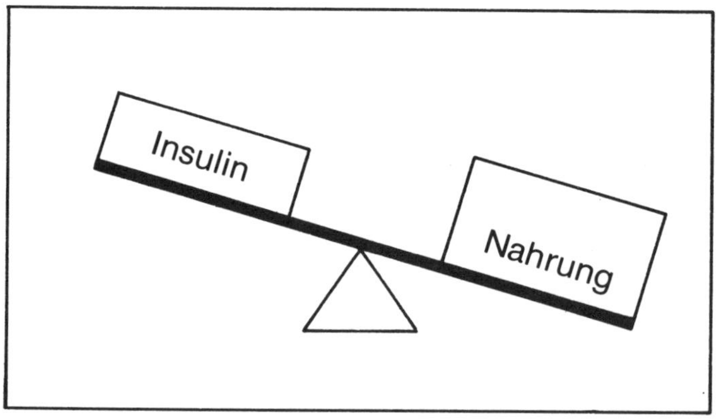

Diabetesdiät

Bleibt die Nahrungsmenge gleich, so bleibt auch der Insulinbedarf gleich.
Aber nicht ganz!

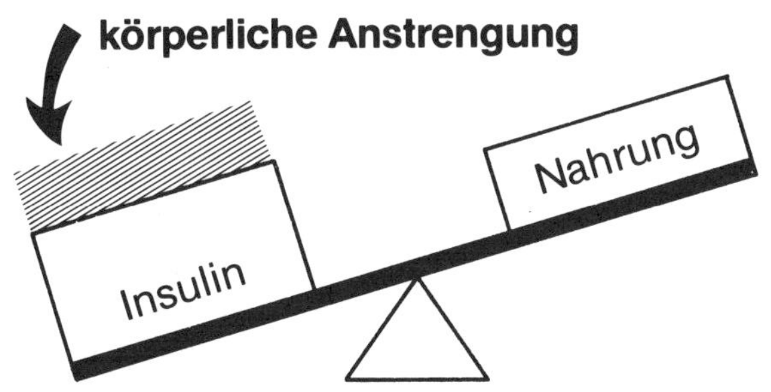

1

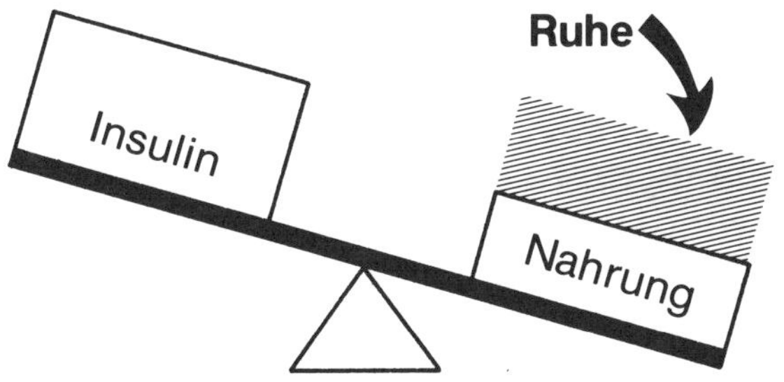

2

Diese Abbildungen zeigen, daß der Insulinbedarf auch von anderen Faktoren beeinflußt wird:
z. B. davon, ob Du Dich körperlich anstrengst (1. Abb.),
oder ob Du ruhst (2. Abb.).

Obwohl der Insulinbedarf sehr weitgehend von der Nahrungszufuhr abhängt, gibt es auch andere Faktoren, die dafür sorgen, daß der Insulinbedarf ansteigt oder sinkt.

Da die Nahrung von allen Faktoren der wichtigste ist, kommt es sehr darauf an, daß die Nahrungszufuhr innerhalb gewisser Grenzen gleich bleibt.

Darum müssen wir uns jetzt ausführlich mit der
Diät
beschäftigen.

„Was ist das?
Diät?
Heißt das etwa, daß wir auf alles, was wir gerne essen, verzichten müssen?"

Nein!

Diät bedeutet eher, daß Du lernst, was Du alles essen darfst, als daß Du lernst, was Du nicht essen darfst.

Es bedeutet, daß Du ein bißchen mehr darauf achten mußt, was Du ißt.

„Wie sieht denn so eine Diabetesdiät aus?"

Es ist eine Diät, die Dir hilft, die Nahrungsmittel so auszusuchen und zusammenzustellen, daß Du jeden Tag möglichst die Kohlenhydratmenge zu Dir nimmst, die Deiner Insulintherapie entspricht.

Die Kohlenhydratmenge kennen

Was heißt das:

die **Kohlenhydratmenge,**

die meiner Insulintherapie entspricht?

Nun, wir haben gelernt, daß bei der **Konventionellen Insulintherapie** die Nahrungszufuhr mit z. B. 6 Mahlzeiten an die vorgegebene Insulinwirkung angepaßt werden muß, während bei der **Intensivierten konventionellen Insulintherapie** die Insulindosis an die Nahrungsmenge angepaßt wird, die Du essen willst.

Das bedeutet, daß Du bei der

Konventionellen Insulintherapie

jeden Tag dieselben

Kohlenhydratmengen

zu den verschiedenen Mahlzeiten essen solltest.

Die Konventionelle Therapie erfordert daher ein recht strenges Diätsystem. Du bist nicht so frei in der Wahl der **Kohlenhydratmenge.**

Bei der

Intensivierten konventionellen Insulintherapie

bist Du freier. Wenn du weniger Kohlenhydrate essen willst, spritzt Du weniger Insulin, willst Du mehr essen, spritzt Du mehr Insulin. Du kannst frei wählen, wieviel Du essen willst.

Aber, und das ist sehr wichtig, bei beiden Formen der Insulintherapie mußt Du wissen, wieviel Kohlenhydrate die Nahrung enthält.

Bei der **Konventionellen Therpie** mußt Du es wissen, um den Diätplan einzuhalten, bei der **Intensivierten konventionellen Therapie** mußt Du es wissen, um die richtige Insulindosis zu wählen.

„Aber was bedeutet: Kohlenhydrate?“

„Kohlenhydrat“ ist ein anderer Name für „Zucker“.

„Wie kann ich erstens wissen, wieviel Kohlenhydrate in den verschiedenen Nahrungsmitteln enthalten sind und zweitens dafür sorgen, daß ich nicht immer dasselbe essen muß?“

Am besten gelingt das mit Hilfe eines

Austauschsystems.

Dieses Austauschsystem wurde ausgedacht, um Dir die Verwirklichung der Diabetesdiät zu erleichtern.

Mit Hilfe dieses Austauschsystems können die verschiedenen Nahrungsmittel gegeneinander ausgetauscht werden.

Wir wollen uns das einmal näher ansehen.

Das Austauschsystem

Zunächst einmal mußt Du wissen, daß alle Nahrungsmittel aus **Grundnährstoffen** zusammengesetzt sind:

Die Grundnährstoffe heißen:

Kohlenhydrate,
Fett,
Eiweiß.

Daneben benötigt der Mensch noch **Vitamine, Mineralstoffe, Spurenelemente** und **Wasser.**

Diese Stoffe sind ebenfalls in den Nahrungsmitteln enthalten.

Für Dich ist der Gehalt an Kohlenhydraten besonders wichtig, da alle Kohlenhydrate der Nahrung in Deinem Körper in Glucose umgewandelt werden und Deinen Blutglucosespiegel ansteigen lassen.

Daher sind die wichtigsten Nahrungsmittelaustauschgruppen die

Kohlenhydrat-austauschgruppen.

Sie heißen:

1. **Brot- und Backwaren-Gruppe,**
2. **Getreideprodukte-Gruppe,**
3. **Obst-Gruppe,**
4. **Gemüse-Gruppe,**
5. **Milchprodukte-Gruppe.**

Daneben gibt es noch **Fett- und Eiweißnahrungsmittel.** Aber für Deine Diabetes-Diät sind sie erst in zweiter Linie wichtig. Ihre Menge beeinflußt vor allem den Energiegehalt der Mahlzeiten. Der Fettgehalt der Diabetes-Diät muß sehr genau beachtet werden, wenn Übergewicht droht.

Jetzt müssen wir uns eingehender mit dem Prinzip des

Kohlenhydrataustausches

beschäftigen.

Dazu einige Beispiele:

Kohlenhydrataustausch

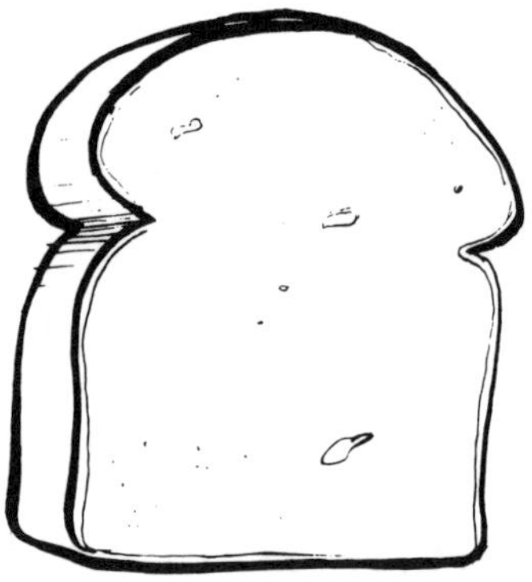

Das ist eine Scheibe **Weißbrot.**
Sie wiegt **25 g.**
Sie enthält **12 g Kohlenhydrate.**

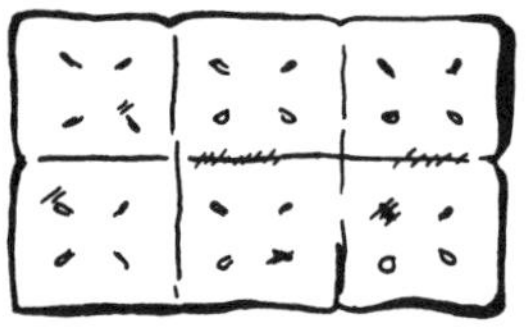

Das ist **Knäckebrot.**
Es wiegt **20 g.**
Es enthält **12 g Kohlenhydrate.**

Das sind zwei Beispiele aus der
Brot- und Backwaren-Gruppe

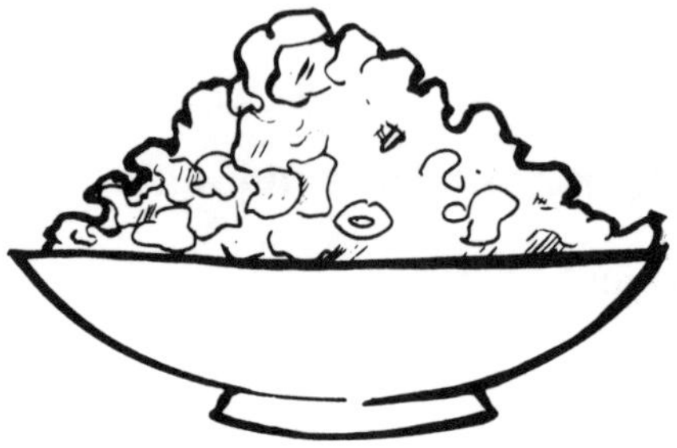

Das ist ein Schälchen mit **Nudeln.**
Sie wiegen ungekocht **20 g.**
Sie enthalten **12 g Kohlenhydrate.**

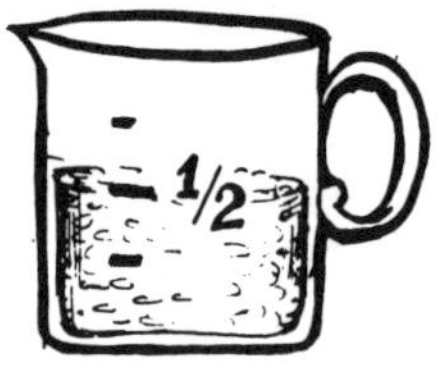

Das ist eine halbe Tasse **Reis.**
Er wiegt ungekocht **15 g.**
Er enthält **12 g Kohlenhydrate.**

Das sind zwei Beispiele aus der
Getreideprodukte-Gruppe

Kohlenhydrataustausch

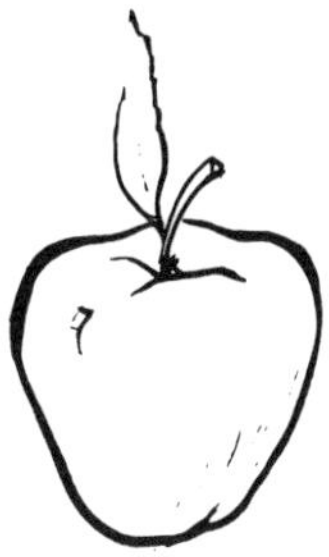

Das ist ein **Apfel.**
Er wiegt mit Schale **110 g,**
ohne Schale **100 g.**
Er enthält **12 g Kohlenhydrate.**

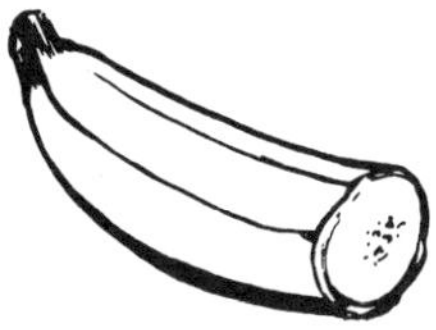

Das ist ein Stück **Banane.**
Es wiegt mit Schale **90 g,** ohne Schale **60 g.**
Es enthält **12 g Kohlenhydrate.**

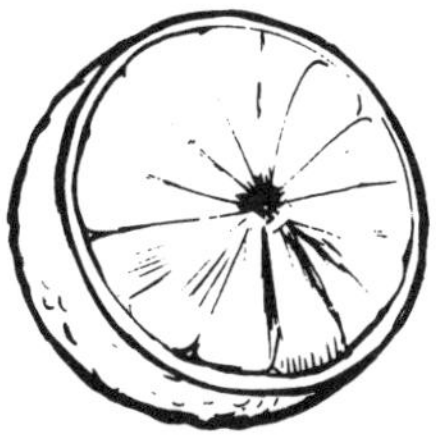

Das ist eine halbe **Pampelmuse.**
Sie wiegt mit Schale **200 g,**
ohne Schale **130 g.**
Sie enthält **12 g Kohlenhydrate.**

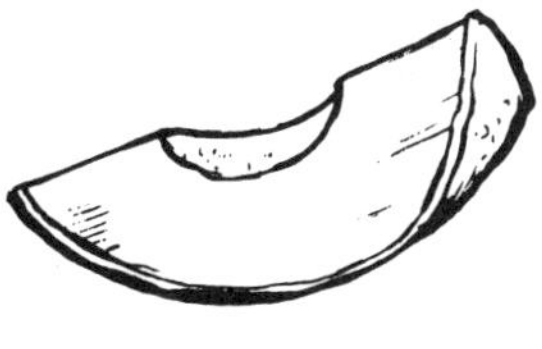

Das ist ein Stück **Pfirsich.**
Es wiegt ohne Stein **140 g.**
Es enthält **12 g Kohlenhydrate.**

Das sind alles Beispiele aus der
Obst-Gruppe

Du hast längst das Prinzip erkannt: Es ist immer die Nahrungsmenge angegeben, die 12 g Kohlenhydrate enthält.

Kohlenhydrataustausch - Broteinheit

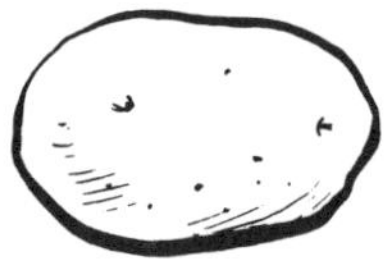

Das ist eine **Kartoffel.**
Sie wiegt **80 g.**
Sie enthält **12 g Kohlenhydrate.**

Das ist ein Beispiel aus der
Gemüse-Gruppe.

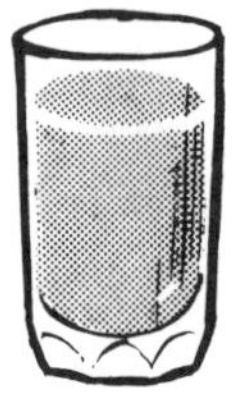

Das ist ein Glas **Milch.**
Es ist **1/4 l** Milch oder **250 ccm** Milch.
Neben Fett und Eiweiß enthält 1/4 l Milch
12 g Kohlenhydrate.

Das ist ein Beispiel aus der
Milchprodukte-Gruppe

Broteinheit = BE

Was hast Du gelernt?

Du hast fünf
Nahrungsmittelgruppen kennengelernt:
1. Brot- und Backwaren-Gruppe,
2. Getreideprodukte-Gruppe,
3. Obst-Gruppe,
4. Gemüse-Gruppe,
5. Milchprodukte-Gruppe.

Dann haben wir aus diesen verschiedenen Nahrungsmittelgruppen insgesamt **10 Beispiele** dargestellt.

Alle in den Beispielen gezeigten Nahrungsmittelmengen enthalten jeweils 12 g Kohlenhydrate.
Damit hast Du das bei uns übliche **Kohlenhydrat-Austausch-Prinzip** erkannt.
Wir sagen:

Die Nahrungsmittelmenge,
die 12 g Kohlenhydrate enthält,
entspricht
1 BE = einer Broteinheit.

Broteinheit = BE

Du hast erfahren, daß **12 g Kohlenhydrate** enthalten sind in:

1. **25 g Weißbrot,**
2. **20 g Knäckebrot,**
3. **20 g Nudeln** } ungekocht,
4. **15 g Reis** }
5. **110 g Apfel** mit Schale,
   100 g ohne Schale,
6. **200 g Pampelmuse** mit Schale,
   130 g ohne Schale,
7. **90 g Banane** mit Schale,
   60 g ohne Schale,
8. **140 g Pfirsich,**
9. **80 g Kartoffeln,**
10. **250 ccm Milch.**

Diese Reihe kann man weiter fortführen. Wir können eine lange Liste zusammenstellen, in der die **Nahrungsmittelmengen** angegeben sind, die jeweils **12 g Kohlenhydrate** enthalten.

Eine solche Liste nennt man

Austauschtabelle für Kohlenhydrate

oder

Kohlenhydrat-Austauschtabelle.

Austauschtabelle bedeutet, daß wir vom Kohlenhydratgehalt aus gesehen
25 g Weißbrot gegen
20 g Knäckebrot,
aber auch
25 g Weißbrot gegen
20 g Nudeln, ungekocht,
oder gegen
110 g Apfel mit Schale,
oder gegen
80 g Kartoffeln
austauschen können.

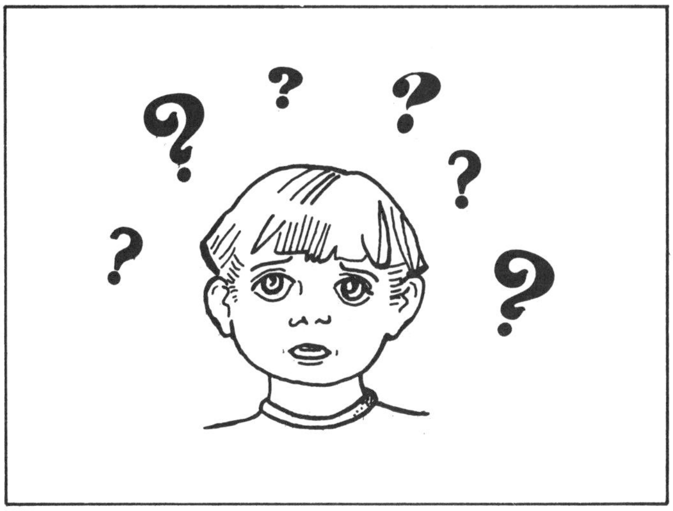

„Dürfen wir bei der Zusammenstellung unserer Mahlzeiten wirklich alle diese verschiedenen Nahrungsmittelmengen gegeneinander austauschen?"

Vom Kohlenhydratgehalt her ja, denn der ist in den angegebenen Nahrungsmittelmengen gleich, aber die Art der Kohlenhydrate ist nicht gleich. Darum müssen wir sagen: nein.

Das muß genauer erklärt werden.

Schnell resorbierbare Kohlenhydrate

Glucose, der Traubenzucker, kann im Darm besonders schnell resorbiert werden. Glucose geht daher sehr schnell ins Blut über und läßt den Blutzuckerspiegel sofort stark ansteigen.

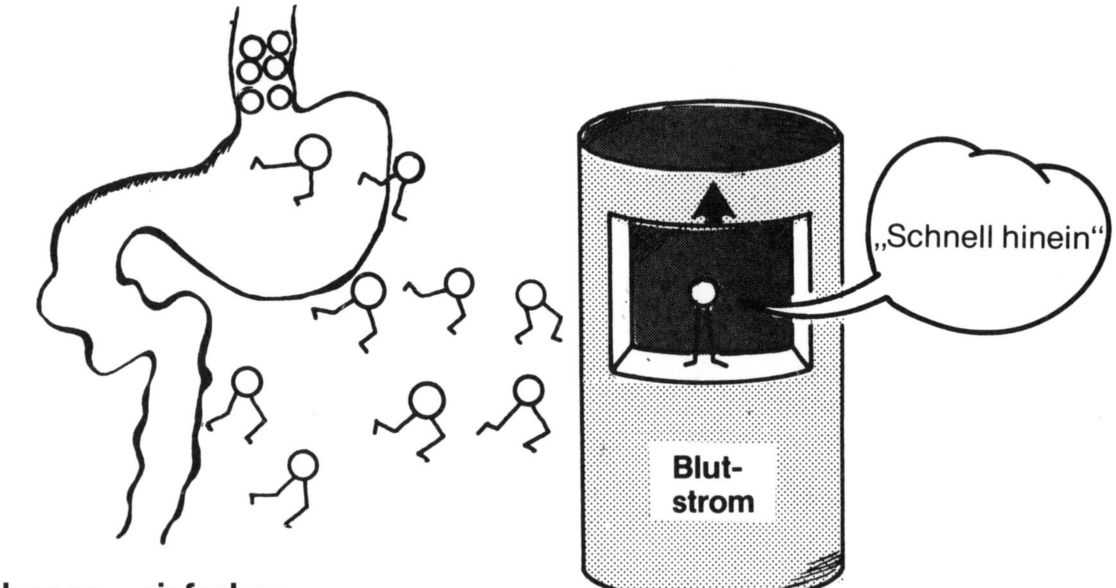

Glucose = einfacher Zucker

Die Zucker im Obst sind Glucose und Fructose, Traubenzucker und Fruchtzucker. Glucose erhöht den Blutzucker schnell, Fructose dagegen nur langsam. Fructose muß erst in der Leber zu Glucose umgebaut werden.

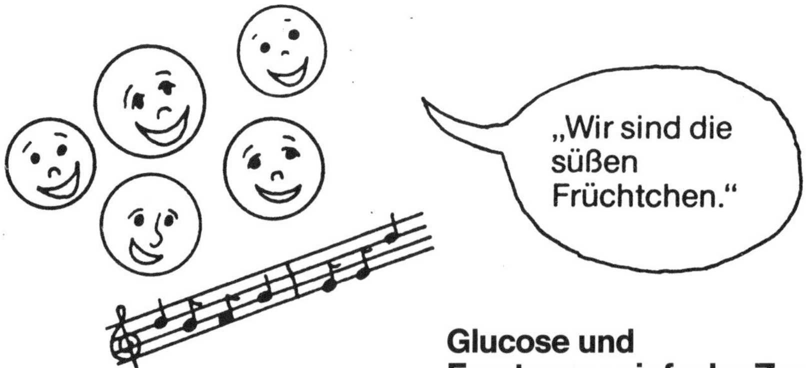

Glucose und Fructose = einfache Zucker

Stärkeprodukte

Die Kohlenhydrate in den Nahrungsmitteln der **Brot- und Backwarengruppe** und der **Getreideprodukte-Gruppe** sind **Mehrfachzucker,** vor allem Stärke.

Stärke wird im Darm schnell zu einfachem Zucker, zu Glucose gespalten. Die Glucose gelangt dann rasch ins Blut.

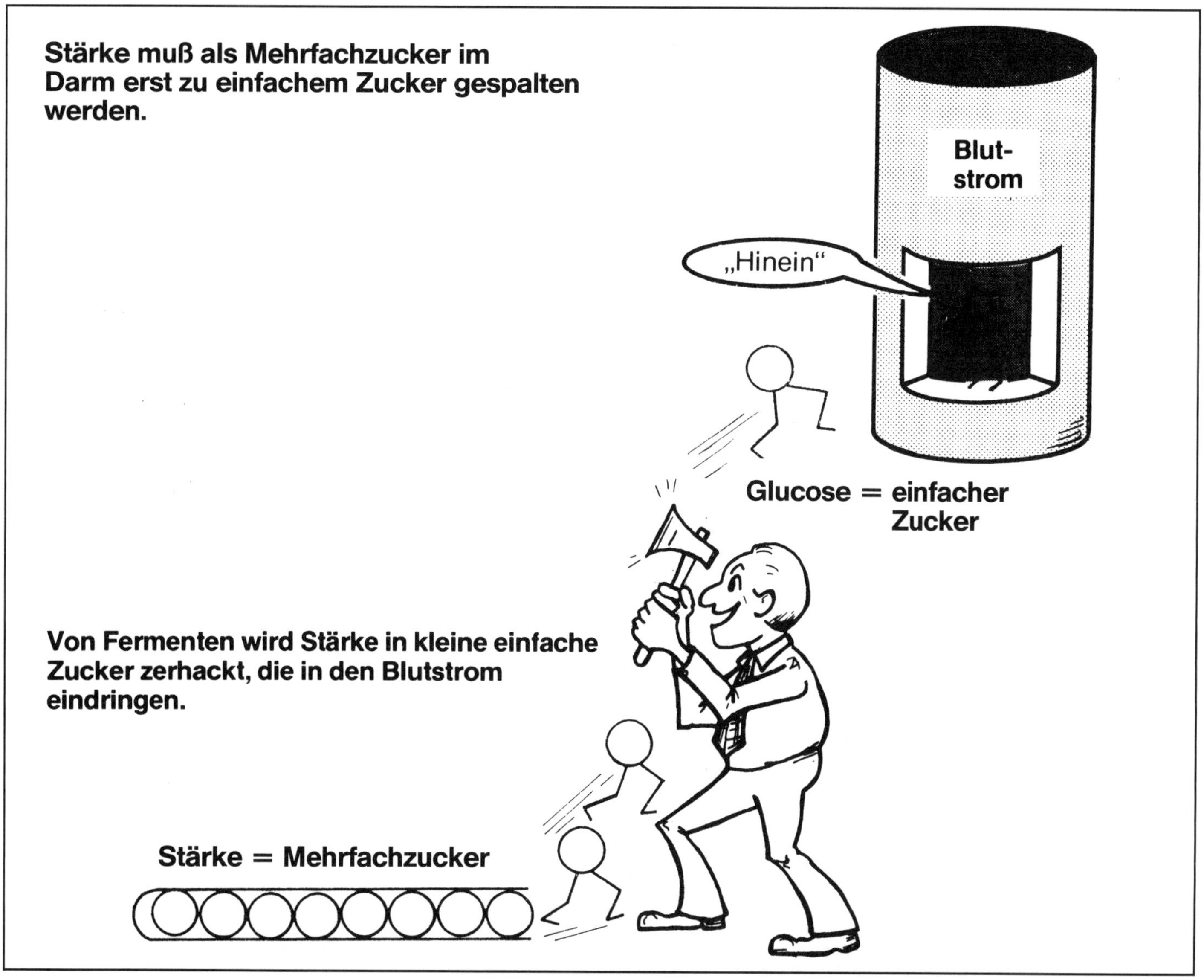

Stärkehaltige Nahrungsmittel lassen den Blutzucker auch ziemlich rasch ansteigen. Darum solltest Du die Nahrungsmitel, die als Kohlenhydrate Stärke enthalten, immer gegeneinander austauschen, d. h. Nahrungsmittel der **Brot- und Backwaren-Gruppe** und der **Getreideprodukte-Gruppe** miteinander und untereinander.

Gemüse-Gruppe

Die Nahrungsmittel der **Gemüse-Gruppe** enthalten ebenfalls vorwiegend Stärke als Kohlenhydrat. Allerdings enthalten sie einen hohen Anteil an unverdaulichen Pflanzenfasern (Ballaststoffe). Die Resorption der Kohlenhydrate wird durch diese Ballaststoffe stark verzögert. Viele Gemüsesorten müssen daher in den üblichen Portionsmengen in der Diabetesdiät nicht berechnet werden.

Nahrungsmittel mit Kohlenhydrat-, Fett- und Eiweißgehalt

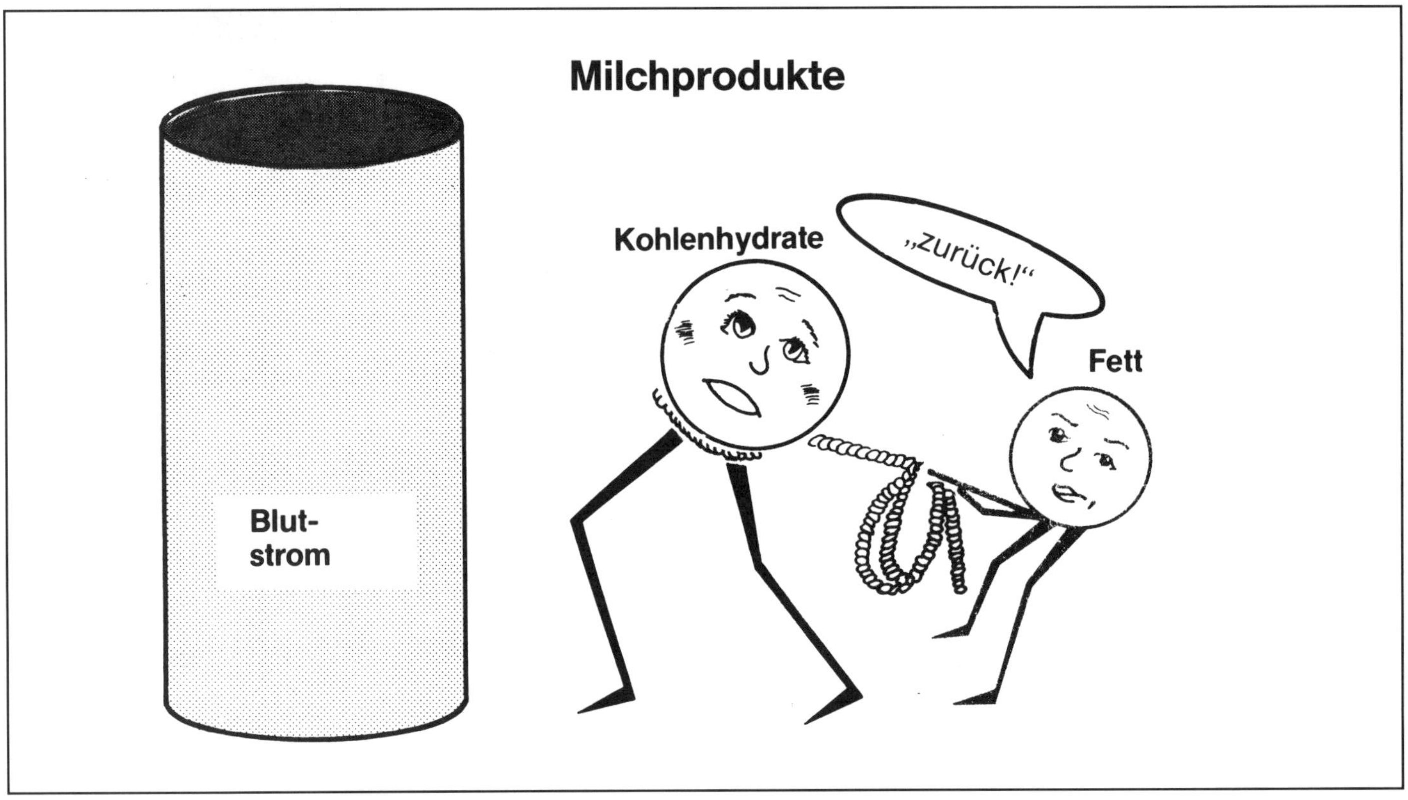

Die Nahrungsmittel der **Milchprodukte-Gruppe** enthalten neben Kohlenhydraten auch Fett und Eiweiß.

Fett und Eiweiß hemmen die Resorption der Kohlenhydrate.

Daher lassen die Nahrungsmittel der **Milchprodukte-Gruppe** den Blutzuckerwert besonders langsam ansteigen.

Darum solltest Du die Nahrungsmittel der Milchprodukte-Gruppe immer untereinander austauschen.

In Verbindung mit Eiweiß und Fett werden stärkehaltige Nahrungsmittel und Obst verzögert resorbiert.

Darum solltest Du darauf achten, diese Nahrungsmittel, vor allem für Zwischenmahlzeiten, zu kombinieren,

z. B. Obst mit Quark, Kräcker mit Käse.

Gleiche Menge – gleiche Art

Was hast du gelernt?

1. Ich habe gelernt, daß ich genau wissen muß, wieviel Kohlenhydrate in den verschiedenen Nahrungsmitteln enthalten sind. Denn bei jeder Form der Insulintherapie muß ich genau wissen, wieviel Kohlenhydrate ich mit einer Mahlzeit zu mir nehme. Die Berechnung des Kohlenhydratgehalts der Nahrung ist bei der

Konventionellen Therapie

wichtig, weil ich die **Kohlenhydratmenge** an die **Insulinwirkung** anpassen muß, während sie bei der

Intensivierten konventionellen Therapie

wichtig ist, weil ich die

Insulindosis an die **Kohlenhydratmenge** anpassen muß. Beweglicher und freier bin ich mit der Kohlenhydratzufuhr natürlich bei der Intensivierten konventionellen Therapie.

Wie kann ich die Berechnung der

Kohlenhydratmenge

in den verschiedenen Nahrungsmitteln verwirklichen?

2. Das kannst Du mit Hilfe einer Austauschtabelle für Kohlenhydrate verwirklichen, in der die Mengen verschiedener Nahrungsmittel zusammengestellt sind, die 12 g Kohlenhydrate bzw. 1 BE = eine Broteinheit enthalten.

3. Die Nahrungsmittel sind in fünf verschiedenen Gruppen zusammengestellt.

**4. Da ist die Obst-Gruppe.
Sie enthält Nahrungsmittel mit schnell resorbierbarer Glucose, die den Blutzucker schnell ansteigen läßt. Daher solltest Du die Nahrungsmittel dieser Gruppe nur untereinander austauschen.**

**5. Ähnlich ist es bei den Nahrungsmitteln der Brot- und Backwaren-Gruppe und der Getreideprodukte-Gruppe.
Sie enthalten vorwiegend Stärke.
Stärke muß im Dünndarm zu einfachen Zuckern gespalten werden.
Trotzdem werden die Kohlenhydrate der stärkehaltigen Nahrungsmittel schnell resorbiert. Anders ist es bei der Gemüse-Gruppe. Gemüse enthält große Mengen an Ballaststoffen, die die Kohlenhydratresorption stark verzögern. Darum müssen ballaststoffreiche Gemüsearten nicht angerechnet werden.**

**6. Noch langsamer werden die Kohlenhydrate der Nahrungsmittel resorbiert, die auch Fett und Eiweiß enthalten. Das sind die Nahrungsmittel der Milchprodukte-Gruppe.
Auch sie sollten nur untereinander ausgetauscht werden.**

Jetzt wollen wir die
Austauschtabelle für Kohlenhydrate
vorstellen.

Die folgende

BE-Austauschtabelle für Diabetiker

wurde vom
Schulungszentrum der klinischen Abteilung des Diabetes-Forschungsinstitutes an der Universität Düsseldorf
bearbeitet und erschien 1989 in der 10. Auflage im Verlag Kirchheim Mainz.

Austauschtabelle für Kohlenhydrate

1 Broteinheit

(entsprechend 12 g Kohlenhydrate)
ist enthalten in:

Brot- und Backwarengruppe

30 g Grahambrot
20 g Knäckebrot
35 g Leinsamenbrot
30 g Pumpernickel
30 g Roggenbrot/-brötchen
30 g Roggenmischbrot
35 g Roggenvollkornbrot
30 g Roggentoastbrot
25 g Weißbrot/-brötchen
30 g Weizenmischbrot
30 g Weizenvollkornbrot
25 g Weizentoastbrot
15 g Zwieback
35 g Blätterteig, roh/Tiefkühlware
30 g Hefeteig/Pizzateig, roh
30 g Kartoffelchips
25 g Kartoffelsticks
15 g Kräcker, Salzstangen, Salzbrezel
15 g Paniermehl

Getreideprodukte-Gruppe

Körner

20 g Gerstengraupen (Gargewicht: 70 g)
20 g Grünkern (Gargewicht: 70 g)
20 g Hirse (Gargewicht: 70 g)
20 g Mais
15 g Reis (Gargewicht: 45 g)
20 g Roggen
20 g Weizen
45 g Weizenkeime
45 g Roggenkeime

Grieß/Grütze

15 g Buchweizengrütze
15 g Gerstengrütze
20 g Haferflocken
20 g Hafergrütze
20 g Weizengrieß
20 g Weizengrütze

Mehl

20 g Buchweizenvollmehl
15 g Grünkernmehl
20 g Hafermehl
20 g Maismehl
15 g Reismehl
20 g Roggenmehl/Roggenvollkornmehl
15 g Weizenmehl Typ 405
20 g Weizenvollkornmehl

Stärke

15 g Kartoffelstärke
15 g Maisstärke
15 g Reisstärke
15 g Sago/Tapioka
15 g Weizenstärke
15 g Vanille-Puddingpulver
15 g Schokoladen-Puddingpulver

Teigwaren

20 g Nudeln, Glasnudeln (Gargewicht: 60 g)

Ohne Berechnung:

Portion bis je 20 g ohne BE-Anrechnung:
Kakaopulver
Leinsamen
Sojamehl (vollfett)
Weizenkleie

Austauschtabelle für Kohlenhydrate

Gemüse-Gruppe

Kohlenhydratreiche Sorten

Hülsenfrüchte, trocken

25 g Bohnen, alle Sorten (50 g gekocht)
20 g Erbsen, gelb/grün (40 g gekocht)
25 g Linsen (75 g gekocht)
25 g Kichererbsen (55 g gekocht)

Andere kohlenhydratreiche Gemüse

170 g Dicke Bohnen
110 g Erbsen
70 g Mais
190 g Maiskolben
140 g Rote Beete

Kohlenhydratarme Sorten

Übliche Portionen bis ca. 200 g ohne BE-Anrechnung:

Artischocke, Aubergine, Avocado (hoher Fettgehalt: 200 g enthalten 460 Kalorien), Bambussprossen, Bleichsellerie (Stauden-), Blumenkohl, grüne Bohnen, Bohnenkeimlinge, Broccoli, Champignons, Chicoree, Chinakohl, Eisbergsalat, Endiviensalat, Feldsalat, Fenchel, Gurken, Grünkohl, Knollensellerie, Kohlrabi, Kopfsalat, Kürbis, Lauch (Porree), Mangold, Möhren (Karotten), Paprikaschote, Palmito, Pfifferling, Radicio, Radieschen, Rettich, Rhabarber, Rosenkohl, Rotkohl, Sauerkraut, Schwarzwurzeln, Sojabohnen (hoher Eiweiß- und Fettgehalt: 200 g enthalten 710 Kalorien), Sojabohnenkeimlinge, Spargel, Spinat, Steinpilze, Stielmus, Tomate, Weißkohl, Wirsing, Zucchini, Zwiebeln

Gemüse eingelegt

Gewürzgurken, Mixed Pickles, Tomatenpaprika, Zwiebeln, Oliven

Kartoffeln
Kartoffelprodukte

80 g Kartoffeln
15 g Kartoffelflocken
100 g Kartoffelpüree

15 g Kartoffelknödelpulver
50 g Kartoffelknödel

15 g Krokettenpulver
40 g Kroketten

15 g Kartoffelpufferpulver
50 g Kartoffelpuffer

40 g Pommes frites, verzehrfertig

Obst-Gruppe

Frischobst, Fruchtfleisch

90 g Ananas
100 g Apfel
110 g Apfel, mit Schale
130 g Apfelsine
180 g Apfelsine, mit Schale
120 g Aprikosen
130 g Aprikosen, mit Stein
60 g Banane
90 g Banane, mit Schale
120 g Birne
130 g Birne, mit Schale
60 g Blaubeeren
140 g Brombeeren
90 g Cherimoya/Ananonen
190 g Erdbeeren
90 g Feigen
70 g Granatapfel
200 g Granatapfel, mit Schale und Kernen
180 g Guave
60 g Hagebutten
210 g Himbeeren
160 g Holunderbeeren
100 g Honigmelone
150 g Johannisbeeren, rot
120 g Johannisbeeren, schwarz
130 g Johannisbeeren, weiß

Austauschtabelle für Kohlenhydrate

80 g Kakipflaume
150 g Karambole/Sternfrucht
110 g Kirsche, sauer
120 g Kirsche, sauer mit Stein
90 g Kirsche, süß
100 g Kirsche, süß mit Stein
120 g Kiwi
70 g Kumquat
70 g Litschi
120 g Mandarinen
180 g Mandarinen, mit Schale
90 g Mango
80 g Mirabellen
90 g Mirabellen, mit Stein
100 g Mispeln
150 g Moosbeeren
100 g Nektarinen
110 g Nektarinen, mit Stein
170 g Opuntie/Kaktusfrucht
130 g Pampelmuse
200 g Pampelmuse, mit Schale
Papaya, 100 g ohne BE-Anrechnung
90 g Passionsfrucht
140 g Pfirsich
150 g Pfirsich, mit Stein
100 g Pflaumen
110 g Pflaumen, mit Stein
220 g Preiselbeeren
140 g Quitten
90 g Reineclauden
100 g Reineclauden, mit Stein
230 g Sanddornbeeren
120 g Stachelbeeren
130 g Tamarillo/Baumtomaten
160 g Wassermelone
260 g Wassermelone, mit Schale
70 g Weintrauben
150 g Zitronen

Obststaft, naturrein

100 g Apfelsaft
100 g Birnensaft
120 g Brombeersaft
160 g Erdbeersaft
140 g Grapefruitsaft
170 g Himbeersaft
160 g Holunderbeersaft
80 g Johannisbeersaft, rot
130 g Mandarinensaft
110 g Orangensaft
80 g Pflaumensaft,
Rhabarbersaft, 200 g ohne BE-Anrechnung
90 g Sauerkirschsaft
100 g Stachelbeersaft
70 g Traubensaft

Trockenobst

20 g Apfel
20 g Aprikosen
15 g Banane
20 g Datteln
25 g Datteln, mit Stein
20 g Feigen
20 g Pfirsich
20 g Pflaumen
25 g Pflaumen, mit Stein
20 g Rosinen

Nüsse/Samen, ohne Schalen

40 g Cashewnüsse
30 g Maronen/Edelkastanien
60 g Pinienkerne

Bis 50 g ohne BE-Anrechnung:

Erdnüsse, Erdnüsse, geröstet
Haselnüsse, Kokosnüsse, Kokosflocken, Kürbiskerne, Leinsamen, Mandeln, Mohn, Paranüsse, Pistazien, Sesamsamen, Sonnenblumenkerne
Walnüsse

Austauschtabelle für Kohlenhydrate

Milchprodukte-Gruppe

250 g (¼ l) Milch, Dickmilch, Joghurt, Kefir, Buttermilch – 0,3% Fett (90 Kalorien)
250 g (¼ l) Milch, Sauermilcherzeugnis, Joghurt – 1,5% Fett (120 Kalorien)
250 g (¼ l) Milch, Dickmilch, Joghurt, Kefir – 3,5% Fett (170 Kalorien)
250 g (¼ l) Molke
90 g Kondensmilch – 4% Fett
130 g Kondensmilch – 7,5% Fett
100 g Kondensmilch – 10% Fett
20 g Magermilch
30 g Vollmilchpulver

Zum Schluß noch zwei weitere kohlenhydrathaltige Nahrungsmittel, die berechnet werden müssen:

Zuckeraustauschstoffe

12 g Fruchtzucker
12 g Sorbit

Diabetiker-Konfitüre

25 g Diabetiker-Konfitüre, mit Zuckeraustauschstoffen
40 g Diabetiker-Konfitüre, mit Zuckeraustauschstoffen und Süßstoff

Wir haben im Zusammenhang mit der Diät bisher nur etwas über Kohlenhydrate gehört.

„Was ist nun aber mit

Fett und Eiweiß?"

Das ist eine gute Frage!

Selbstverständlich sind Fett und Eiweiß genauso lebenswichtig wie Kohlenhydrate, aber

Fett und Eiweiß

erhöhen den Blutzuckerwert nicht nennenswert.

Daher ist es sehr umstritten, ob man in die Diabetes-Diät auch **Fett- und Eiweiß-Gruppen** und etwas Entsprechendes wie die Brot-Einheit, **d. h. eine**

Fett-Einheit

und eine

Eiweiß-Einheit

einführen soll.

Als Faustregel gilt:

1. Bis 30% der täglichen Energie sollte in Form von **Fett** zugeführt werden.

2. Etwa 10 bis 20% der täglichen Energie sollte in Form von **Eiweiß** zugeführt werden.

3. Etwa 50 bis 60% der täglichen Energie sollte in Form von **Kohlenhydraten** zugeführt werden.

Ernährungsempfehlungen

Diabetiker sollten sich besonders gesund ernähren!! Darum einige Ratschläge:	
Ernährungsempfehlung:	**Hauptlieferanten:**
1. Verringerte Gesamtfettaufnahme und 2. Verringerung der gesättigten Fettsäuren:	Butter, Margarine, Vollmilch, Sahne, Speiseeis, Hartkäse, Weichkäse, sichtbares Fett im Fleisch, handelsübliches Rind- und Schweinefleisch, Ente, Gans, übliche Wurstsorten, Gebäck, übliche Kaffeemilch, Kokosnuß, Produkte mit Kokosnuß- und Palmöl.
3. Höherer Verzehr von Nahrungsmitteln mit hohem Proteingehalt und wenig gesättigten Fettsäuren:	Fisch, Hühnerfleisch, Truthahn, Wild, Kalbfleisch.
4. Mehr komplexe Kohlenhydrate, Ballaststoffe aus Körnern, Früchten und Gemüse, auch Hülsenfrüchte:	alle frischen und gefrorenen Gemüse, alle frischen Früchte, Getreide-Vollkornerzeugnisse aller Art, Hülsenfrüchte, Reis.
5. Leicht erhöhte Aufnahme von einfach ungesättigten und mehrfach ungesättigten Fettsäuren:	Sonnenblumenöl, Keimöle, Distelöl, Sojaöl und daraus hergestellte Produkte; Olivenöl.
6. Verringerte Cholesterinaufnahme:	Hirn, Bries, Nieren, Zunge; Eier (nicht mehr als 1–2 Eigelb pro Woche); Leber (nicht mehr als zweimal im Monat).
7. Leicht verringerte Natriumaufnahme:	Salz, Natriumglutamat, Käse, Gemüse- und Fleischkonserven, salzkonservierte Lebensmittel (Schinken, Speck, Bücklinge), natriumreiche Mineralwässer; zahlreiche Fertiggerichte.
	Diese Ratschläge gelten für alle Menschen, die sich gesund ernähren wollen.

Wie lerne ich „Diät“?

„Wie kann nun eine Diabetesdiät für mich zusammengestellt werden?“

Wenn Du zum ersten Mal wegen Deines Diabetes in die Klinik kommst, sollte es Dir **Dein Arzt** oder **Deine Diätassistentin** genau beibringen.

Zuerst fragen sie Dich nach Deinen Eßgewohnheiten.

Sie fragen genau, was Du täglich ißt, was Du gerne ißt, was Du nicht essen magst.

Dann stellen sie einige Mahlzeiten für die folgenden Tage zusammen.

Dabei ist Deine Mitarbeit sehr wichtig, denn beim Zusammenstellen von Mahlzeiten lernst Du das Kohlenhydrat-Austausch-System genau kennen.

Besonders gut lernst Du, mit Deiner Diät umzugehen, wenn die Diätassistentin Dir **Aufgaben** stellt.

Sie sagt z. B.:
„Was für ein Frühstück kannst Du Dir aus 4 Broteinheiten (4 BE) zusammenstellen?“

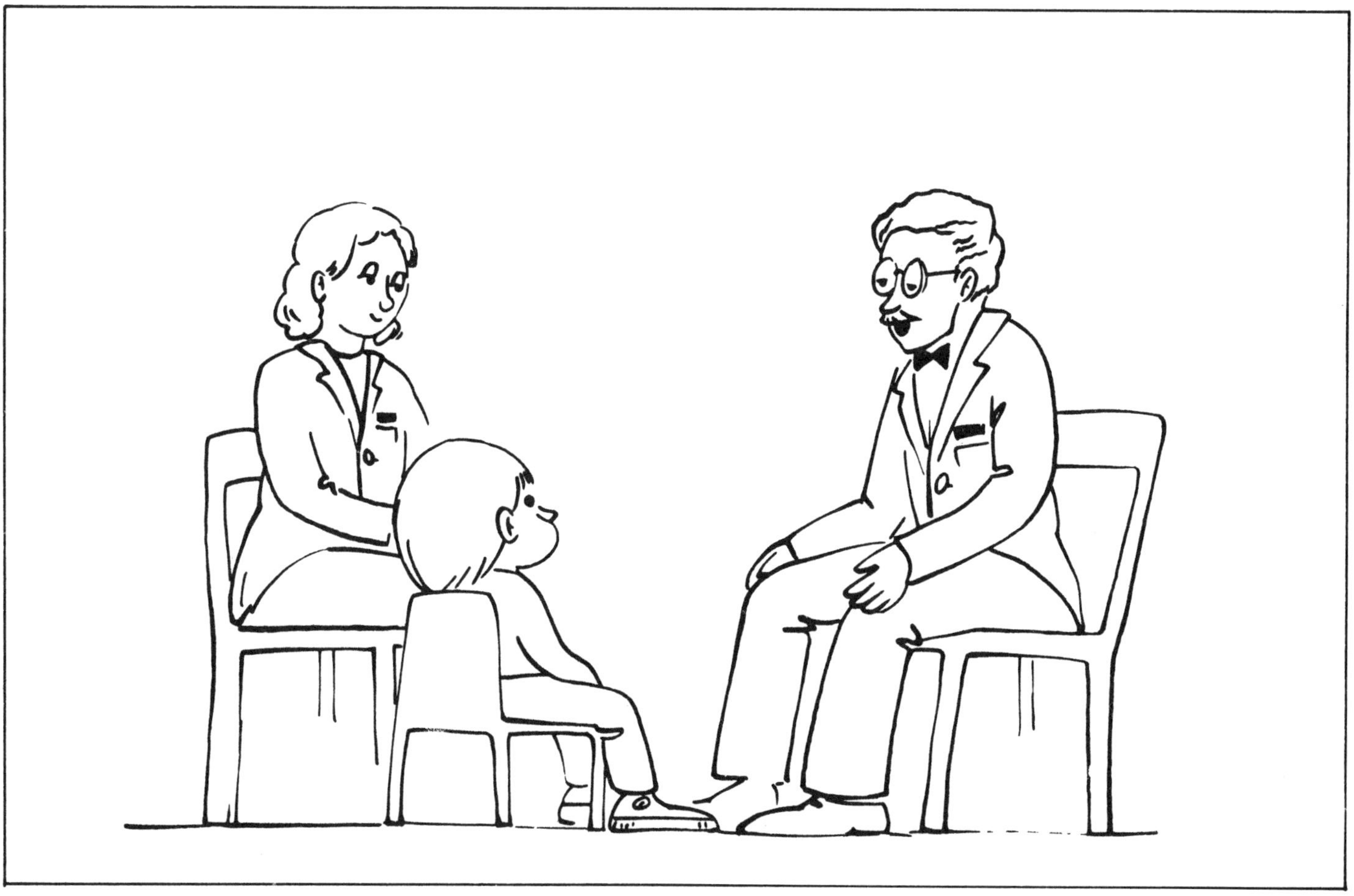

Frühstücksvariationen

Du überlegst und fragst:
„Aus welcher Gruppe soll ich die 4 BE wählen?“
Sie sagt:
**„2 BE aus der Brot-Gruppe,
1 BE aus der Milch-Gruppe,
1 BE aus der Obst-Gruppe.“**

Du stellst dieses Frühstück zusammen:

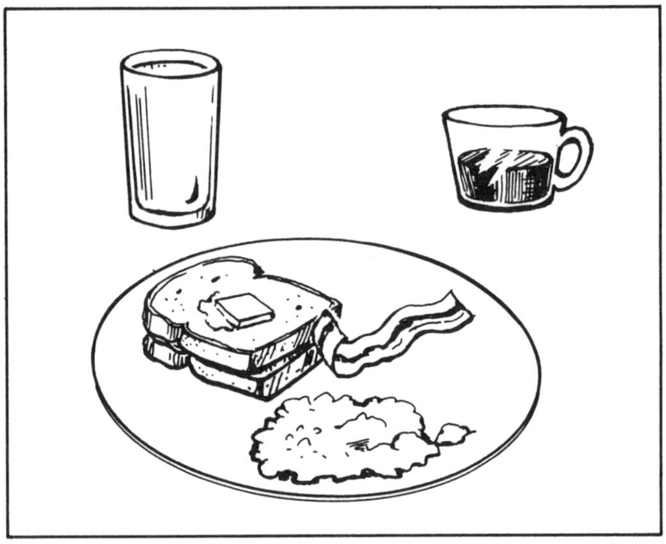

2 Scheiben Weißbrot (50 g) = 2 BE,
1 Glas Trinkmilch (1/4 l) = 1 BE,
1/2 Glas Orangensaft (110 ccm) = 1 BE,
dazu gibt es noch Rührei (aus 1 Ei),
Margarine (10 g),
Schinken (1 Scheibe).

Wenn Du lieber etwas anderes essen willst, stellst Du dieses Frühstück zusammen:

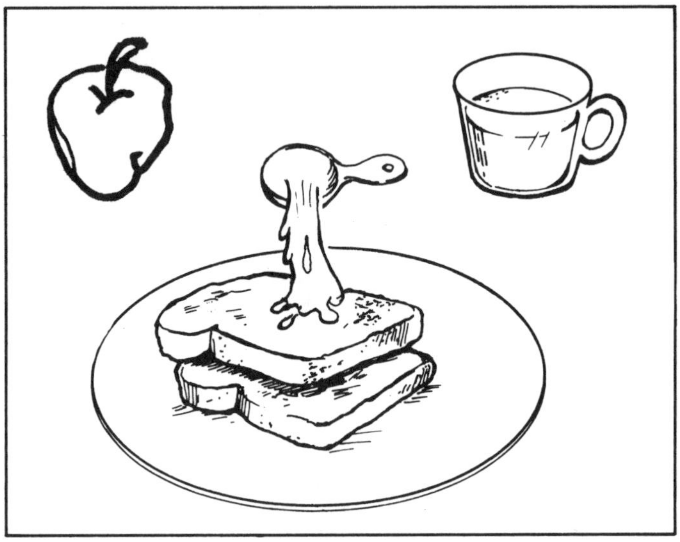

2 Scheiben Toastbrot (50 g) = 2 BE,
1 Tasse Trinkmilch (1/4 l) = 1 BE,
1 Apfel (100 g) = 1 BE,
für den Käsetoast noch
Butter (15g) und
Schnittkäse (40g).

Wie vorgeschlagen, enthalten beide Frühstücke **4 BE (2 BE aus der Brot-, 1 BE aus der Milch- und 1 BE aus der Obst-Gruppe).**

Viele weitere Frühstücksvariationen sind denkbar!

„Süße Sachen“

„Ich esse so gerne Marmelade, Konfitüre oder Honig auf Brot. Darf ich das nicht mehr?“

Honig, Marmelade, Konfitüre, alle diese **süßen Brotaufstriche** haben einen **sehr hohen Gehalt an einfachen, schnell resorbierbaren Zuckern:**

Nur

2 Teelöffel Zucker

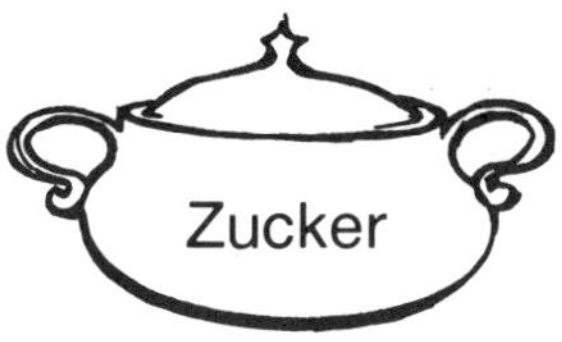

2 Teelöffel Marmelade

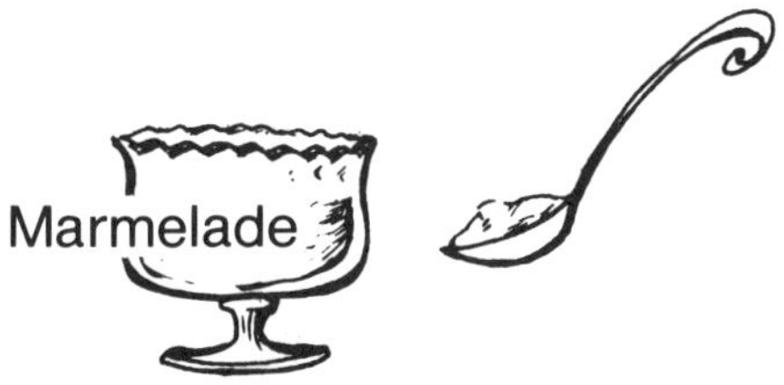

2 Teelöffel Honig

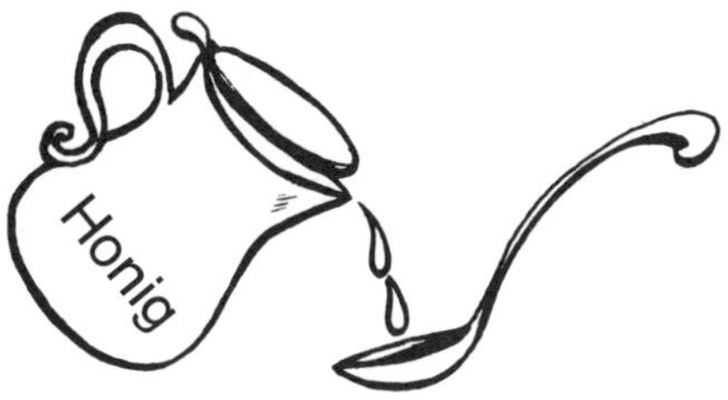

enthalten jeweils 1 BE!

Darum sind die süßen Brotaufstriche nicht so gut für die Diabetesdiät geeignet.

Genauso ist es mit den vielen **süßen Getränken,** mit **Coca Cola, Limonade, Brause** usw.; sie enthalten so viel einfache, schnell resorbierbare Zucker, daß Du nur wenig zu trinken brauchst, um den Blutzuckerspiegel stark ansteigen zu lassen.
Du hast doch viel mehr von einem Apfel, oder einer Apfelsine, oder einem Glas Apfelsaft oder Orangensaft.

Es ist einfach viel gesünder, Apfelsaft, Grapefruitsaft, Orangensaft zu trinken, nicht nur für Kinder mit Diabetes, sondern für alle Diabetiker.

Daher können die zuckerreichen, süßen Getränke Diabetikern nicht empfohlen werden.

Noch mehr „süße Sachen“

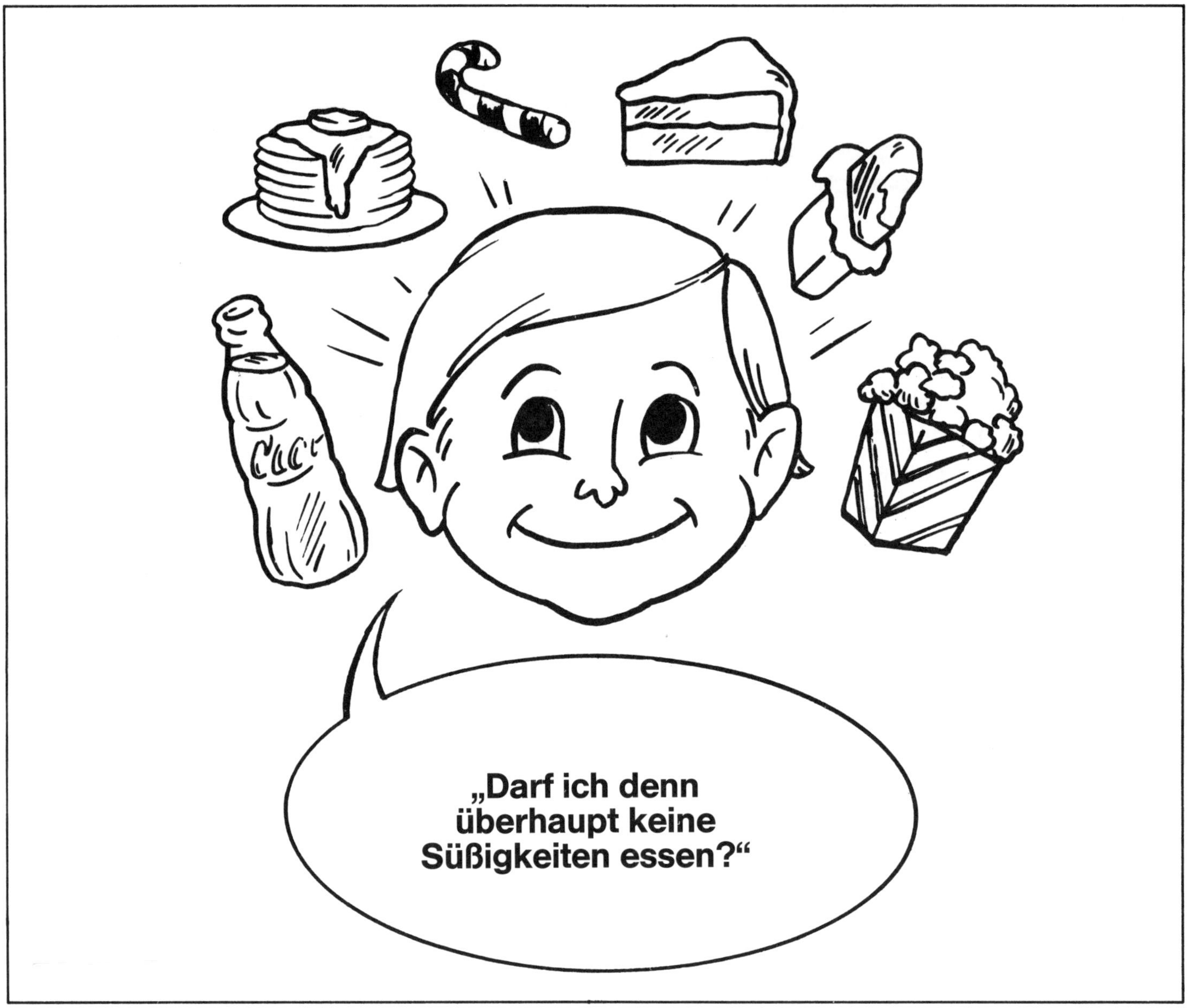

Möglichst nicht!

Alle Süßigkeiten enthalten einfache, schnell resorbierbare Zucker in hochkonzentrierter Form. Wenn Du nur kleine Mengen ißt, kommt es zu einem schnellen und hohen Anstieg Deines Blutzuckerspiegels. Du scheidest sehr bald danach viel Zucker im Urin aus. Dein Diabetes gerät außer Kontrolle.

Darum mußt Du leider auf Süßigkeiten verzichten.

Nur wenn Du eine ausgewogene Diabetesdiät einhältst, kann das Gleichgewicht zwischen Insulingabe und Nahrungszufuhr verwirklicht werden.

Zuckerersatzstoffe

Damit es ganz klar ist, wollen wir einmal einige Nahrungsmittel beim Namen nennen, die Du meiden mußt:

Kochzucker (Rohr- oder Rübenzucker)
Rohzucker (brauner Zucker)
Traubenzucker
Vanillezucker
Malzzucker
Milchzucker
Marmelade
Konfitüre
Kunsthonig
Bienenhonig
Rübensirup
Bonbons
Schokolade
Pralinen
Nougat
Marzipan
Kekse
Kuchen
Torte
Obstkonserven
Trockenobst
Eiscreme
Fruchteis
Fruchtsaftgetränke
Limonade
Brause
Coca Cola
Fruchtsirup

„Muß ich nun für immer auf den süßen Geschmack verzichten?"

Nein! Erstens sind alle Früchte, die Du täglich essen sollst, süß und **zweitens** gibt es süßende Stoffe, die man **„Zuckerersatzstoffe"** nennt.

Da gibt es zuerst einmal die **„Zuckeraustauschstoffe."**
Sie heißen Fructose, Sorbit, Xylit und Mannit.
Sie müssen von ihrem Kaloriengehalt her voll angerechnet werden, weil sie im Körper langsam zu Traubenzucker umgebaut werden.

Allerdings steigt der Blutzuckerwert kaum an, wenn man Speisen mit ihnen süßt. Zuviel Fructose oder Sorbit soll man nicht essen. Erstens wegen der Kalorien, zweitens kann Sorbit Durchfall erzeugen.

Dann gibt es noch die **„Süßstoffe".**
Sie heißen **Saccharin** und **Cyclamat, Aspartam** und **Acesulfam.**
Sie enthalten keine Kalorien. Darum sind sie zum Süßen von Speisen besser als die Zuckeraustauschstoffe.

Aber man soll nichts übertreiben! Verwende Zuckerersatzstoffe nur sparsam.

Mahlzeitenfolge und BE-Verteilung bei Konventioneller Therapie

Du hast erfahren, daß ein Prinzip der Diabetesdiät darin besteht, daß Du täglich ungefähr die gleiche Menge an Kalorien und insbesondere an Kohlenhydraten zu Dir nimmst.

Ein anderes Prinzip besteht darin, daß Du täglich die gleiche Anzahl an Mahlzeiten zu Dir nimmst.

Schließlich solltest Du die verschiedenen Mahlzeiten immer zur gleichen Zeit zu Dir nehmen.

„Warum?"

Erinnere Dich an die verschiedenen Abbildungen mit den **Wirkungsbildern der unterschiedlichen Insulinsorten.**

Ein Kennzeichen der

Konventionellen Therapie

ist, daß vorwiegend

Verzögerungsinsulin

mit langsamen Wirkungseintritt und langanhaltender Wirkungsdauer verwendet wird.

Das mußt Du bei der Anpassung der BE an die Insulinwirkung berücksichtigen.

Wenn das Insulin einmal injiziert ist, wirkt es in ganz bestimmter, zeitlich festgelegter Weise.

Es gibt Zeiten, wo es stärker und Zeiten, wo es schwächer wirkt!

Auf das Wirkungsprofil des verwendeten Insulins muß daher die Verteilung der BE auf die einzelnen Mahlzeiten abgestimmt werden.

Wenn erst einmal die richtige Verteilung gefunden ist, solltest Du sie täglich beibehalten.

Die meisten Diabetiker erhalten täglich 6 oder 7 Mahlzeiten:

1. **das erste Frühstück: 7 Uhr,**
2. **das zweite Frühstück: 9 Uhr,**
3. **das dritte Frühstück: 11 Uhr,**
4. **das Mittagessen:13.30 Uhr,**
5. **die Vespermahlzeit: 16 Uhr,**
6. **das Abendessen: 18 Uhr,**
7. **die Spätmahlzeit: 20.30 Uhr.**

Wenn Du z. B. 21 BE pro Tag erhältst, kannst Du sie so verteilen:

3 | 2½ | 2½ | 4 | 2½ | 4 | 2½

oder so:

2 | 3 | 3 | 4 | 3 | 4 | 1

Aber auch das ist nur eine von vielen, vielen verschiedenen Möglichkeiten, die in erster Linie vom Wirkungsprofil des injizierten Verzögerungsinsulins abhängen.

Mahlzeitenfolge und BE-Verteilung bei Intensivierter konventioneller Therapie

Bei der Intensivierten konventionellen Insulintherapie kannst Du die Insulinwirkung an die Nahrungszufuhr anpassen.

Dadurch hast Du viel mehr Freiheit, Deine Nahrungszufuhr zu gestalten.

> Du kannst wählen,
> **wann** Du essen willst,

z. B. Mittagessen um 12 oder 13 oder 14 Uhr.

> Du kannst wählen,
> **wieviel** Du essen willst,

z. B. zum Mittagessen 2 oder 3 oder sogar 4 BE.

Denn ein Kennzeichen der

Intensivierten konventionellen Therapie

ist, daß vorwiegend

Normalinsulin

mit schnellem Wirkungseintritt und kurzer Wirkungsdauer verwendet wird.

Du weißt, daß Du

für 1 BE etwa 2 Einheiten Normalinsulin

benötigst.

Der eine mehr, der andere weniger.

Du hast, wie Nichtdiabetiker auch,

3 Hauptmahlzeiten,

morgens, mittags, abends:

Frühstück,
Mittagessen,
Abendessen.

Zwischenmahlzeiten schrumpfen zu kleinen Snacks, oder werden ganz weggelassen.

Die Verteilung der BE sieht dann z. B. so aus:

> **4 | 1 | | 4 | 1 | 4 | 1**

oder:

> **3 | | 1 | 4 | 1 | 3 |**

oder:

> **4 | | | 5 | | 4 |**

Viele Variationen sind möglich!!
Du bist ganz frei!

Gedanken zur Diät

Noch einige Gedanken zur Diät:

1. Die **Diät,** die Du während des ersten Klinikaufenthaltes zusammenstellst, muß von Zeit zu Zeit **verändert** werden. Du brauchst **weniger oder mehr Kalorien.** Vielleicht änderst Du das Insulinpräparat. Das erfordert eine Umverteilung der BE auf die verschiedenen Mahlzeiten.

2. Zuerst ist es immer schwierig, sich mit einer Diät abzufinden. Aber bald hast Du Dich daran gewöhnt.

3. Du kannst Deine Diät mit den Nahrungsmitteln zusammenstellen, die Du in jedem Lebensmittelgeschäft oder Supermarkt kaufen kannst. Es kommt nur auf die richtige Auswahl und Verteilung der Nahrungsmittel an.

4. Wenn Du Deine Mahlzeiten zusammenstellst, plane auch die Nahrungsmittel mit ein, die Du gerne ißt. Warum darauf verzichten?

5. Die Nahrungsmittel, die Du für Deine Mahlzeiten auswählst, sollten dieselben sein, die die anderen Mitglieder der Familie essen.

6. Zum Schluß noch einmal der Hinweis:
Bei der **Konventionellen Therapie** paßt Du die BE-Zufuhr mit 6 bis 7 Mahlzeiten an die vorgegebene Verzögerungsinsulinwirkung an.
Bei der **Intensivierten konventionellen Therapie** paßt Du die Alt-Insulindosis an die BE-Zufuhr der jeweiligen Hauptmahlzeit an.

„Besondere Anlässe“

„Es gibt immer wieder „**besondere Anlässe**“ wie z. B. eine Party.
Die anderen essen und trinken, was sie wollen. **Was soll ich tun?**“

Nun, auch für Diabetiker gibt es sehr unterschiedliche Möglichkeiten, sich zu vergnügen. Die **„besonderen Anlässe“** können daher sehr unterschiedlich sein: **mit und ohne Bewegung, mit und ohne Essen und Trinken usw.**

Darum kommt es immer auf die **„besondere Situation“** an, in die Du Dich begibst. Wir können nur einige Situationen besprechen.

Aber vielleicht hilft es Dir!

Wenn die Vergnügungen **nicht mit besonderer körperlicher Anstrengung** verbunden sind, kannst Du Deine normal vorgesehene Mahlzeit in eine **„Party-Mahlzeit“** umwandeln oder **„Treff-Mahlzeit“**, oder wie Du es nennen willst.

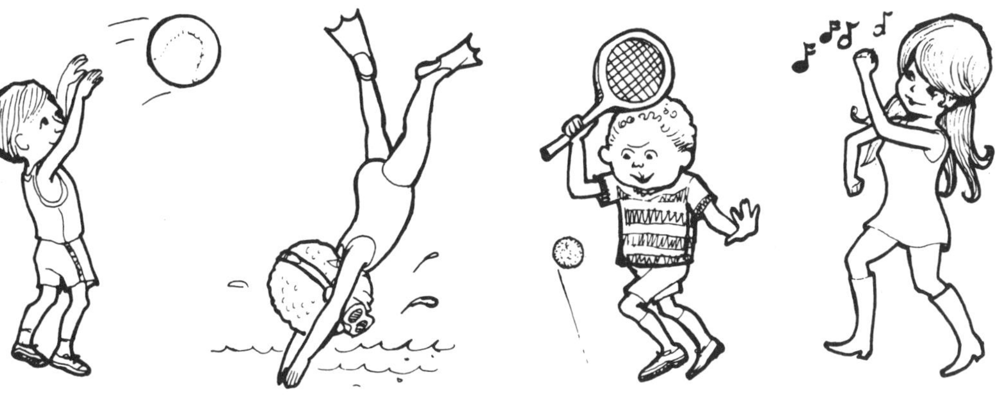

„Aktiv-Treff“

Wenn Dein „Treff“ allerdings mit besonderer körperlicher Anstrengung verbunden ist (Ballspielen, Schwimmen, Tennis, Tanzen usw.),

sei vorsichtig.

Du hast erfahren, daß bei körperlicher Anstrengung mehr Glucose verbraucht wird.

Die Folge ist,daß bei körperlicher Anstrengung der Blutzuckerwert absinkt, und eine **Hypoglykämie** bzw. **Unterzuckerung** auftreten kann.

Wir wollen uns damit noch eingehender beschäftigen.

„Extra-Broteinheiten“

Wenn Du zu einem „Aktiv-Treff“ gehen willst und körperliche Anstrengungen erwartest, ist es sinnvoll, vorher eine oder mehrere

Extra-Broteinheiten (Extra-BE)

zu essen.

Es ist unmöglich vorauszusehen, wieviele BE Du bei einer körperlichen Anstrengung brauchst.

Du mußt das einfach bei Dir selbst ausprobieren.

Es gibt zwar eine Faustregel, die besagt, daß man für eine halbe Stunde körperliche Bewegung 1 BE benötigt, aber bei Dir kann das anders sein.

Trotzdem versuch es einmal mit dieser **Faustregel.**

„Was soll ich essen? Eine BE aus der Brot-Gruppe oder aus der Obst-Gruppe?“

Eine kluge Frage!

Wenn es eine **plötzlich einsetzende, sehr ausgeprägte körperliche Anstrengung** ist, nimm eine **BE aus der Obst-Gruppe**, z. B. einen Apfel oder eine Banane.

Wenn es dagegen eine **länger andauernde, gleichmäßige körperliche Belastung** ist (ein Fußballspiel, Tanzen, Tennis usw.), dann ist es besser, eine **BE aus der Brot-Gruppe** zu essen, z. B. ein Brötchen mit Butter oder ein Käsebrot.

Für eine unerwartete oder ungeplante körperliche Anstrengung solltest Du immer einige Stückchen Zucker bei Dir haben (einige Täfelchen Traubenzucker oder einige Stückchen Würfelzucker).

Dann kannst Du eine evtl. auftretende **Hypoglykämie** bzw. **Unterzuckerung** rechtzeitig behandeln.

Partys

„Abendpartys, Disco-Partys, „Fêten“ usw. Da kann ich doch mitmachen oder nicht?“

Selbstverständlich sollst Du mitfêten!

Du hast doch Deine Spätmahlzeit im Sinn. Tausch sie auf der Party in **Kräcker, Salzstangen, Fischli** usw. um. Wenn Du auch noch tanzt, kannst Du eine oder mehrere **Extra-BE** essen, wie wir es besprochen haben.

„Und wie ist es mit den Getränken?“

Am besten geeignet sind „**Diätgetränke**“ (Diät-Sprite usw.); Bier enthält sehr viele Kalorien, besser ist dann schon **„trockener“, d. h. traubenzuckerarmer Wein.**

Aber Du solltest Dich doch sehr, sehr zurückhalten. **Möglichst kein Alkohol. Nippen ja, aber mehr möglichst nicht.**

„Und Rauchen?“

Rauchen ist so ziemlich das Schädlichste, was Du machen kannst! Das gilt für alle Menschen, für Dich besonders!!

Gewöhne es Dir gar nicht erst an. Das ist das Einfachste. Du sparst unendlich viel Geld und bleibst gesund.

Wenn Du einmal aus „besonderem Anlaß“ Deine Diät nicht einhältst, ist das nicht so schlimm. Aber es darf wirklich nur sehr, sehr selten vorkommen.

Das beste, was Du tun kannst, ist, daß Du Dir wirklich immer Mühe gibst, Deine Diät einzuhalten. Mehr kann keiner tun.

Niemand ist vollkommen. Du natürlich auch nicht.

Trotzdem solltest Du Dir jeden Tag neu Mühe geben mit Deinem Diabetes.

Beginne jeden Tag neu damit. Heute ist ein neuer Tag, gestern ist gewesen.

Diätetische Schlußbemerkungen

1. Du hast vielleicht gehört, daß Menschen mit Diabetes dazu neigen, an „Blutgefäßveränderungen" zu erkranken. Das ist richtig. Warum das so ist, ist bisher nicht geklärt. Aber es gibt Hinweise dafür, daß bestimmte **Fette** in der Diät eine fördernde Wirkung, andere eine hemmende Wirkung besitzen. Darüber solltest Du mit Deiner Diätassistentin sprechen. Sie soll Dir sagen, welche Fettarten Du meiden, welche Du bevorzugen sollst. Besonders zu empfehlen sind die Fette, die reich sind an „ungesättigten Fettsäuren". Das sind vor allem pflanzliche Öle.

2. Wir haben erfahren, daß fast alle käuflichen Nahrungsmittel in der Diabetesdiät verwendet werden können. Das bedeutet jedoch nicht, daß riesige Mengen von Kohlenhydraten wünschenswert sind. Damit Du gut gedeihst und Dein Körper gut funktioniert, benötigst Du eine ausgewogene Kost.

Etwa die Hälfte der gesamten Kalorien sollten in Form von Kohlenhydraten gegessen werden, 10 bis 20% in Form von Eiweiß, 30% in Form von Fett. Das bedeutet, daß Du Dir schon große Mühe geben mußt, um so viel Eiweiß mit der Nahrung aufzunehmen, aber auch viel Mühe, um nicht zu viel Fett zu essen.

3. Die Austauschtabellen informieren Dich über„ **Nahrungsmittelmengen**", die Du austauschen kannst. Um eine Vorstellung von „Nahrungsmittelmengen" zu bekommen, ist es notwendig, eine Zeitlang mit einer **Waage** umzugehen. Bald lernst Du jedoch, Nahrungsmittelmengen abzuschätzen. Dann kannst Du weitgehend auf eine Waage verzichten.

4. Sehr wichtig ist, daß Du einen guten Draht zu Deiner **Diätassistentin** hast. Frage sie immer, wenn Du Probleme mit der Diät hast.

5. Hüte Dich davor, zuviel zu essen. Die Folge ist **Übergewicht** oder **Fettsucht.**
Das ist für viele Menschen ein Problem, nicht nur für Menschen mit Diabetes.

Diabetiker nehmen stark an Gewicht zu, wenn sie zuviel Insulin injizieren. Und wenn sie erst einmal übergewichtig sind, ist es äußerst schwierig, vom Übergewicht runterzukommen.

Wenn Du Zweifel an Deinem Gewicht hast, sprich mit Deinem Arzt darüber, wenn Du Übergewicht hast, laß Dich von ihm beraten.

6. Begegne allen Nahrungsmitteln, die als „diätetisch" bezeichnet sind, mit Aufmerksamkeit. Einige dieser Nahrungmittel mögen zuckerfrei sein, andere sind es nicht, einige enthalten statt Zucker viel Fett, andere versprechen Dinge, die sie nicht halten können. Studiere immer genau die Analysen.

7. Zum Schluß noch eine Anmerkung:
Wir haben viel über Diabetesdiät erfahren. Aber eine so eingehende Einführung in die Diät, daß Du in der Lage bist, Deine Diabetesdiät mit allen Feinheiten und Besonderheiten zu realisieren, konnten wir nicht geben.
Das kann nur Deine Diätassistentin. Darum unterhalte Dich immer wieder mit ihr.

Wir haben zwei wichtige Behandlungsprinzipien besprochen:

Insulinbehandlung,
Diät.

Das dritte Prinzip heißt:

Körperliche Bewegung.

Körperliche Bewegung Tägliches Übungsprogramm

Über Sport werden wir später noch sprechen. Da aber die

körperliche Bewegung

für die Diabetesbehandlung von so großer Bedeutung ist, wollen wir schon jetzt einige Hinweise geben.

Ein regelmäßiges tägliches

Bewegungsprogramm, körperliches Übungsprogramm

ist aus Gründen der Gesundheit für jeden gut, für alt und jung mit und ohne Diabetes.

Leute, die sich täglich körperlich trainieren, fühlen sich besser, sind gesünder, weniger anfällig und leben wahrscheinlich länger.

Für Diabetiker sind tägliche körperliche Übungsprogramme jedoch besonders wichtig.

Warum?

1. Du fühlt Dich einfach wohler – vielleicht nicht sofort, spätestens aber nach ein paar Tagen.

2. Es fällt Dir leichter, nicht zu viel zu essen. Es ist wirklich so, regelmäßige körperliche Bewegung reguliert den Appetit besser.

3. Fettsucht wird verhindert.

4. Deine Stoffwechseleinstellung wird besser.

5. Du lebst länger ohne Komplikationen.

Sind das nicht gute Gründe, um mit einem körperlichen Übungsprogramm zu beginnen?

Aber wie?

Wie soll solch ein Übungsprogramm aussehen?

Am besten ist es, wenn es jeden Tag zur selben Zeit durchgeführt wird, z. B. nach dem Mittag- oder Abendessen.

– 30 Minuten jeden Tag wären eine gute Sache,
– 1 Stunde jeden Tag wäre noch besser.

Langweilig ist es natürlich, wenn Du die Übungen ganz allein durchführst.

Darum sollten in jeder Familie tägliche Familien-Übungsprogramme durchgeführt werden. Die ganze Familie sollte „in Trab" gebracht werden. Dann macht es Spaß.

„Spielen" und „Üben" sind nicht dasselbe, leider!

Tägliche Übungsprogramme kosten daher oft Überwindung!
Diabetikern fällt es darum schwer, solche Übungsprogramme durchzuhalten.

Aber wenn die ganze Familie mitmacht – Vater! Mutter! Bruder! Schwester! Vielleicht sogar der Großvater! Dann kostet es gleich weniger Überwindung.

Du mußt einfach einsehen, daß es in Verbindung mit dem Diabetes immer wieder Dinge gibt, die Dir vielleicht wenig Freude machen, aber trotzdem notwendig sind, leider!

Körperliche Bewegung Sport

Körperliche Bewegung

ist für jeden Menschen gut!
Sie ist gesund, belebend, erfrischend,
kurz
„Freude und Erquickung für Leib und Seele".

Das gilt in ganz besonderem Maße für Diabetiker, denn

- **körperliche Bewegung** senkt auch bei Diabetes den Blutzucker,
- **körperliche Bewegung** verstärkt die Insulinwirkung,
- **körperliche Bewegung** sollte regelmäßig jeden Tag ausgeübt werden. Jeden Tag etwas ist besser als einige Tage nichts und dann eine große Anstrengung.

Körperliche Bewegung verbessert Dein Lebensgefühl.- Du fühlst Dich einfach wohler, wenn Du regelmäßig Deine Muskeln arbeiten läßt.

„Und wie ist es mit

Sport?"

Natürlich kannst Du auch Sport treiben!

Soviel wie möglich!
Soviel es Dir Freude macht!

Im Grunde kannst Du an allen Sportarten teilnehmen, die Dir Spaß machen. Es gibt keine Sportart, die Du meiden mußt, weil Du Diabetes hast.

Mannschaftssport wieFußball, Handball, Basketball, Volleyball machen viel Freude, aber auch **Einzelsport** wie

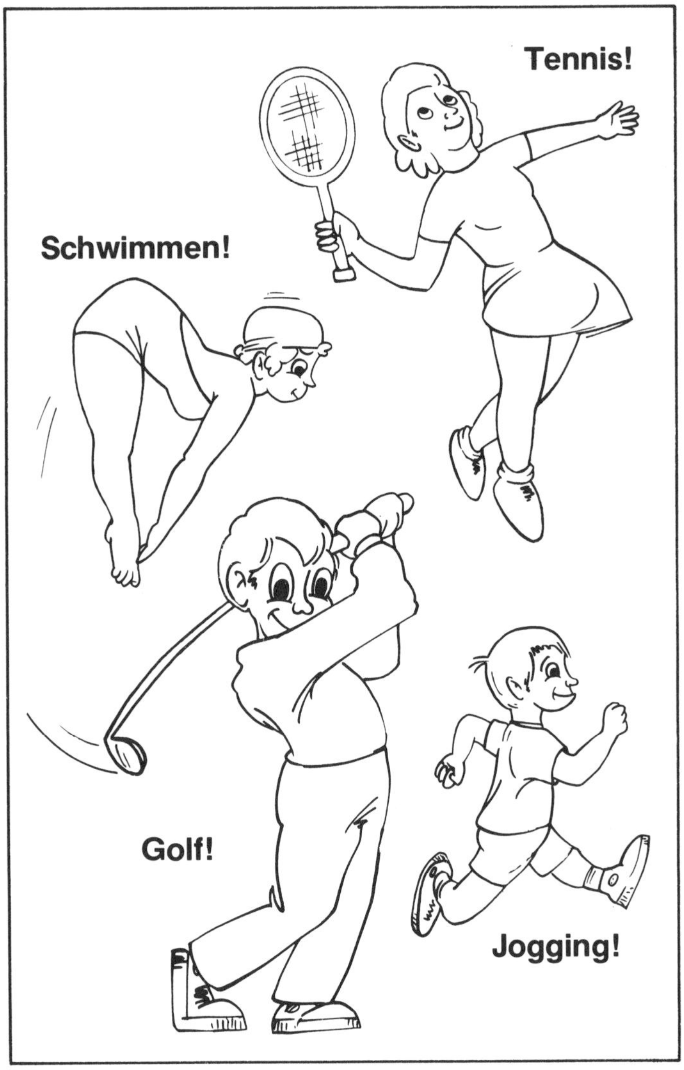

Das sind nur einige Beispiele.

Und hier wieder Fragen zum 5. Kapitel

A. Welche der folgenden Sätze sind „richtig", welche „falsch"?

1. Die Insulindosis, die injiziert wird, muß jeden Tag dieselbe sein, jahrein, jahraus.

2. Bei der Konventionellen Therapie passe ich die Nahrungszufuhr an die Insulinwirkung an, bei der Intensivierten konventionellen Therapie die Insulinwirkung an die Nahrungszufuhr.

3. Wenn keine Unterzuckerungen auftreten, ist es gut, keinen Zucker im Urin auszuscheiden.

4. Mein Urin zeigt ständig 5g% Zuckergehalt an. Darum vermindere ich die Insulindosis.

5. Meine Stoffwechseleinstellung ist gut. Ich scheide fast nie Zucker im Urin aus. Am Abend will ich Fußball spielen. Darum esse ich zwei Extra-BE.

6. Wenn ich krank bin, steigt mein Insulinbedarf meist an.

7. Eine Broteinheit aus der Obst-Gruppe hat dieselbe Wirkung auf den Blutzuckerspiegel wie eine Broteinheit aus der Milchprodukte-Gruppe.

8. Die Kohlenhydrate in einem Apfel lassen den Blutzuckerwert schneller ansteigen als die Kohlenhydrate in einem Brötchen mit Butter und Käse.

9. Ein trockenes Stück Brot läßt den Blutzuckerspiegel schneller ansteigen, als eine Scheibe Brot, die mit Butter bestrichen ist.

10. Diät-Sprite muß nicht angerechnet werden.

11. Du entwickelst eine Ketoacidose, wenn Du Coca Cola auf einer Tanzparty trinkst.

12. Bevor ich schwimmen gehe, injiziere ich eine Extradosis Insulin.

B. Kreuze die richtigen Antworten an (es sind eine oder mehrere Antworten richtig).

13. Ich injiziere täglich 18 Einheiten Basal-H-Insulin Hoechst.
In den letzten drei Tagen habe ich in allen Urinportionen 2 bis 5 g % Zucker nachgewiesen. Aceton ist negativ. Was muß ich tun?
a. 4 Einheiten Normalinsulin dazuspritzen,
b. nach jeder Mahlzeit einmal um den Häuserblock rennen,
c. die Therapie umstellen. Zweimal täglich ein Kombinationsinsulin spritzen,
d. Milch aus der Diät streichen,
e. aufhören, den Urin zu untersuchen.

14. Welche der folgenden Nahrungsbestandteile sind für die Ernährung von Diabetikern notwendig?
a. Kohlenhydrate
b. Fett
c. Eiweiß
d. Vitamine
e. Mineralien
f. Wasser

Antworten (5. Kapitel)

1. Falsch, sie muß flexibel angepaßt werden.
2. Richtig
3. Richtig
4. Falsch, ich muß sie erhöhen.
5. Richtig
6. Richtig
7. Falsch. Die BE aus der Obst-Gruppe wird schnell, die aus der Milchprodukte-Gruppe langsam resorbiert.
8. Richtig, denn Fett verzögert die Resorption im Darm.
9. Richtig
10. Richtig
11. Falsch, Du brauchst beim Tanzen eine BE!
12. Falsch, falsch, falsch.
Das ist gefährlich. Du brauchst eine Extra-BE!
13.c. ist richtig;
a. und **b.** helfen evtl.;
d. und **e.** sind falsch.
14. Alle Antworten sind richtig!

Im nächsten Kapitel wird ein sehr, sehr wichtiges Problem besprochen:

die

Hypoglykämie,

wie man sie erkennt,
wie man sie behandelt.

6. Kapitel

Hypoglykämie Unterzuckerung

Hypoglykämien bzw. Unterzuckerungen sind sehr wichtige und ziemlich häufige Frühkomplikationen beim Diabetes.

Wir müssen uns große Mühe geben, sie zu vermeiden.

Hypoglykämie bedeutet, daß der Blutzucker zu niedrig ist, d. h. unter 40 mg % liegt.

Eine Hypoglykämie tritt auf, wenn Du im Vergleich zur Nahrungsaufnahme **zuviel Insulin gespritzt** hast, oder wenn das injizierte **Insulin zu stark wirkt**, z. B. wenn Du Dich körperlich stark anstrengst.

Dein Gehirn, ja Dein ganzes Nervensystem, benötigt Glucose, um richtig zu funktionieren. Wenn der Blutzucker zu niedrig liegt, fängt das Gehirn an zu leiden, zu hungern.

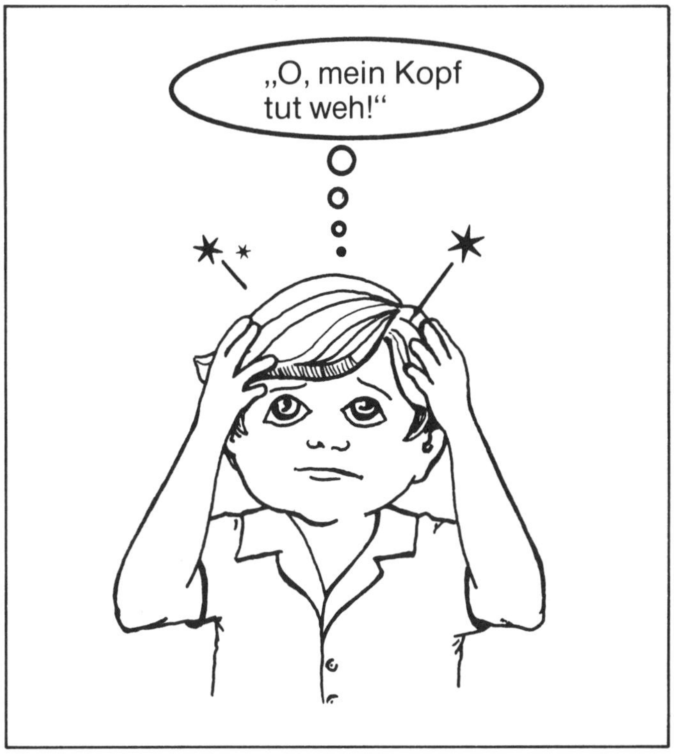

Nun wollen wir uns mit den Symptomen der Unterzuckerung, der Hypoglykämie, befassen.

Hypoglykämiezeichen

Hypoglykämiesymptome können bei Menschen mit Typ-I-Diabetes in sehr unterschiedlicher Form auftreten, beim einen so, beim anderen so:

Änderung im Verhalten

(unbegründetes Lachen oder Weinen, Aufsässigkeit, Frechheit),

Verwirrung

(Dir geraten die einfachsten Sachen durcheinander, Du hast Schwierigkeiten beim Sprechen, Schreiben, Rechnen usw.).

Dann kommen andere Zeichen hinzu:

Zittrigkeit,
Heißhunger,
Mattigkeit,
Unruhe,
Schläfrigkeit,
Herzklopfen,
Schwitzen,
feuchte, kalte, blasse Haut,
Kopfschmerzen,
Leibschmerzen,
„Ringe um die Augen",
„Gummiknie".

Die Zeichen, die bei Dir auftreten, hängen von verschiedenen Faktoren ab:
1. Zuallererst hängen sie von Dir ab, denn **jeder reagiert anders auf eine Hypoglykämie, jeder hat andere Empfindungen.**
2. Dann hängen die Symptome auch davon ab, **wie schnell der Blutzucker absinkt.** Wenn er **langsam** tiefe Werte erreicht, stehen Zeichen wie Verwirrung, Schläfrigkeit und Kopfschmerzen im Vordergrund.
Wenn er **schnell** runtersaust (z. B. beim Sport) treten eher Zeichen wie Mattigkeit, Zittrigkeit und „Gummiknie" auf.

Wann treten Hypoglykämien auf?

Es kommt darauf an, daß Du Deine Hypoglykämiezeichen kennst, denn es ist wichtig, die ersten Symptome zu erfassen.

Wenn Du die ersten Zeichen nicht richtig erkennst, besteht die Gefahr, daß eine **schwere Hypoglykämie** auftritt, ein

„Hypoglykämischer Schock".

„Wann treten diese Hypoglykämien auf? Du sagst, daß sie meistens auftreten, wenn man sich ungewöhnlich stark körperlich anstrengt. Ist das wirklich der einzige Anlaß?"

Nein! Natürlich treten sie besonders häufig bei ungewöhnlichen körperlichen Belastungen auf, aber sie können auch in Ruhe oder bei anderer Gelegenheit auftreten.

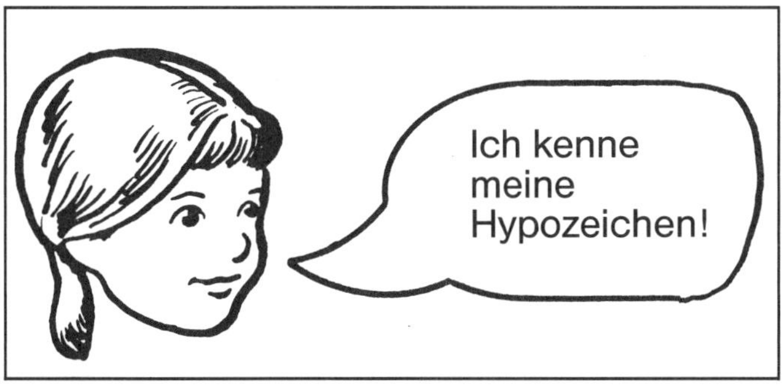

Hypoglykämien treten auf, wenn der Blutzucker aus irgendeinem Anlaß zu niedrig ist:

1. wenn das Insulin zu stark wirkt, z. B. bei Insulinüberdosierung,
2. wenn zuwenig Glucose durch die Nahrung vom Körper aufgenommen worden ist,
3. wenn bei zu starker Muskeltätigkeit zu viel Zucker verbraucht wird.

„Können Hypoglykämien vollständig vermieden werden?"

Wahrscheinlich nicht ganz, insbesondere dann nicht, wenn Du **„scharf eingestellt"** bist, d. h. wenn Du keinen Zucker im Urin ausscheidest und Deine Blutglucosewerte oft unter 100 mg liegen,

d. h.

je besser Du eingestellt bist, desto eher ist auch mal mit einer
Hypoglykämie
zu rechnen.

Umso wichtiger ist es für Dich, daß Du sie

rechtzeitig erkennst!

Was tun bei Hypoglykämie?

Viele Hypoglykämien, ja die meisten Hypoglykämien kannst Du verhindern, wenn Du die ersten Zeichen einer Hypoglykämie rechtzeitig erkennst.

Wenn die ersten Zeichen einer Hypoglykämie auftreten, sind

zwei Dinge wichtig:

1.

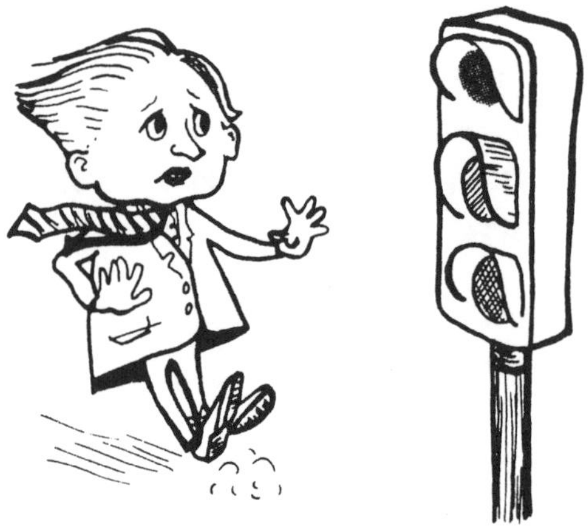

Wenn Du Dich körperlich anstrengst, höre sofort damit auf!

Stop!

2.

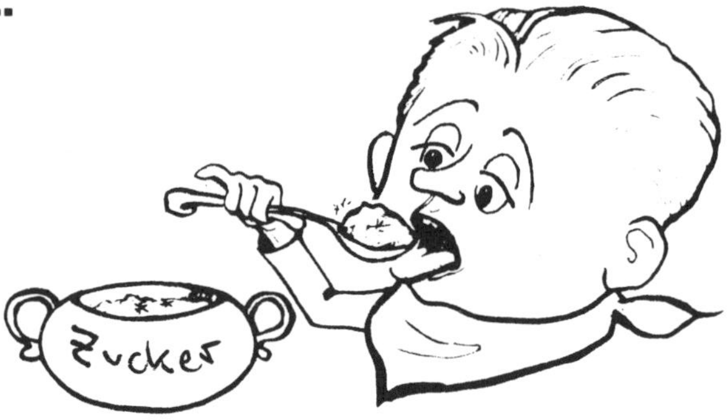

Iß Zucker!

Oder andere schnell ins Blut eintretende Kohlenhydrate!

„Was sind schnell ins Blut eintretende Kohlenhydrate bzw. schnell resorbierbare Kohlenhydrate?“

Was esse ich bei Hypoglykämie?

Einige Beispiele:

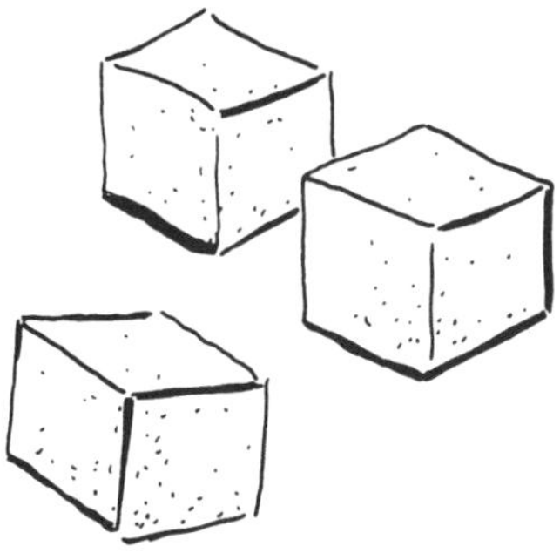

Würfelzucker

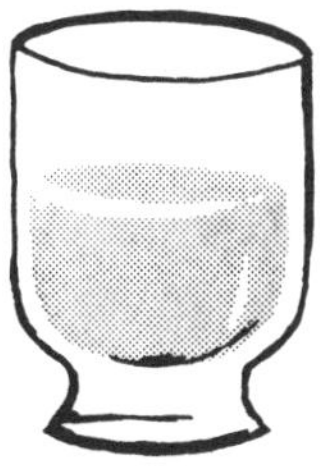

Tee oder Saft mit
Traubenzucker

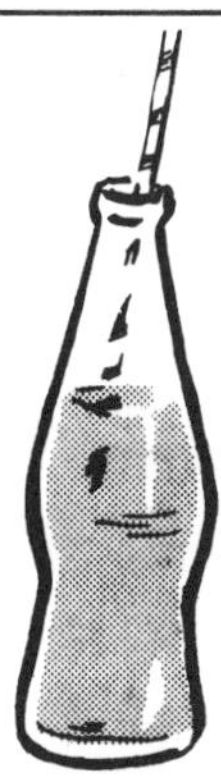

Coca Cola, süße Limonade

Irgendeine dieser süßen Sachen mußt Du sofort essen oder trinken.

Dann verschwindet die Hypoglykämie.

„Aber was ist, wenn ich nicht zu Hause bin?“

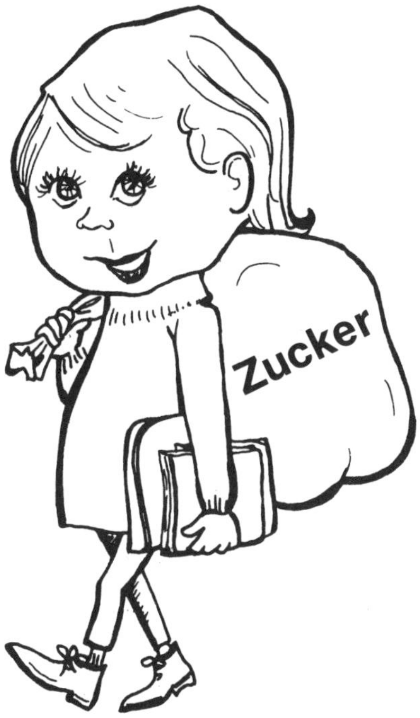

Auch wenn Du nicht zu Hause bist, solltest Du immer einige Stückchen Würfelzucker oder einige Täfelchen Traubenzucker bei Dir haben!

Schutz gegen Hypoglykämie

„Es wurde gesagt, daß eine Hypoglykämie in einen **„Hypoglykämischen Schock“** übergehen kann. Was passiert dann?“

Wenn der Blutglucosespiegel bei einer harmlosen Hypoglykämie nicht korrigiert wird, können andere, ernstere Symptome auftreten:
Bewußtseinstrübung,
Bewußtlosigkeit,
ja sogar Krämpfe.

Diese Symptome sind glücklicherweise selten und können in den allermeisten Fällen verhindert werden durch rechtzeitige Gabe von Zucker.

„Meine Güte, das klingt aber doch sehr gefährlich!!! Da kann man ja Angst kriegen! Muß ich nicht immer in Angst leben, daß solche Zustände auftreten?“

Nein! Du brauchst keine Angst zu haben!

Du mußt nur lernen, eine Hypoglykämie rechtzeitig zu erkennen und sofort zu behandeln.

Früh erkennen und schnell reagieren!

Das ist wichtig!!

„Ja, ja, aber warum muß ich keine Angst haben?“

Du mußt wissen, daß in Deinem Körper ein eingebauter **Schutzmechanismus gegen Hypoglykämien** sitzt.

Erinnerst Du Dich, daß Dein Körper Zucker speichern kann?
In der Leber und in der Muskulatur kann Zucker in Form von

Glykogen

gespeichert werden.

Dieser Zucker, das Glykogen, wird blitzschnell in Glucose umgewandelt, wenn es nötig ist.

Glykogen - Adrenalin - Noradrenalin

In dem Augenblick, wo Du die ersten Zeichen einer Hypoglykämie bemerkst, ist Dein Körper schon dabei, die Hypoglykämie zu korrigieren.

Das muß erklärt werden.

Du hast erfahren, daß die ersten Zeichen einer Hypoglykämie

Zittrigkeit,

aber auch Herzklopfen, Schwitzen, Blässe sind.

Die Zeichen, die bei Beginn einer Hypoglykämie auftreten, sind Symptome, die nicht durch den niedrigen Blutzucker hervorgerufen werden.

Es sind Hinweise dafür, daß der Körper wegen des niedrigen Blutzuckers zwei Hormone ausgeschüttet hat, die

Adrenalin,

Noradrenalin

und

Glucagon

heißen.

Diese Hormone sollen den Blutzucker wieder in die Höhe treiben.

Sie tun es, indem sie dafür sorgen, daß das Glykogen in der Leber und in der Muskulatur zu Glucose abgebaut wird.

Über die Ausschüttung von Glucagon, Adrenalin und Noradrenalin versucht der Körper, die Hypoglykämie aufzuheben, d. h. den Blutzucker in die Höhe zu treiben.

Das passiert, wenn Du die ersten Hypoglykämiezeichen bemerkst.

Du kannst Deinem Körper helfen, indem Du bei den ersten Zeichen einer Hypoglykämie Zucker zu Dir nimmst.

„Aber was ist, wenn ich bewußtlos werde? Was passiert dann? Wie kann man mir dann helfen?“

Glucagon gegen Hypoglykämie

Laß Dir 1 ccm Glucagon-Lösung wie sonst Insulin ins Unterhaut-Fettgewebe spritzen. In 1 ccm Lösung sind 1 mg Glucagon enthalten.

Wenn keine Reaktion auftritt, kann nach 5 bis 10 Minuten noch einmal Glucagon gespritzt werden.

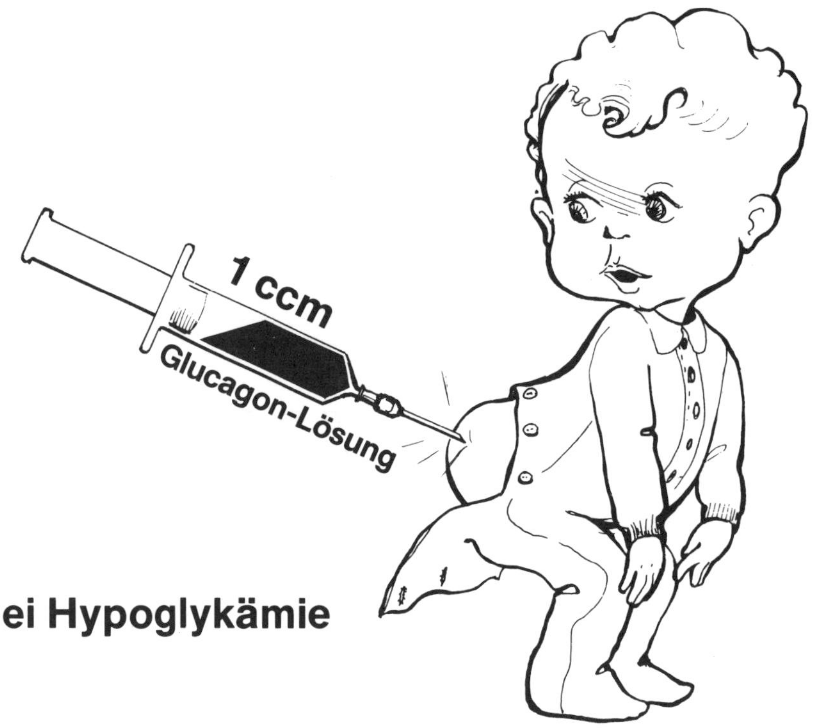

Glucagon bei Hypoglykämie

Wenn nach der Glucagon-Injektion eine Wirkung auftritt, ruhe Dich ein wenig aus. Damit der Blutzucker nicht noch einmal absinkt, ist es wichtig, eine Scheibe Brot oder 4 Stück Würfelzucker zu essen oder süße Limonade oder Obstsaft zu trinken.

Hypoglykämien können behandelt werden.

Am besten ist es jedoch, wenn man verhindert, daß sie auftreten.

Glucagon in Bereitschaft

Es ist klar, daß Dich das bedrückt, aber Du hast doch

Deine Eltern,
Deine Bekannten,
Deine Freunde.

Am besten ist es, wenn sie Dir Zucker zu essen geben, oder süße Getränke zu trinken.

Wenn das nicht geht, können sie Dir
Glucagon
injizieren.

Erinnerst Du Dich an dieses Hormon? Wir hatten erfahren, daß Insulin in den B-Zellen, Glucagon in den A-Zellen des Pankreas gebildet wird.

Wir hatten auch erfahren, daß Glucagon den Blutzucker anhebt (übrigens in derselben Weise wie Adrenalin und Noradrenalin, nämlich durch Umwandlung von Glykogen in Glucose).

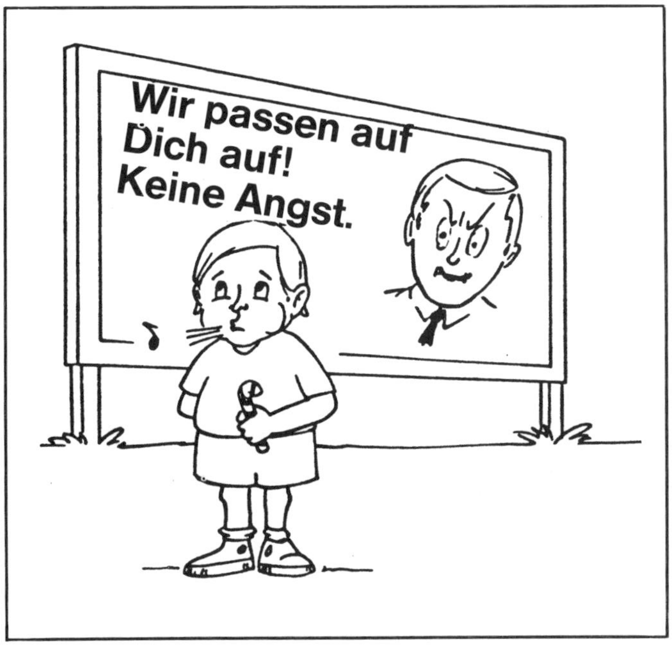

Dein Arzt verschreibt Dir
Glucagon,
damit Du es zu Hause hast. Vielleicht brauchst Du es nie, aber es ist gut, **Glucagon in Bereitschaft** zu haben.

„Wie spritze ich Glucagon?"

Du hast **zwei** Fläschchen:

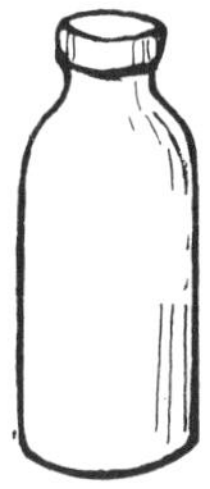

Ein Fläschchen mit Lösungsmittel

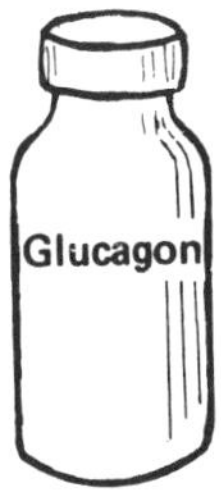

Ein Fläschchen mit Glucagon

Zieh zunächst das ganze Lösungsmittel in eine Insulinspritze auf, spritze das Lösungsmittel in das Fläschchen mit Glucagon und wenn es sich ganz gelöst hat, zieh die Glucagon-Lösung in die Insulinspritze auf.

Heute gibt es aber auch Glucagon-Zubereitungen, die einfacher aufzulösen und zu injizieren sind (Glucagon Novo).

Hypoglykämiediagnostik

Wenn Du unsicher bist, ob eine Hypoglykämie vorliegt oder sich langsam entwickelt, untersuche einen frisch gelassenen Urin auf Zucker.
Wenn kein Zucker im Urin nachweisbar ist, spricht das eher dafür, daß der Blutzucker niedrig ist. Beweisend ist es jedoch nicht. Besser ist es darum, wenn Du die

Blutzuckerkonzentration

bestimmst.

Wenn Du weder den Urinzucker noch den Blutzucker untersuchen kannst, ist es im Zweifelsfalle besser, wenn Du Dich so verhältst, als hättest Du eine Hypoglykämie, d. h. Du ißt einige Stücke Zucker, um zu verhindern, daß ein hypoglykämischer Schock auftritt.

Die sicherste Methode zum Nachweis einer

Hypoglykämie

ist die Bestimmung des

Blutglucosewertes.

Nun noch ein paar **Abschlußbemerkungen** über

Hypoglykämien:

1. Viele der genannten Hypoglykämiezeichen sind uncharakteristisch, d. h. sie können auch einmal auftreten, wenn keine Hypoglykämie vorliegt (diese Zeichen können z. B. auftreten, wenn Du müde oder erschöpft bist).

Darum stelle die Diagnose „Hypoglykämie“ nicht zu oft, zu schnell, zu leichtfertig, d. h. unbegründet.

2. Wenn eine Hypoglykämie aufgetreten ist, und Du sie behandelt hast, geht der Blutzucker in die Höhe, erreicht oft sehr hohe, auch langanhaltend hohe Werte.
Die Hypoglykämie kehrt sich um in eine Hyperglykämie. Werte weit über 250 mg % können auftreten.
Die Urinzuckerausscheidung ist dann entsprechend hoch.

3. Nach einer ausgeprägteren Hypoglykämie tritt oft **Übelkeit** auf, manchmal auch **Erbrechen.**

4. Wenn häufiger Hypoglykämien bei Dir auftreten, vermindere Deine Insulindosis!

Nachhinkende Hypos

Nachhinkende Hypos?
Was ist das?

Ja, das gibt es auch!
Wenn Du Dich stark anstrengst, treten Hypoglykämien manchmal erst viel später auf.

Hier ein Beispiel:

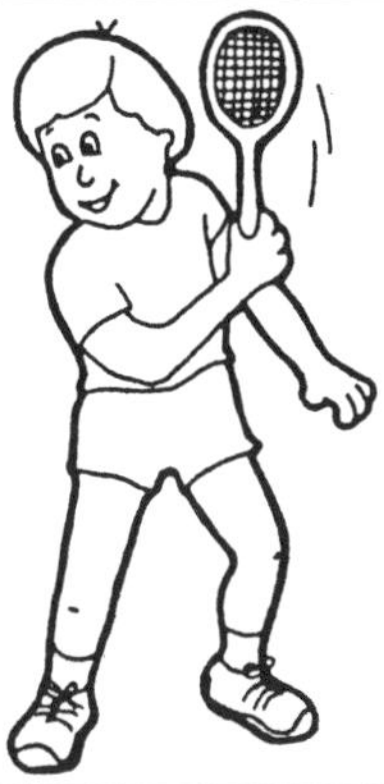

Sven hat eine sehr gute Stoffwechseleinstellung. Er fühlt sich topfit. Am Nachmittag spielt er geschlagene 3 Stunden Tennis. Während des Sports fühlt er sich ein paar mal schockig, aber er ißt sofort ein paar Stückchen Zucker und fühlt sich super. Abends spritzt er seine übliche Insulindosis, geht wie immer um 10 Uhr ins Bett.

Nachts um 3 Uhr tritt zum Schrecken der ganzen Familie bei Sven ein schwerer hypoglykämischer Schock auf.

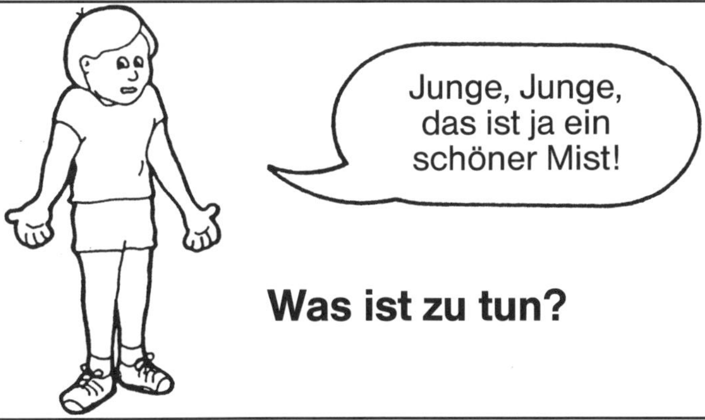

Was ist zu tun?

Es gibt verschiedene Möglichkeiten:

1. Ich treibe keinen Sport mehr, weil es zu gefährlich ist.

Das wäre ganz falsch! Sport macht viel Freude und verbessert die Stoffwechseleinstellung.

2. Nach starken sportlichen Anstrengungen abends weniger spritzen.

Richtig! Du kannst die Insulinabenddosis um 20 % vermindern.

3. Abends mehr essen.

Richtig! Iß mehr stärke- und eiweißreiche Nahrung.

4. Bestimme nachts Blutglucose.

Richtig! Stelle den Wecker und bestimme nachts um 1 oder 2 Uhr Blutzucker.

Mit diesem lehrreichen Beispiel wollen wir das Hypoglykämie-Kapitel beenden.

Ketoacidose verhindern

Wir müssen uns jetzt mit einer anderen **akuten Komplikation** beschäftigen, die häufig eine **Erhöhung der Insulindosis** erforderlich macht.
Du erinnerst Dich:

Ketonurie bedeutet Ausscheidung von Ketonkörpern (z. B. Aceton) im Urin.

Glucosurie bedeutet Ausscheidung von Glucose im Urin.

Dann wirst Du an die Bedeutung der Begriffe

Ketonkörper,
Aceton,
Ketoacidose

erinnert.

Die Kombination Ketonurie-Glucosurie kannst Du selbst behandeln, damit Dein Stoffwechsel nicht entgleist und in eine diabetische Ketoacidose übergeht. Eine Ketoacidose muß in der Klinik behandelt werden.

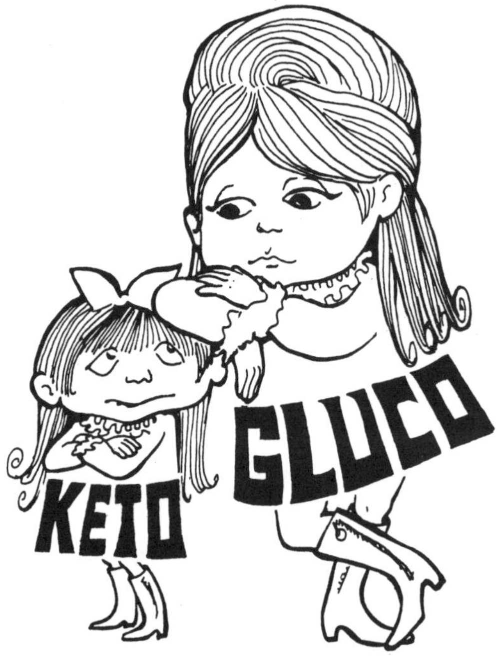

Hier die Kombination < Ketonurie / Glucosurie

Ketonurie-Glucosurie behandeln

Die Kombination von Ketonurie und Glucosurie bedeutet, daß das vorhandene Insulin nicht effektiv genug arbeitet, oder daß zuwenig Insulin vorhanden ist. „Was ist zu tun?"

Da zuwenig Insulin vorhanden ist, kannst Du die Insulindosis erhöhen. Du kannst die Dosis des Insulinpräparates erhöhen, das Du täglich spritzt. Wirkungsvoller ist es jedoch meistens, wenn Du ein schnell und kurzzeitig wirkendes Insulin dazu gibst, d. h. ein Normalinsulin.

„Gut, wieviel Normalinsulin soll ich zu meiner normalen täglichen Insulindosis zusätzlich spritzen?"

Das hängt davon ab, wieviel Insulin Du sonst injizierst.

Wenn Du Aceton im Urin nachweist, viel Zucker ausscheidest (5 g %) und die Blutglucosewerte hoch sind (über 250 mg %), kannst Du etwa 10 % Deiner üblichen Tagesdosis als Normalinsulin zusätzlich spritzen; bei 20 Einheiten z. B. 2 Einheiten, bei 40 Einheiten z. B. 4 Einheiten.

Du kannst es auch so berechnen:

Du spritzt normalerweise täglich

> **20 Einheiten Insulin**
> ⬇ daraus ergibt sich:
>
> **+ 2 Einheiten Normalinsulin**
> **spritzt Du zusätzlich.**

Oder so:

> **40 Einheiten Insulin**
> ⬇ daraus ergibt sich:
>
> **+ 4 Einheiten Normalinsulin**
> **spritzt Du zusätzlich.**

Wie oft kann ich Normalinsulin zusätzlich spritzen?

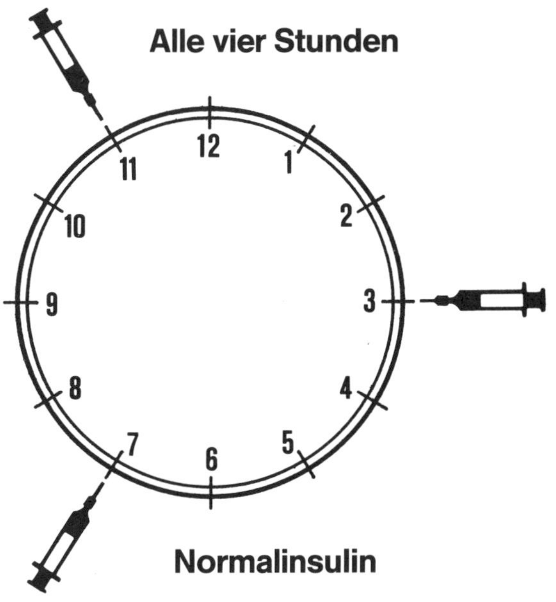

Da Normalinsulin seine stärkste Wirkung schon zwei bis drei Stunden nach Injektion entwickelt, kann Normalinsulin, solange es notwendig ist, etwa **alle 4 Stunden** injiziert werden.

Beispiel für Normalinsulingaben bei Kombination Ketonurie-Glucosurie

„Und wie lange soll ich Normalinsulin spritzen? Wie lange ist es notwendig?"

Das soll an einem **Beispiel** klar gemacht werden:

Du spritzt täglich 40 Einheiten.
Wir nehmen an, Du hast morgens um 7 Uhr wegen 5 g% Zucker, Aceton positiv im Urin und 400 mg% Blutzucker 25 Einheiten Kombinationsinsulin + 4 Einheiten Normalinsulin injiziert.

Hier Deine Werte:

	Urin-zucker	**Aceton**	**Blut-zucker**
7 Uhr	5 g %	+++	400 mg %
9 Uhr	5 g %	+++	400 mg %
11 Uhr	5 g %	+++	400 mg %
13 Uhr	1 g %	++	180 mg %
15 Uhr	½ g %	++	120 mg %

Was tust Du um 11 Uhr?
Was tust Du um 15 Uhr?

Um 11 Uhr injizierst Du erneut 4 Einheiten Normalinsulin, denn es hat sich gegenüber 7 Uhr noch nichts verbessert: Du scheidest 5 g% Zucker aus, hast viel Aceton im Urin und einen Blutzucker von 400 mg%.

Um 15 Uhr spritzt Du kein Normalinsulin mehr, denn die Zuckerausscheidung im Urin geht zurück und die Blutglucosewerte sinken auf 120 mg%.

Insulin wirkt auf den Glucosestoffwechsel zuerst, Aceton kann noch positiv im Urin sein, wenn der Glucosestoffwechsel sich schon wieder normalisiert hat.

Wichtig ist, daß Du viel trinkst, damit die Niere viel Flüssigkeit ausscheiden kann und mit der Flüssigkeit die Ketonkörper und das Aceton.

Darum spritze kein Normalinsulin mehr, wenn im Urin nur noch 2 g% oder noch weniger Zucker ausgeschieden wird und die Blutzuckerwerte unter 200 mg% liegen.
Aber teste während der folgenden Stunden noch jede Urinportion und bestimme den Blutglucosewert.

Hier hast Du das Beispiel einer flexiblen

Insulinanpassung

an eine besondere Begebenheit kennengelernt.

Ich glaube, das war doch sehr schwierig für Dich zu verstehen.
Darum wollen wir ein weiteres **Beispiel** besprechen.

Beispiel für Normalinsulingaben bei Kombination Ketonurie-Glucosurie

Hier das Beispiel:

Du spritzt täglich 30 Einheiten.
Du wachst morgens um 3 Uhr auf. Du hast Fieber, fühlst Dich krank,mußt brechen. Du hast abends 10 Einheiten Kombinationsinsulin injiziert. Du untersuchst den Urin.

Hier die Werte:

	Urin-zucker	**Aceton**	**Blut-zucker**
3 Uhr	5 g %	+++	400 mg %
5 Uhr	5 g %	+++	400 mg %
7 Uhr	5 g %	+++	400 mg %

Was tust Du um 3 Uhr?
Was tust Du um 7 Uhr?

Um 3 Uhr injizierst Du 3 Einheiten Normalinsulin (10% der Tagesdosis).

Um 7 Uhr ist die Zuckerausscheidung im Urin immer noch hoch, viel Aceton wird ausgeschieden, der Blutzuckerwert liegt bei 400 mg%.

Darum spritzt Du, und das ist wichtig, wie gewöhnlich Deine Morgendosis Insulin, 20 Einheiten Kombinationsinsulin und dazu 3 Einheiten Normalinsulin (10% der Tagesdosis).

Denn obwohl Du keinen Appetit hast und darum auch nichts ißt, zeigt die hohe Urinzuckerausscheidung und der hohe Blutzuckerwert um 7 Uhr an, daß Du mehr Insulin brauchst.

In einer Situation, wie sie in diesem Beispiel beschrieben wird, solltest Du allerdings Deinen Arzt anrufen und um Rat bitten.

Vor allem muß dafür gesorgt werden, daß die Erkrankung, die Fieber und Erbrechen hervorruft, diagnostiziert und behandelt wird.

Das waren wichtige Beispiele für eine flexible

Insulinanpassung

mit Hilfe von Normalinsulingaben.

Infekte und andere Erkrankungen

Noch einige wichtige Bemerkungen zu den Situationen, die in den Beispielen beschrieben wurden:

1. Wenn Du unverändert hohe Urinzuckerausscheidungen mit Aceton-Nachweis im Urin hast und die Blutglucosewerte über 300 mg % liegen, nachdem Du z. B. zwei- oder sogar viermal Normalinsulin in vierstündigen Abständen injiziert hast, rufe unbedingt Deinen Arzt. Die Verantwortung ist einfach zu groß, um ohne Arzt mit dieser Situation fertig zu werden.

2. Wenn Du bei Deinem Arzt anrufst, hab Deine Aufzeichnungen vor Dir liegen, damit Du ihn genau über den Verlauf informieren kannst.

3. Die Extragaben von Normalinsulin sollen verhindern, daß aus der Kombination Ketonurie-Glucosurie eine Ketoacidose entsteht, die unbedingt im Krankenhaus behandelt werden müßte. Mit den Extragaben von Normalinsulin verhinderst Du daher Klinikaufenthalte bei Infektionen oder anderen Erkrankungen.

4. Wichtig ist, daß Du **früh genug** mit der Injektion von Normalinsulin beginnst, wenn es nötig wird. Wenn Du erst vier bis sechs Stunden wartest, bevor Du Normalinsulin injizierst, wirkt diese Art der Behandlung oft nicht mehr.

5. Obwohl Du in dieser Situation Deinen Diabetes beherrschst, kann es notwendig sein, daß Dein Arzt Dich wegen der anderen Erkrankung besucht und untersucht.

6. Injiziere in den beschriebenen Situationen **nicht mehr als 10 % Deiner Insulintagesdosis.** Wenn Du mehr spritzt, könnte das gefährlich sein, zur **„Überbehandlung“** führen und evtl. eine **Hypoglykämie** zur Folge haben.

Wir haben auf den letzten Seiten Feinheiten der Insulinbehandlung besprochen, die ein hohes Maß an Erfahrung erfordern. Wenn Du auch nur etwas unsicher bist, ruf Deinen Arzt an, frage ihn um Rat!

Erbrechen

Erbrechen

ist ein ganz besonderes Problem für Diabetiker.

Erbrechen tritt bei Diabetikern z. B. während eines Infektes auf.
Hohe Ketonkörper-Konzentrationen im Blut verursachen Übelkeit und Erbrechen.

Da Diabetiker während eines Infektes, wie wir gehört haben, besonders häufig Ketonkörper im Urin ausscheiden, neigen sie sogar mehr als andere Menschen zu Erbrechen.

„Was ist zu tun?"

1. Du solltest Dir von Deinem Arzt Zäpfchen gegen Erbrechen verschreiben lassen und immer in Bereitschaft haben.

2. Weil Du Insulin injiziert hast, das wirkt, ist es wichtig, daß Du trotz Übelkeit und Erbrechen Nahrung, vor allem leicht verdauliche, gut resorbierbare Kohlenhydrate zu Dir nimmst.

3. Dafür benötigst Du die folgende Austauschtabelle:

2 Teelöffel Traubenzucker
2 Teelöffel Kochzucker
1½ Zwiebäcke
60 g geschlagene Banane
100 g geriebener Apfel
100 ccm Coca Cola
100 ccm Apfelsaft
110 ccm Orangensaft

enthalten

1 Broteinheit = 1 BE
= 12 g Kohlenhydrate

„Unterbehandlung“

Wenn Dein Diabetes außer Kontrolle ist,hast Du eine schlechte Stoffwechseleinstellung.

Das nennen wir

„Unterbehandlung“ des Diabetes

Das bedeutet, anders ausgedrückt, daß Du Deinem Diabetes nicht genug Aufmerksamkeit schenkst.

Aber was hilft es, den Diabetes zu verleugnen?

Wenn Dein Diabetes „unterbehandelt“ ist, sind Deine Blutzuckerwerte hoch und Du scheidest viel Zucker im Urin aus. Daraus können vielfältige Probleme entstehen:

1. Wenn Dein Diabetes „unterbehandelt“ ist, hast Du **weniger Energie** als sonst.

2. Wenn Dein Diabetes „unterbehandelt“ ist, bist Du Krankheiten und Infektionen gegenüber **weniger widerstandsfähig**.

3. Wenn Dein Diabetes „unterbehandelt“ ist, besteht die Möglichkeit, daß eine **Infektion**, die Du schon hast, schlimmer wird.

4. Wenn Dein Diabetes „unterbehandelt“ ist, besteht die Möglichkeit, daß Du in Deinem **Längenwachstum** zurückbleibst, Du weniger wächst als andere Kinder.

5. Wenn Dein Diabetes „unterbehandelt“ ist, besteht die Möglichkeit, daß Du **häufiger in der Schule oder im Beruf fehlst.**

6. Wenn Dein Diabetes „unterbehandelt“ ist, besteht die Möglichkeit, daß Du **häufiger den Arzt aufsuchen** mußt und **häufiger in der Klinik** liegst.

7. Wenn Dein Diabetes „unterbehandelt“ ist, besteht die Gefahr, daß **Komplikationen** eher auftreten, als wenn Dein Diabetes gut behandelt ist.

Das sind alles Tatsachen! Darum bemühe Dich um eine gute Stoffwechseleinstellung!

Eine **„gute Stoffwechseleinstellung“** – erinnerst Du Dich, was wir darunter verstehen?

STOP!

Bevor Du weiterliest, schreib mal auf, was Du über eine „gute Stoffwechseleinstellung“ gelernt hast:

1. ______________________________

____

2. ______________________________

____

3. ______________________________

____

4. ______________________________

____

„Überbehandlung“

Man kann alles übertreiben!
So ist es auch mit dem Diabetes.

Dein Diabetes kann auch „überbehandelt“ werden.

Vor allem, wenn

zuviel Insulin

injiziert wird.

Man nennt das auch

„Überbehandlung des Diabetes“

oder

„Überinsulinierung“

Einige Seiten vorher haben wir beschrieben, was passiert, wenn der Blutzucker zu niedrig liegt: eine **Hypoglykämie** tritt auf.

Aber was kann noch passieren, wenn der Blutzucker zu sehr absinkt?

Das soll auf den nächsten Seiten beschrieben werden.

Gegenregulation

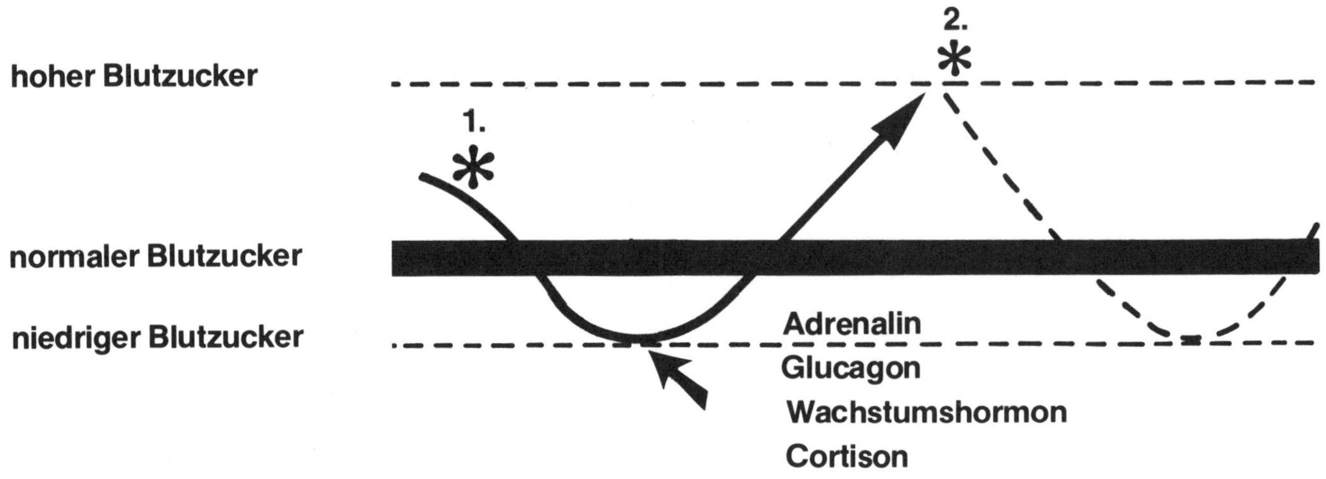

Betrachte einmal die Abbildung:

Wir nehmen an, daß beim 1. Stern (*) der Blutzucker absinkt: es kann sein, daß zuviel Insulin injiziert worden ist, oder zuwenig Nahrung aufgenommen worden ist, oder die körperliche Belastung sehr ausgeprägt war. **Jedenfalls fällt der Blutzucker unter normale Werte.**

Wenn der Blutzucker einen bestimmten niedrigen Wert erreicht, setzt das ein, was wir eine

Gegenregulation

nennen.

Hormone wie Adrenalin, Glucagon, Wachstumshormon und Cortison werden ausgeschüttet, um den Blutzucker wieder in die Höhe zu treiben. Dabei tritt häufig eine **überschießende Reaktion** auf, d. h. der Blutzucker erreicht sehr hohe Werte, die weit „über normal" liegen.

Kannst Du Dir vorstellen, was passiert, wenn Du beim 2. Stern (*) Insulin injizierst und evtl. sogar, weil der Blutzucker so hoch liegt, die Dosis erhöhst?

Richtig, der Blutzucker saust wieder runter (wie die--- Linie zeigt) **und das Ganze beginnt von vorne.**

Teufelskreis - Überinsulinierung

Dieses Auf- und -Nieder, Rauf- und -Runter, Hin- und -Her nennt man

Überbehandlung

oder

Überinsulinierung.

Immer höhere Insulindosen führen zu immer schlechterer Stoffwechseleinstellung.

Da Adrenalin den Abbau von Fett fördert, werden auch noch Ketonkörper vermehrt gebildet. Die hohe Ketonkörperkonzentration im Blut erschwert die Insulinwirkung. Das trägt auch noch dazu bei, daß die Insulindosis erhöht wird.

Es entsteht ein „Teufelskreis“ zwischen Erhöhung der Insulindosis und Verschlechterung der Stoffwechseleinstellung.

„Wann muß ich daran denken, daß eine Überinsulinierung vorliegt?“

Das ist eine wichtige Frage.

1. Wenn die tägliche Insulindosis bei Kindern 1 Einheit pro Kilogramm Körpergewicht überschreitet, bei Erwachsenen 45 bis 50 E. pro Tag.

2. Wenn bei hoher Urinzuckerausscheidung und Acetonnachweis im Urin Hypoglykämien auftreten.

3. Wenn die Erhöhung der Insulindosis keinerlei Verbesserung der Stoffwechseleinstellung zur Folge hat.

„Was soll ich tun, wenn ich den Verdacht auf Überinsulinierung habe?“

Sprich mit Deinem Arzt über Deinen Verdacht. Er muß Dir dabei helfen, den Verdacht zu bestätigen oder zu widerlegen. Wenn eine Überinsulinierung vorliegt, muß die Insulindosis langsam Schritt um Schritt vermindert werden.

Gleite möglichst nie in den „Teufelskreis“ der „Überinsulinierung“!

Klinikaufenthalte

Manchmal müssen Diabetiker aus Gründen in die Klinik, die nichts mit dem Diabetes zu tun haben:
Unfälle, Infektionen, Operationen (Zahnextraktion, Mandeloperation, Leistenbruch-Operation usw.), **Notfälle können Anlaß einer Klinikaufnahme sein.**

Für einen Diabetiker, der eine gute Stoffwechseleinstellung hat, ist das alles kein Problem.

Aber es ist

Dein Diabetes,

und niemand weiß so gut über Deinen Diabetes Bescheid wie Du, Dein Hausarzt und die Ärzte und Schwestern in Deiner Diabetesambulanz.

Darum ist es wichtig, daß Du erstens darauf achtest, daß Du in die Klinik kommst, in der man Dich kennt, in der man Erfahrung mit Deinem Diabetes hat. Zweitens solltest Du dafür sorgen, daß Du während des Klinikaufenthaltes mit den Ärzten und Schwestern harmonisch als Partner zusammenarbeitest.

Als Partner zusammenarbeiten bedeutet,

1. daß Du weiter Stoffwechselkontrollen durchführst und die Ergebnisse in Dein Protokollheft einträgst,

2. daß Du bei der Zusammenstellung der Diät hilfst,

3. daß Du bei der Entscheidung über Deine Insulindosis mitredest,

4. daß Du, wenn Du selbst Insulin spritzt, es auch in der Klinik weitermachst,

5. daß Du erfährst, wie hoch Deine Blutzuckerwerte liegen,

6. daß Du erfährst, ob Du Medikamente erhältst, die die Höhe des Blutzuckers beeinflussen.

Von der guten Zusammenarbeit zwischen Dir und den Ärzten und Schwestern hängt es ab, wie gut Dein Diabetes während des Klinikaufenthaltes eingestellt ist.

Noch ein Wort zu den sogenannten **Neueinstellungen.**
Von Neueinstellungen, d. h. **regelmäßigen** Klinikaufenthalten zur Überprüfung und Erneuerung der Stoffwechseleinstellung, d. h. von Klinikaufenthalten, die nur durch den Diabetes begründet sind, halten wir nichts.

Du weißt selbst am meisten über Deinen Diabetes, weil Du selbst Erfahrungen gesammelt und vielerlei Informationen erhalten hast.
Du hast Deinen Hausarzt und Du hast Deine Diabetesambulanz.
Das genügt, um eine gute Stoffwechseleinstellung realisieren zu können, ohne die Klinik immer wieder von innen zu erleben.

Hämoglobin A1

„Eine gute Stoffwechseleinstellung liegt vor, wenn im Urin wenig oder keine Glucose nachgewiesen wird oder die Blutzuckerwerte zwischen 60 und 160 mg % liegen". Das ist richtig!

Blutzuckerbestimmung,
Urinzuckermessung,
Ketonkörpernachweis im Urin

sind die wichtigsten Methoden zur Beurteilung der Qualität der Stoffwechseleinstellung.

Heute gibt es einen neuen Test, um die Güte der Stoffwechseleinstellung zu bestimmen, den **Nachweis** von

Glykohämoglobin

oder

Zuckerhämoglobin.

Was ist das?

Wir wollen es erklären:

1. Unser Blut enthält Millionen **roter Blutkörperchen.**

2. Jedes rote Blutkörperchen enthält Eiweiß, den **roten Blutfarbstoff,** das

Hämoglobin.

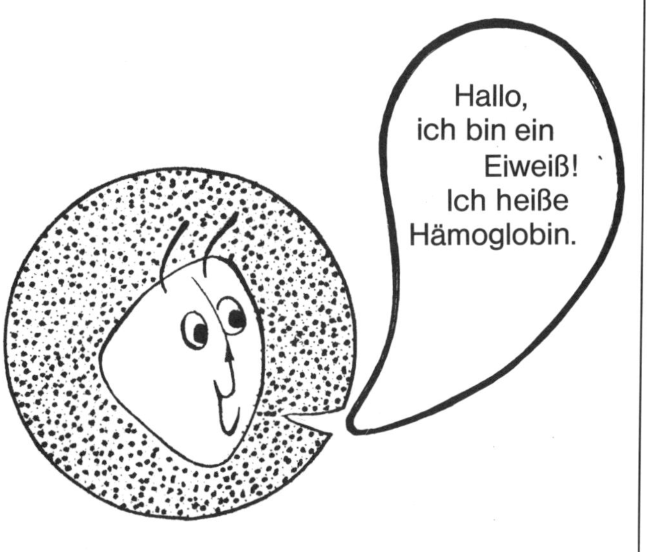

Alle roten Blutkörperchen sind mit Hämoglobin angefüllt.

Aufgabe des Hämoglobins

Die Aufgabe des Hämoglobins besteht darin, den Sauerstoff (Oxygen) von der Lunge zu den Organen des Körpers zu transportieren.

Darum ist Hämoglobin für den Organismus ein lebenswichtiger Stoff.

Es gibt verschiedene Sorten von

Hämoglobin.

Bei gesunden Menschen finden wir fast ausschließlich das

Hämoglobin A.

Wenn Hämoglobin A mit Glucose in Berührung kommt, wird es zum Teil in

das Hämoglobin A1,
das Glykohämoglobin,
das Zuckerhämoglobin

umgewandelt.

Da jeder Mensch Glucose im Blut hat, hat jeder Mensch viel Hämoglobin A und wenig Hämoglobin A1.

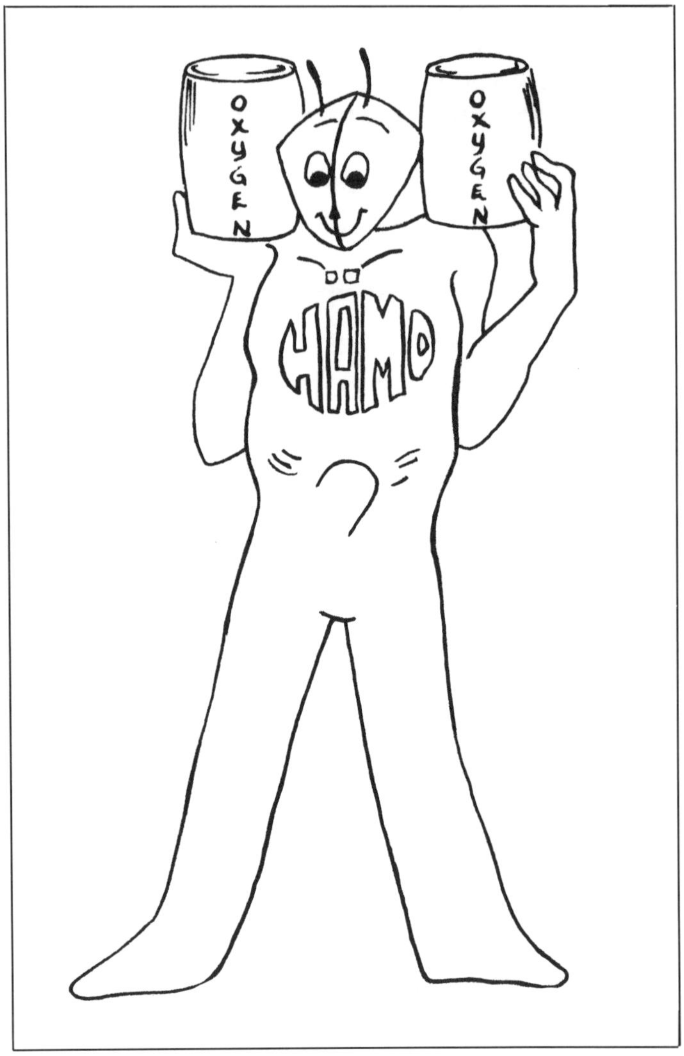

Bei Menschen **ohne** Diabetes bestehen

etwa **93** %

des Gesamthämoglobins aus

Hämoglobin A

und nur

etwa 7 %

aus

Hämoglobin A1.

Hämoglobin A1 bei Diabetes

Und bei Diabetikern?

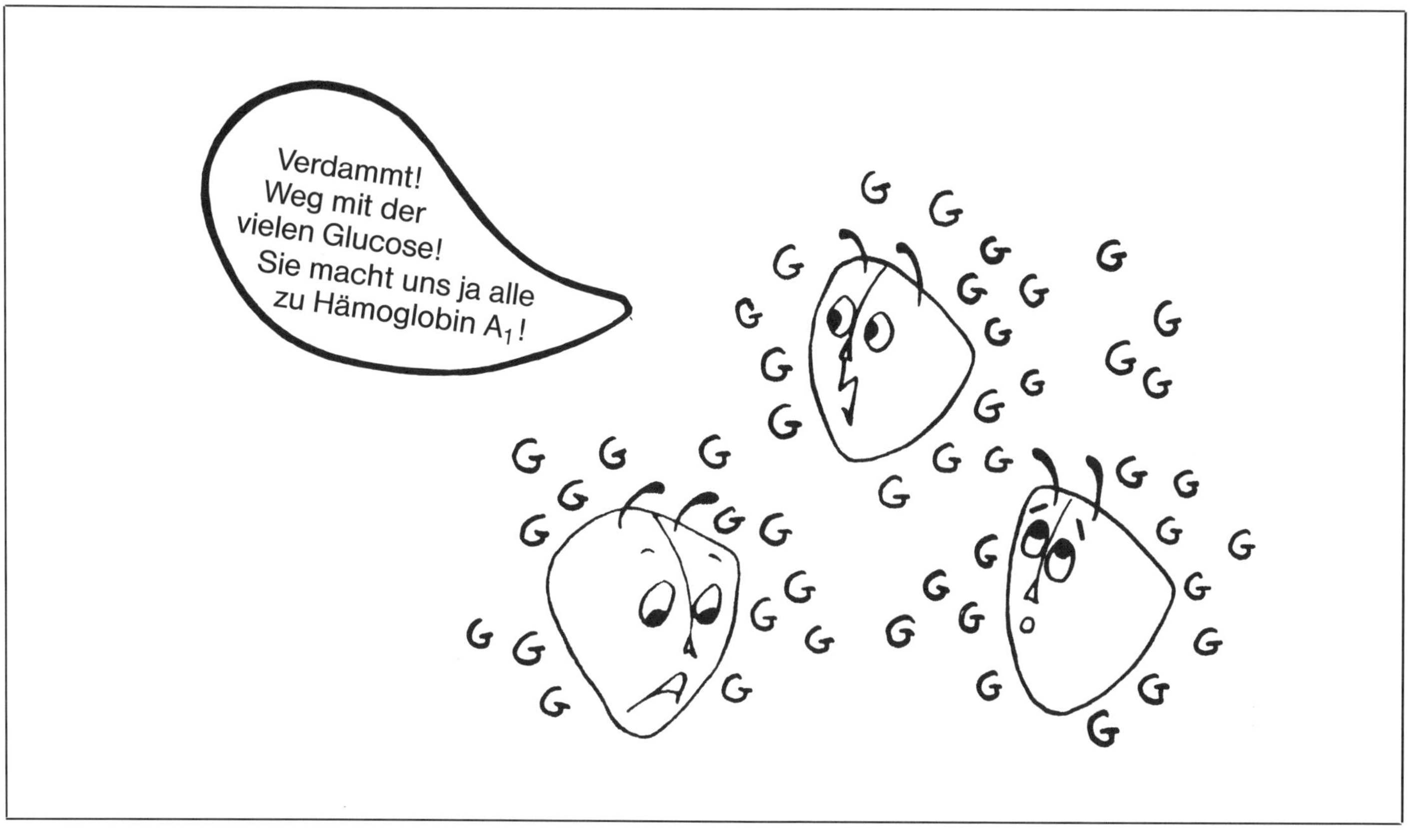
Verdammt! Weg mit der vielen Glucose! Sie macht uns ja alle zu Hämoglobin A_1!

Je höher der Glucosespiegel im Blut ansteigt, desto mehr Hämoglobin A wird in Hämoglobin A1 umgewandelt.

Darum steigt der Hämoglobin A1-Wert bei Menschen mit Diabetes auf 10, 12, ja 15 % an.

Hohe Hämoglobin A1-Werte sind nicht gut, denn sie bedeuten hohe Blutzuckerwerte.

Hohe Blutzuckerwerte aber bedeuten schlechte Stoffwechseleinstellung.

Bedeutung des Hämoglobin A1-Wertes

Welche Bedeutung hat die

Hämoglobin A1-Bestimmung?

Mach Dir einmal klar, daß die Lebensdauer eines roten Blutkörperchens etwa 90 bis 120 Tage beträgt. Dann verstehst Du, daß der Hämoglobingehalt des Blutes alle 3 bis 4 Monate vollständig ausgetauscht wird.

Daher spiegelt der

Hämoglobin A1-Wert

den mittleren Blutzuckerwert von 3 bis 4 Monaten wider.

Jetzt verstehst Du, daß der Hämoglobin A1-Wert nichts über die augenblicklich vorliegende Stoffwechseleinstellung aussagt, wohl aber die Qualität der Stoffwechseleinstellung eines längeren Zeitraums (3 bis 4 Monate) widerspiegelt.

Daher sollte bei jedem Diabetiker mindestens alle 3 Monate der

HbA1-Wert

in der Diabetes-Ambulanz bestimmt werden.

Eine wichtige Anmerkung:

Mit komplizierten Methoden kann der **HbA1-Anteil** des Hämoglobins in 3 weitere Fraktionen aufgetrennt werden. Man unterscheidet daher

$HbA1_A$,
$HbA1_B$,
$HbA1_C$.

Die wichtigste Fraktion ist das

$HbA1_C$.

In einigen Labors wird daher nicht das aus

$HbA1_{A+B+C}$

bestehende

HbA1,

sondern nur das

$HbA1_c$

bestimmt.

Du mußt daher genau wissen, ob bei Dir der

HbA1-Wert

oder der

$HbA1_c$-Wert

bestimmt wird.

Beurteilung des HbA1-Wertes

Wie sind Deine

HbA1-Werte

zu beurteilen?

1. Eine **„gute"** Stoffwechseleinstellung liegt vor, wenn der HbA1-Wert

   unter 9 %

   liegt.

2. Eine **„mittelmäßige"** Stoffwechseleinstellung liegt vor, wenn der HbA1-Wert

   zwischen 9 und 11 %

   liegt.

3. Eine **„schlechte"** Stoffwechseleinstellung liegt vor, wenn der HbA1-Wert

   über 11 %

   liegt.

Die Hämoglobin A1-Bestimmung ersetzt nicht die täglichen Blutglucosemessungen.

Sie sagt ja nichts über die aktuelle Stoffwechsellage aus.

Beurteilung des $HbA1_C$-Wertes

Wie sind Deine

$HbA1_C$-Werte

zu beurteilen?

1. Eine **„gute"** Stoffwechseleinstellung liegt vor, wenn der $HbA1_C$-Wert

   unter 7,5 %

   liegt.

2. Eine **„mittelmäßige"** Stoffwechseleinstellung liegt vor, wenn der $HbA1_C$-Wert

   zwischen 7,5 und 9 %

   liegt.

3. Eine **„schlechte"** Stoffwechseleinstellung liegt vor, wenn der $HbA1_C$-Wert

   über 9 %

   liegt.

Sie ist neben

- **Urinzuckermessung,**
- **Blutzuckerbestimmung und**
- **Ketonkörpernachweis im Urin**

eine neue, zusätzliche, inzwischen jedoch

unverzichtbare Methode für die Stoffwechselkontrolle.

Und hier wie immer am Ende eines Kapitels: Fragen.

A. Welche der folgenden Sätze sind „richtig", welche „falsch"?

1. Hypoglykämie bedeutet: zu niedriger Blutzucker.

2. Während einer Hypoglykämie wird viel Zucker im Urin ausgeschieden.

3. Nach einer Insulininjektion steigt der Blutzucker an.

4. Eine Hypoglykämie ist eine allergische Reaktion auf Insulin.

5. Die Injektion von NPH-Insulin senkt den Blutzucker schon innerhalb von 30 Minuten erheblich.

6. Wenn ich meinen Urin unmittelbar nach einer Hypoglykämie untersuche, weise ich viel Zucker nach.

7. Welche der folgenden Feststellungen beschreibt „richtig", welche „falsch" eine schlechte Stoffwechseleinstellung?

a. der Insulinspiegel im Blut ist niedrig,

b. der Blutzucker ist normal,

c. der Blutzucker ist sehr hoch,

d. die Ketonkörperkonzentration im Blut ist sehr hoch,

e. viel Glucose wird als Glykogen gespeichert,

f. viel Glucose wird in Fett umgewandelt und so gespeichert,

g. die Urinzuckerausscheidung ist gering,

h. die Körperzellen hungern,

i. Aceton wird im Urin nachgewiesen,

j. die Urinmenge ist groß,

k. viel Urinzucker wird ausgeschieden.

Fragen

B. Kreuze die richtigen Antworten an (es sind eine oder mehrere Antworten richtig).

8. Welche der folgenden Symptome treten bei Hypoglykämie auf?
a. eine vermehrte Urinmenge,
b. Kopfschmerzen,
c. Unruhe und Zittrigkeit,
d. trockene Zunge und Lippen,
e. Hungergefühl,
f. Herzklopfen.

9. Nehmen wir einmal an, Du hast morgens um 7 Uhr ein NPH-Insulin gespritzt. Wann und unter welchen Bedingungen könnte eine Hypoglykämie auftreten?
a. während Du um 9 Uhr in der Klasse sitzt,
b. während Du um 11 Uhr in der Schule Sportunterricht hast,
c. während Du um 17 Uhr Fußball spielst.

10. Was würdest Du machen, wenn Du die ersten Anzeichen einer Hypoglykämie spürst?
a. eine kleine Dosis Normalinsulin spritzen,
b. eine Coca Cola trinken oder Traubenzucker essen,
c. anfangen, mich körperlich anzustrengen,
d. ein Stück Käse essen.

Antworten

1. Richtig, unter 40 mg%.
2. Falsch, kein Zucker wird ausgeschieden.
3. Falsch, er sinkt ab.
4. Falsch, mit Allergie hat das nichts zu tun.
5. Falsch, so schnell wirkt NPH-Insulin nicht.
6. Falsch, meist kein Zucker im Urin.
7. a. Richtig
b. Falsch
c. Richtig
d. Richtig
e. Falsch
f. Falsch
g. Falsch
h. Richtig
i. Richtig
j. Richtig
k. Richtig
8. b, c, e, f.
9. b.
10. b.

Ich glaube, das 6. Kapitel mußt Du noch einmal lesen, um es richtig zu verstehen.

Und jetzt noch das 7., das letzte Kapitel.

7. Kapitel

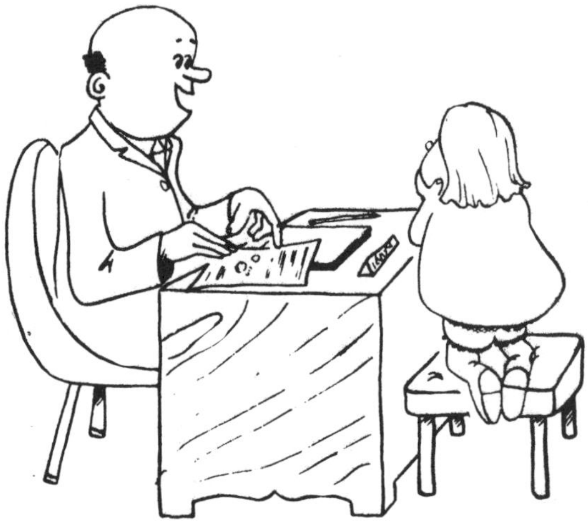

⬇ **Arzt** | **Kind** ⬇

„Wir wollen jetzt einmal ganz offen über dieses wichtige Thema sprechen, – über

Diabetes-Folgen."

„Was ist damit gemeint?

Folgen?
Komplikationen?
Schäden des Diabetes?"

**„Ja, die einen nennen es so, die anderen so. Gemeint sind nicht die Komplikationen, die täglich auftreten können, die Hypoglykämie, die Ketose, –
gemeint sind die Komplikationen, die im Laufe der Zeit, im Laufe der Jahre durch den Diabetes entstehen können, Schäden, die eventuell auftreten können, nicht unbedingt, nicht immer.**

Der Weg über die Straße

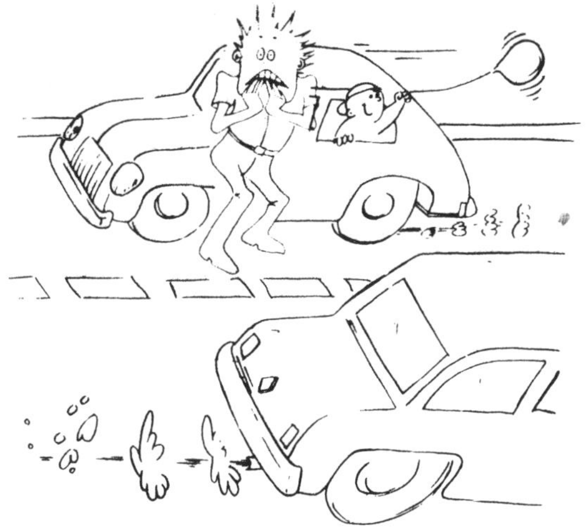

Wir wollen es an einem Beispiel klarmachen:

Sieh das Bild an!

Wenn Du eine Straße mit vielen Autos überquerst, bist Du in Gefahr, von einem Auto angefahren zu werden. Es besteht sogar die Gefahr, daß Du nicht nur angefahren, sondern auch verletzt wirst.

Anders ausgedrückt:
Wenn Du zur falschen Zeit versuchst, die Straße zu überqueren, kann die Folge sein, daß Du angefahren wirst.
Wenn du obendrein noch verletzt wirst, so ist die Verletzung eine Komplikation des „Angefahrenwerdens".

„Jetzt verstehe ich!

Fernsehgeschichten

Sowohl die **Folgen** wie die **Komplikationen** des Diabetes sind Dinge, die **ursächlich** mit dem **Diabetes** zusammenhängen".

„Richtig! Du hast es verstanden! Sowohl die Folgen wie die Komplikationen des Diabetes sind unerwünscht.

Es sind Dinge, die Du absolut nicht willst!"

„Versteht man darunter etwa diese schrecklichen Sachen, die ich mal im Fernsehen gesehen habe? Diese Geschichten und Bilder, die ich da über Diabetes gehört und gesehen habe! Die haben mich ganz schön geschockt. Sind das die Komplikationen, von denen die Rede ist?"

„Ach so, dann hast Du also doch schon etwas über Diabetes-Komplikationen gehört!
Leider sind die Fernsehgeschichten meist unvollständig und oft so aufgemacht, daß sie die Zuschauer schocken, nerven und dadurch fesseln sollen.

Oder sie sollen die Zuschauer auf die Not anderer Leute aufmerksam machen.

Angst lähmt

Das mag ja ganz nützlich sein. Für Menschen, die selbst Diabetes haben, ist das meist nicht sehr tröstlich, im Gegenteil, es wirkt oft kränkend, ist uneinfühlsam und macht bitter und traurig.

Ich kann gut verstehen, daß diese Sachen, von denen Du gehört hast, Angst machen.

Angst ist nicht gut, Angst lähmt nur!

Sie hält Dich nur davon ab, das Beste zu tun, Dir Mühe zu geben.

Damit Deine Angst verschwindet, will ich Dir noch über die Folgen und Komplikationen des Diabetes erzählen. Je mehr man darüber erfährt, desto weniger Angst machen sie.

Diabetes scheint dafür zu sorgen, daß einige Organe des Körpers schneller als gewöhnlich altern. Niemand weiß, warum das so ist, aber es scheint so, als sei der konstant hohe Blutzuckerspiegel für dieses frühe Altern verantwortlich.

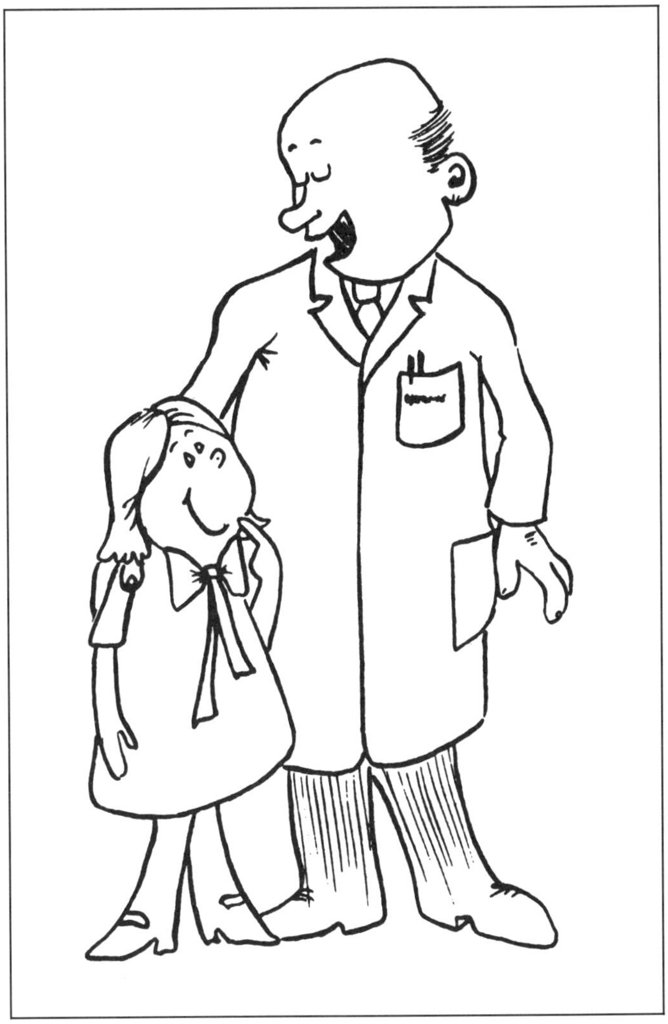

Die Wirkung hoher Blutzuckerspiegel

„Mein Blutzucker war in dieser Woche ziemlich hoch. Bedeutet das nun, daß mein Körper geschädigt wurde?“

„Altern”

heißt, daß bestimmte Organe des Körpers durch Diabetes geschädigt werden können“.

„Nein!

Wir wissen nicht, wie lange der Blutzucker hoch sein muß, um auf die Organe schädigend zu wirken, ob Wochen, Monate, oder, was am wahrscheinlichsten ist,

Jahre.”

„Sie haben gesagt, daß bestimmte Teile des Körpers durch den Diabetes geschädigt werden können.

Welche Teile sind das?

Können Sie das genauer erklären?“

„Selbstverständlich! Wir meinen in erster Linie die Schädigungen der ganz kleinen Blutgefäße, z. B. die in Deiner Niere und in Deinen Augen.

Über kleine Blutgefäße und Nerven

Aber es gibt auch die Möglichkeit, daß Nerven geschädigt werden. Da jedoch winzig kleine Blutgefäße und Nerven in allen Organen des Körpers zu finden sind, kannst Du Dir vorstellen, daß fast jedes Organ des Körpers betroffen sein kann".

„Meine Nerven?

Bedeutet das etwa auch mein Gehirn?

Kann mein Gehirn geschädigt werden?"

„Nein! Nein! Deinem Gehirn geschieht absolut nichts. Die Nerven, über die wir sprechen, heißen „periphere Nerven".

Es sind die Nerven, die dafür sorgen, daß Du mit Deinen Fingerspitzen tasten kannst, daß Du Schmerz empfindest, wenn Du etwas Heißes berührst, daß Du Deine Finger und Zehen bewegen kannst.

Das Gehirn ist ein Teil des „zentralen Nervensystems", und das ist etwas ganz anderes".

Niemand sieht, daß ich Diabetes habe

„Ich glaube, ich bin sehr erleichtert. Ich fühle mich richtig glücklich, denn ich meine, daß die Organe meines Körpers keinen Schaden erleiden müssen, selbst wenn der Blutzucker fast immer hoch liegt“.

„Wie bitte? Nun mußt Du mir aber erzählen, warum Du meinst, daß Dein Körper nicht geschädigt wird, wenn Dein Blutzucker hoch ist“.

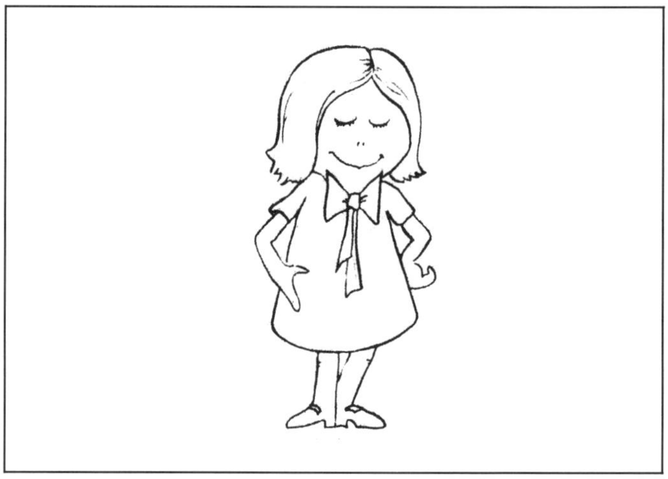

„Weil man meinem Körper nichts ansieht. Ich habe keine Wunden, keine Schmerzen, keine Beschwerden! Niemand sieht mir an, daß ich Diabetes habe. Ich fühle mich stark und gesund, auch wenn mein Blutzucker hoch ist“.

„Ich kann sehr gut verstehen, daß Du so denkst und fühlst.

Der „leise, stille, stumme" Diabetes

Es ist ja auch gut, daß man Dir nichts ansieht, daß Du Dich wohl fühlst, daß Du bei bester Gesundheit bist.

Das bedeutet vor allem, daß die Schädigung, wenn überhaupt eine vorliegt, ganz, ganz minimal ist.

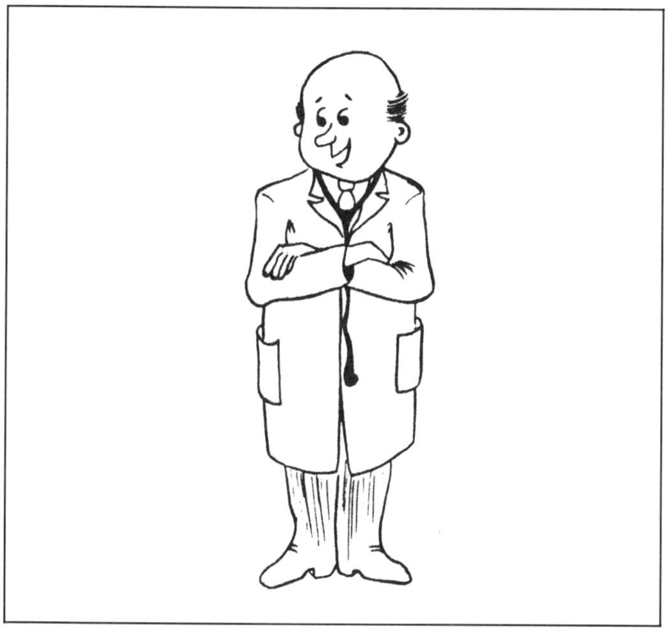

Aber die Schädigung des Körpers, die durch Diabetes entstehen kann, ist sehr, sehr oft

„leise, still, stumm."

Damit meine ich, daß sich die Schädigung, die auftreten kann, beim Diabetes meist sehr, sehr langsam entwickelt und auch erst nach langer, langer Zeit erkennbar wird".

Über die Selbstheilung des Körpers

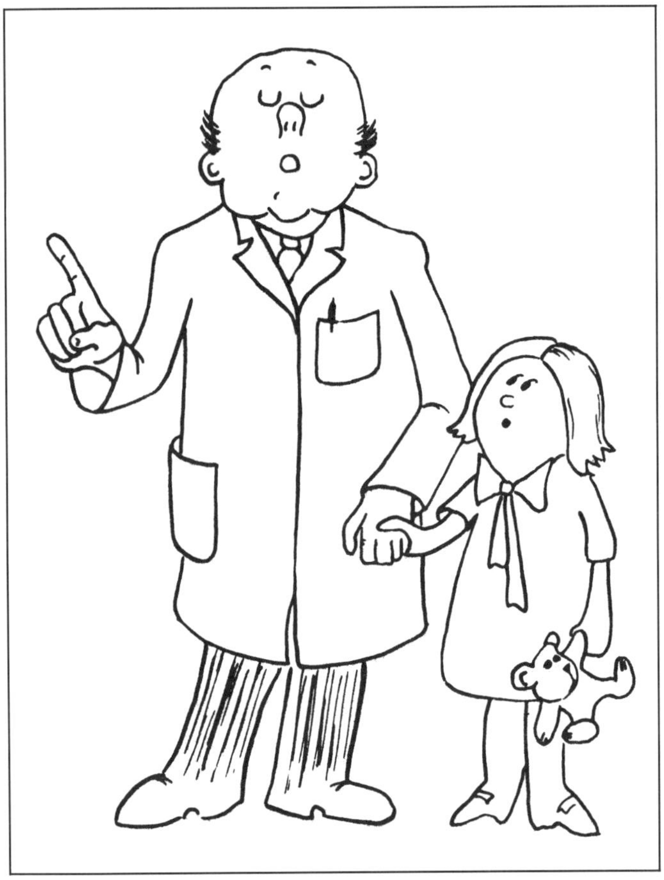

„Nun mach mal einen Punkt! Ich glaube, Du hast einfach zu wenig Vertrauen zu Deinem Körper, zu dem wunderbar konstruierten Körper, den wir besitzen.

„Jetzt bin ich völlig durcheinander! Jetzt möchte ich am liebsten den ganzen Kram hinschmeißen.

Ich habe schon einige Jahre Diabetes und war oft nicht gut eingestellt. Dann muß ich ja eine Menge Schäden haben.

Was hat das für einen Sinn? Warum soll ich mir noch Mühe geben?

Ich könnte heulen. Ich höre auf, mich anzustrengen, mit meinem Diabetes".

Es ist nie zu spät

Eine der erstaunlichsten Eigenschaften dieses Körpers besteht darin, sich selbst zu heilen, allerdings nur dann, wenn ihm eine Chance gegeben wird.

Wenn eine Schädigung Deines Körpers noch nicht erkennbar ist, sind die Chancen sehr, sehr gut, daß die minimale Veränderung, die vielleicht besteht, gestoppt werden kann, oder sogar wieder verschwindet".

„Meinen Sie, daß einige der Veränderungen wieder weggehen können?"

„Das ist sicher! In der Tat gibt es viele Hinweise dafür, daß Schädigungen verschwinden können, selbst wenn sie viel ausgeprägter als Deine sind.

Es ist nie zu spät! Nie zu spät, um sich Mühe zu geben. Nie! Nie! Nie!"

„Gut, wenn die Veränderungen wieder weggehen, dann kann ich ja noch ein bißchen warten, bis ich mir ganz große Mühe gebe, meinen Stoffwechsel gut einzustellen. Ich bin bis jetzt glücklich gewesen, dann will ich es auch weiter sein!"

Wer bekommt Spätschäden?

„Halt! Stop! Du weißt doch selbst, daß es so nicht geht, daß es so nicht gemeint ist.

Wenn die Veränderung ein bestimmtes Stadium erreicht hat, besteht immerhin die Möglichkeit, daß sie nicht zurückgeht oder sogar verschwindet. Dieses Risiko solltest Du nun wirklich nicht eingehen. Darum fang doch jetzt sofort an, Dir Mühe zu geben! Versuch es doch wenigstens."

„Wenn ich mir von Anfang an die allergrößte Mühe gegeben hätte, und mein Stoffwechsel sehr gut eingestellt gewesen wäre, hätten dann Komplikationen hundertprozentig vermieden werden können?"

„Das ist eine sehr, sehr gute Frage! Und leider muß ich Dir antworten, daß es bis heute niemand genau weiß.

Auch die klügsten Wissenschaftler wissen es nicht.

Du mußt wissen, daß es offenbar von mehreren Faktoren abhängt, ob ein Mensch mit Diabetes Komplikationen bekommt oder nicht. Es hängt eben nicht nur vom hohen Blutzucker ab.

Der „zu hohe Blutzucker"

Wir wissen genau, daß eine gute Stoffwechseleinstellung mit möglichst niedrigen Blutzuckerwerten das Wichtigste ist, um Komplikationen zu verhindern.

Aber wir wissen auch, daß einige wenige Menschen mit sehr schlechter Stoffwechseleinstellung trotzdem keine Komplikationen bekommen. Und was noch viel verwirrender ist:
einige wenige Menschen mit sehr guter Stoffwechseleinstellung entwickeln trotz aller Mühe Komplikationen.

Aber, und das ist nun besonders wichtig:
da niemand weiß, zu welcher Gruppe Du gehörst und der „zu hohe Blutzucker" der einzige sichere Faktor ist, von dem man weiß, daß er Spätschäden macht, sollte sich jeder Mensch mit Diabetes, auch Du, die allergrößte Mühe geben.

Es ist ganz schön anstrengend, den Stoffwechsel gut einzustellen, ich weiß das. Trotzdem solltest Du das Beste geben, und zwar jeden Tag!

Jeder Tag „neu"

Es ist auch klar, daß es an manchen Tagen nicht so gut hinhaut, und zwar nicht nur an Tagen, an denen Du schludrig bist, sondern auch an Tagen, an denen Du Dir Mühe gibst.
Vergiß solche Tage!
Beginne jeden Tag als neuen Start".

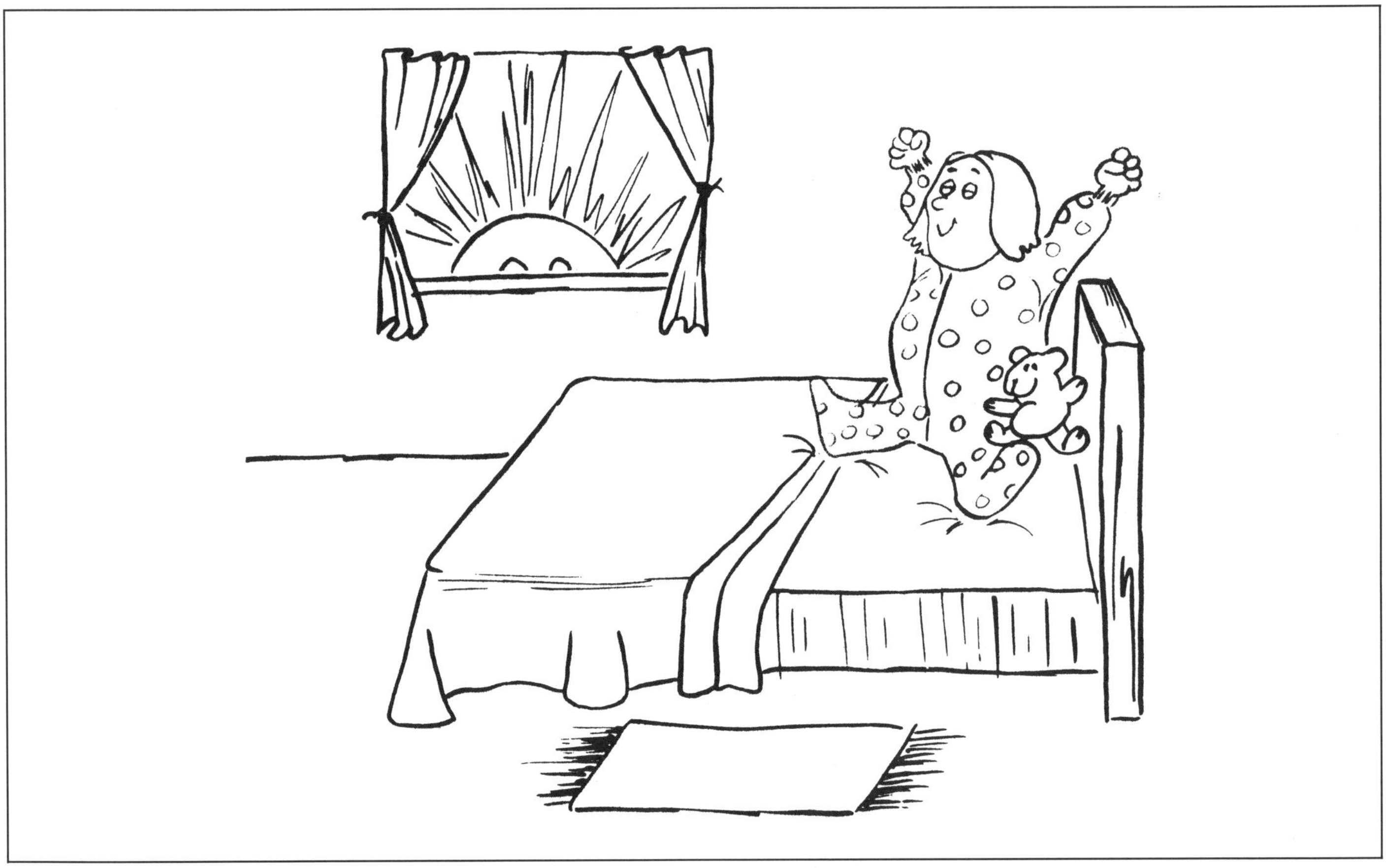

„Sagten Sie mir nicht einmal, daß ich mich nicht schuldig fühlen soll, wenn ein Tag oder sogar eine Woche daneben geht?"

Schuldgefühle sind für die Katz

„Das ist es genau, was ich meine!

Schuldgefühle sind für die Katz!

Sie helfen Dir nicht, sie schaden Dir nur.

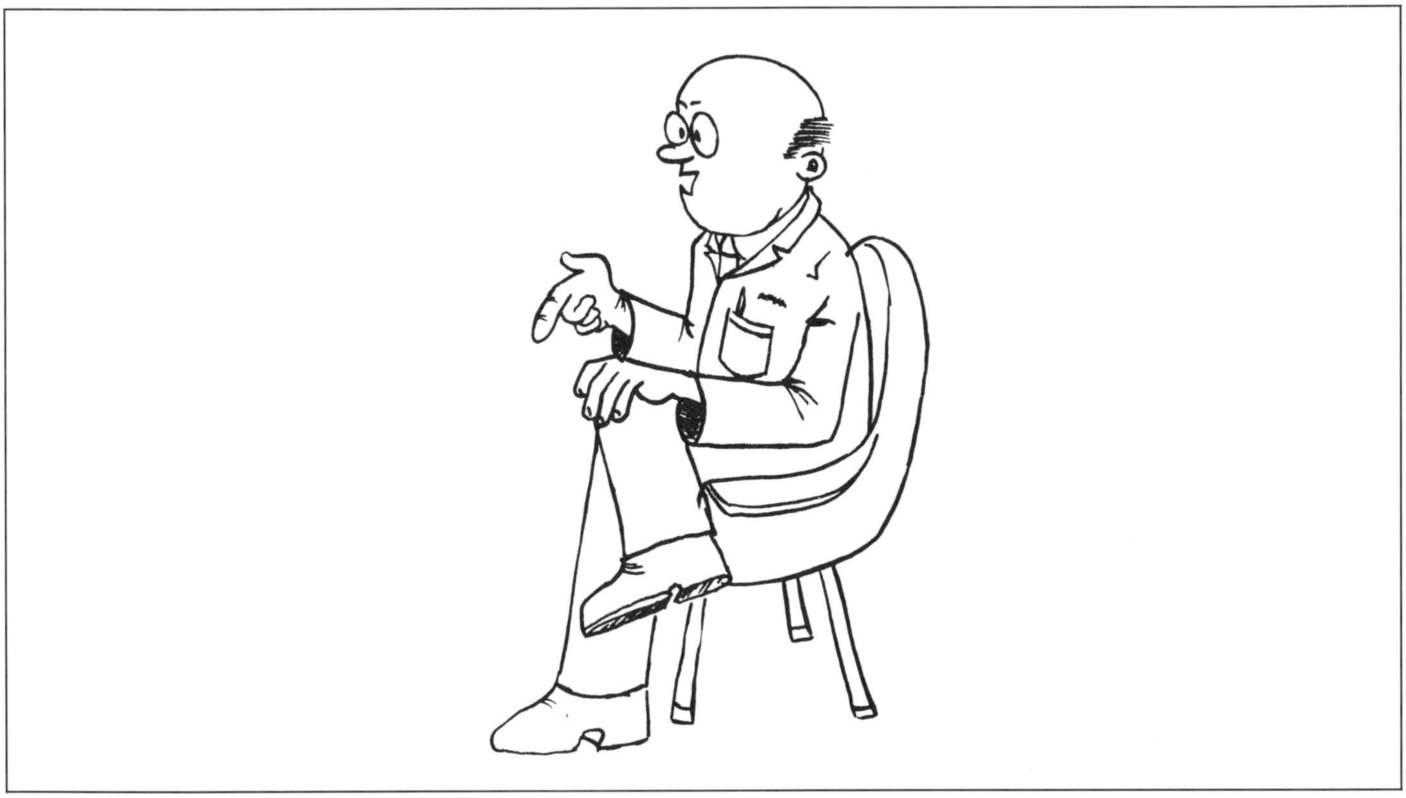

Noch einmal! Verheddere Dich nicht in Schuldgefühlen.

Daß Du mal Schuldgefühle hast, wenn Du etwas getan hast, obwohl Du genau wußtest, daß es besser unterblieben wäre, ist nur zu natürlich. Jeder fühlt sich mal schuldig.

Es geht um Deinen Körper

Aber Du solltest solche Schuldgefühle nicht lange mit Dir rumschleppen. Überwinde sie – schnell!

Es gibt Leute, die scheinen richtig gern Schuldgefühle zu haben. Aber das ist nicht normal.

Also noch einmal!

Du hast einen Tag verschludert.

Das tut jeder mal. Du siehst es ein, gibst Dir Mühe.

Wirst wieder mal einen Tag verschludern, Du ‚verhaust' ja auch mal eine Klassenarbeit. Aber wichtig ist doch, daß Du Dir wirklich Mühe gibst.

Du weißt ja auch, daß es um eine wichtige Sache geht, um Deinen Körper, Deine Gesundheit!

Da lohnt es sich!

Immer wieder versuchen!

Morgen früh wirst Du sagen:

„Heute werde ich mein Bestes geben"

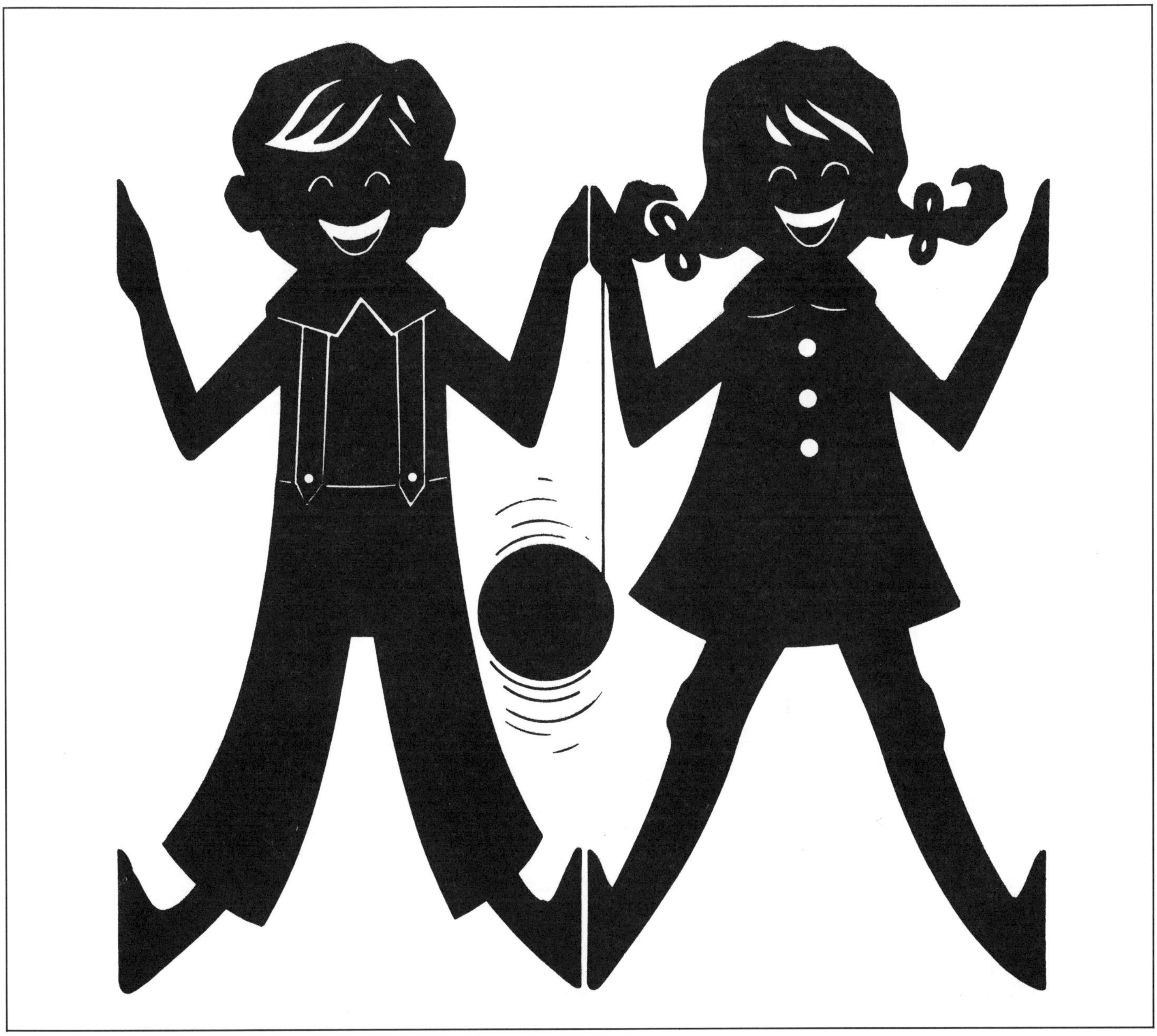

„Das war ein langes Gespräch!
Darüber muß ich noch lange nachdenken.
Das muß ich erst einmal rutschen lassen."

Die Zukunft

Und nun ein Blick in die

Zukunft!

Künstliche B-Zelle

oder

Künstliches Pankreas:

Die künstliche B-Zelle besteht aus zwei Teilen:

1. einer Insulin-Pumpe,
2. einem Meßgerät, mit dem man ununterbrochen Blutglucose bestimmen kann.

Die künstliche B-Zelle arbeitet daher wie die Inselzellen im Körper.

Ein Computer berechnet, wieviel Insulin bei einem bestimmten Blutzuckerspiegel von der Insulin-Pumpe abgegeben werden muß.

Diese Geräte sind heute noch sehr groß, so groß wie ein Fernseher, und können daher nicht am Körper getragen werden.

Aber die Entwicklung geht weiter.

Vielleicht werden die künstlichen B-Zellen auch einmal so klein, daß sie wie ein Herzschrittmacher eingepflanzt werden können.

B-Zell-Transplantation

oder

Pankreas-Transplantation:

Bei Menschen und Tieren sind schon erfolgreiche Transplantationen von B-Zellen oder Pankreas durchgeführt worden. Wenn es geklappt hat, ging der Diabetes weg. Aber meistens wurde das Transplantat, wie man das transplantierte Organ nennt, wieder abgestoßen.

Das macht die Sache so sehr schwierig. Es vergehen sicher noch viele Jahre, bis es den Forschern gelingen wird, mit diesen Schwierigkeiten fertig zu werden.

Aber es wird an verschiedenen Stellen in der Welt fleißig daran gearbeitet.

Es wäre zu schön, um wahr zu sein, wenn es klappen würde.

Denn B-Zell-Transplantation bedeutet ja wirklich Heilung vom Diabetes.

Besseres Wissen über die Ursachen des Diabetes:

Wir haben ganz am Anfang des Buches erfahren, daß Viren bei der Entstehung des Diabetes eine wichtige Rolle spielen. Wenn wir genau wissen, welche Viren es sind, und wie sie wirken, welche Prozesse in Gang kommen, die die Inselzellen nach und nach zerstören, könnten wir vielleicht etwas dagegen tun und von vornherein verhindern, daß Diabetes auftritt. Wäre das nicht toll?

Aber im Augenblick weiß man einfach noch zu wenig über die Ursachen des langsamen Zerstörungsprozesses der B-Zellen. Darum ist die Zeit noch nicht gekommen, um z. B. so gefährliche Medikamente wie das Cyclosporin A einzusetzen.

Besseres Wissen über die Ursachen der Spätkomplikationen:

Auch auf diesem Gebiet wird fleißig gearbeitet. Denn wenn man die Ursachen kennt, kann man auch etwas dagegen tun.

Fortbildung und Schulung

Fortbildung auf dem Gebiet des Diabetes ist eine wichtige Sache.
Daher solltest Du den Arzt Deiner Diabetesambulanz bitten, **Diabetes-Fortbildungsabende** zu veranstalten.

Das sieht dann so aus:
Der Herr Doktor oder andere Mitarbeiter des Diabetesteams erzählen und Du lernst viele wichtige Dinge über den Diabetes.

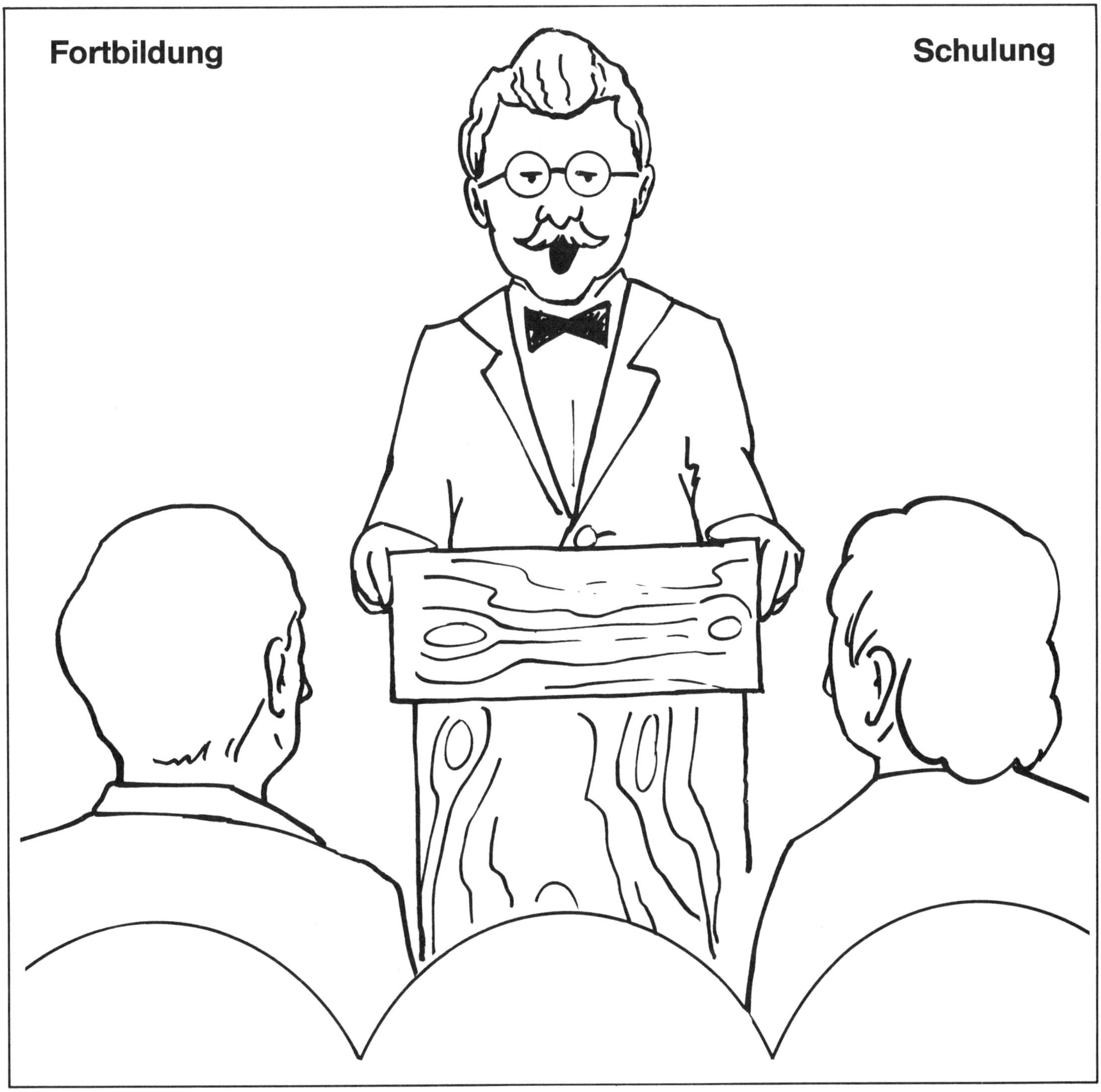

Gruppengespräche

Aber es ist auch wichtig, daß Diabetiker untereinander ins Gespräch kommen, damit sie ihre Gedanken und auch ihre Gefühle austauschen können.

Das sieht dann so aus:
Alle sitzen im Kreise und sprechen und erfahren und lernen voneinander, und helfen sich dadurch gegenseitg.

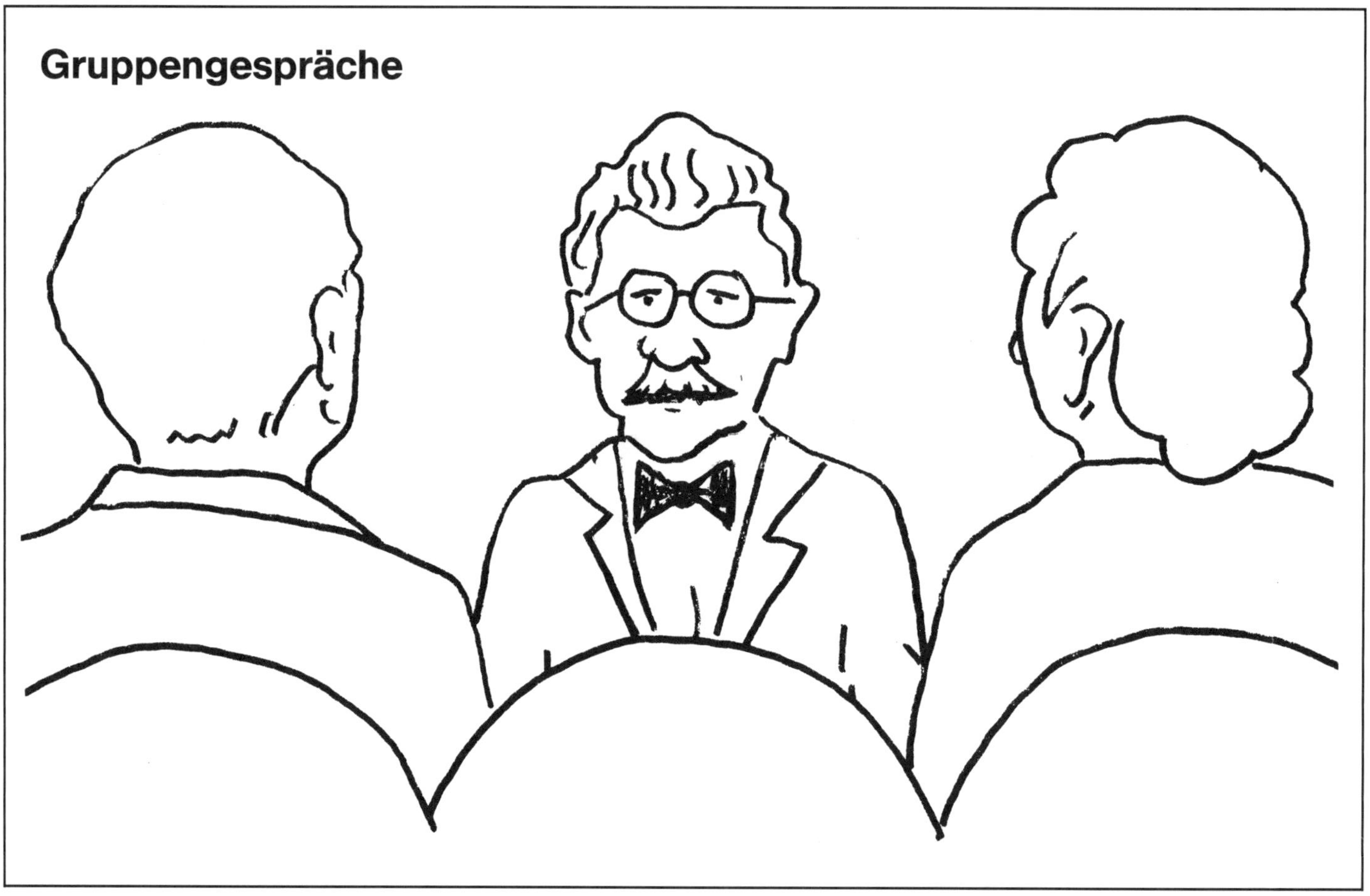

Es ist sehr hilfreich, wenn Diabetiker sich zu einer

Selbsthilfegruppe

zusammentun und Fortbildungsabende, Gruppengespräche, Parties, Ausflüge, Kochkurse usw. miteinander und füreinander organisieren.

Es kann auch sinnvoll sein, wenn Diabetiker sich zu einer Gruppe zusammentun, um ihre Probleme miteinander zu diskutieren.

Gruppengespräche

sind für alle sehr hilfreich,
für Diabetiker, aber auch für die Mitglieder des Diabetesteams.

Vorletzte Seite

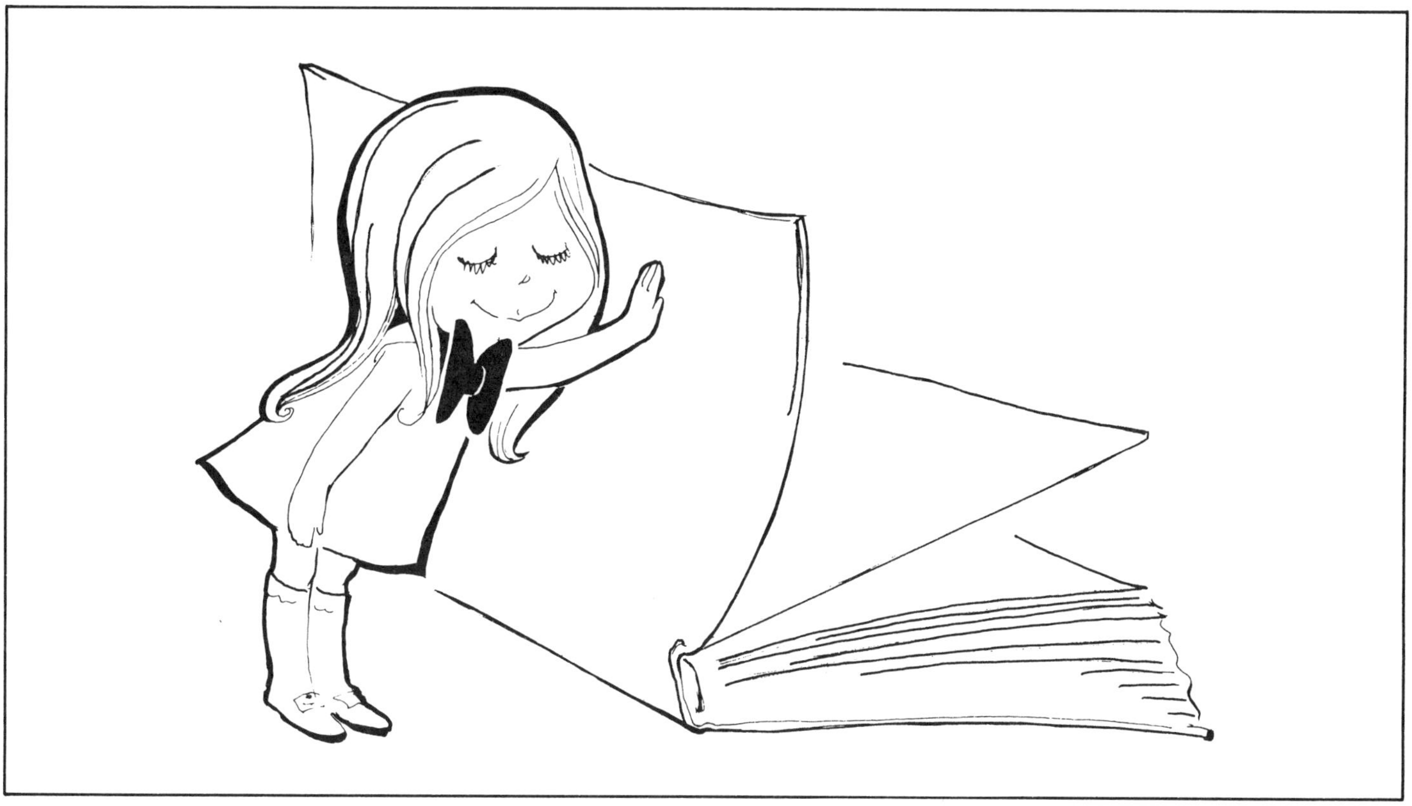

Wir kommen jetzt ans Ende des Buches. Hoffentlich hast Du eine Menge über Deinen Diabetes gelernt.

Sicherlich hast Du nicht alles behalten und auch schon wieder viel vergessen. Aber Du kannst es ja jederzeit nachlesen.

Sicherlich hast Du auch eine Menge Fragen. Dein Arzt kann sie bestimmt beantworten. Du mußt ihn nur fragen.

Nach und nach wirst Du sowieso immer mehr über Deinen Diabetes lernen. Dadurch wirst Du immer sicherer und fühlst Dich immer wohler mit Deinem Diabetes.

Du solltest dieses Buch immer mal wieder vornehmen und drin lesen. Beim zweiten und dritten Lesen verstehst Du alles viel schneller und besser.

Wenn Du Probleme hast, suche in dem Buch nach Antworten für Deine Probleme. Vielleicht kann es Dir helfen.

Noch einige Sätze zur Erinnerung:

Du bist mit Deinem Diabetes nicht allein.

Darum solltest Du Deinen Diabetes nicht verleugnen, sondern ihn akzeptieren.

Von Dir hängt es einzig und allein ab, wie wohl Du Dich fühlst, wie gut es Dir geht, wie wenig Ärger Du mit Deinem Diabetes hast!

Es ist Dein Diabetes!

Danke schön!

Wir bedanken uns herzlich bei allen Mitarbeitern, Freunden und Bekannten, die mitgeholfen haben an diesem Buch.

Vor allem aber gilt unser Dank den vielen diabetischen Kindern, Jugendlichen und Erwachsenen, aber auch ihren Eltern, Freunden und Verwandten, die uns durch zahllose Mitteilungen unser Wissen über den Diabetes vermittelt haben.

Für Deine Notizen und Deine Kritik